KB245946

경환이가 책을 낸다고 해서 농담인 줄 알았더니, 이렇게 알찬 책이 나올 줄이야! 다양한 닭가슴살 레시피만 봐도 정말 행복한데, 손쉬운 운동법까지 가득하다니! 앞으로 경환이 네 책은 나의 애장품이야!
– 나르샤(브라운 아이드 걸스)

군대에서 힘들게 만든 몸이 전역한 후 다시 예전으로 돌아가려는데……. 기리지 마요!!! 『허경환의 맛있는 다이어트』로 몸짱 되어 보아요. 경환이 형 파이팅!!!
– 봄(방송인)

경환이 형이 다이어트 책 낸다고 했을 때부터 기대를 많이 했는데, 역시나 형은 저를 실망시키지 않네요! 책을 다 보고 나니 이건 뭐 완전 다이어트의 혁명!!! 제가 달고 사는 닭가슴살이 이렇게까지 변신할 수 있다니! 형 멋져요!!!
– 이기광(비스트)

경환이 형, 그렇게 바쁜 스케줄 속에 어떻게 그 몸을 유지할까 했더니 책 속에 그 비법이 모두 담겨 있었네요. 때와 장소를 가리지 않고 할 수 있는 운동도 모자라, 이렇게 혼자만 닭가슴살을 맛있게 먹고 있었다니! 저도 이제 전지훈련 때마다 꼭 챙겨 갈게요.
– 윤빛가람(국가대표 축구선수)

경환 오빠가 운동선수 부럽지 않은 몸짱이란 건 이미 알고 있었지만 이 정도일 줄이야! 더구나 이렇게 맛있게 먹으면서도 몸매 관리가 가능하다니, 저도 이제 『허경환의 맛있는 다이어트』로 몸매 관리 걱정 그만 할래요.
– 공서영(KBS N Sports 아나운서)

허경환의
맛 있 는
다이어트

허경환 지음

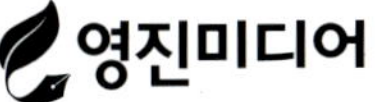
영진미디어

허경환의 맛있는 다이어트

초판 1쇄 인쇄 2011년 10월 25일
초판 1쇄 발행 2011년 11월 1일

지은이　　허경환
펴낸이　　이준경
펴낸곳　　(주)영진미디어
출판 등록　2011년 1월 7일 제141-81-22416

주소　　　경기도 파주시 교하읍 문발리 504-3 파주출판단지 영진미디어 사옥
전화　　　031-955-4955
팩스　　　031-955-4959
이메일　　book@yjmedia.net
홈페이지　www.yjbooks.com
디자인　　디자인허브
사진　　　김남헌
객원편집　(주)스타비즈컴퍼니 조은위
종이　　　동방페이퍼(주)
출력　　　하람커뮤니케이션
인쇄　　　광문인쇄사

값 14,500원
ISBN 978-89-965772-6-3

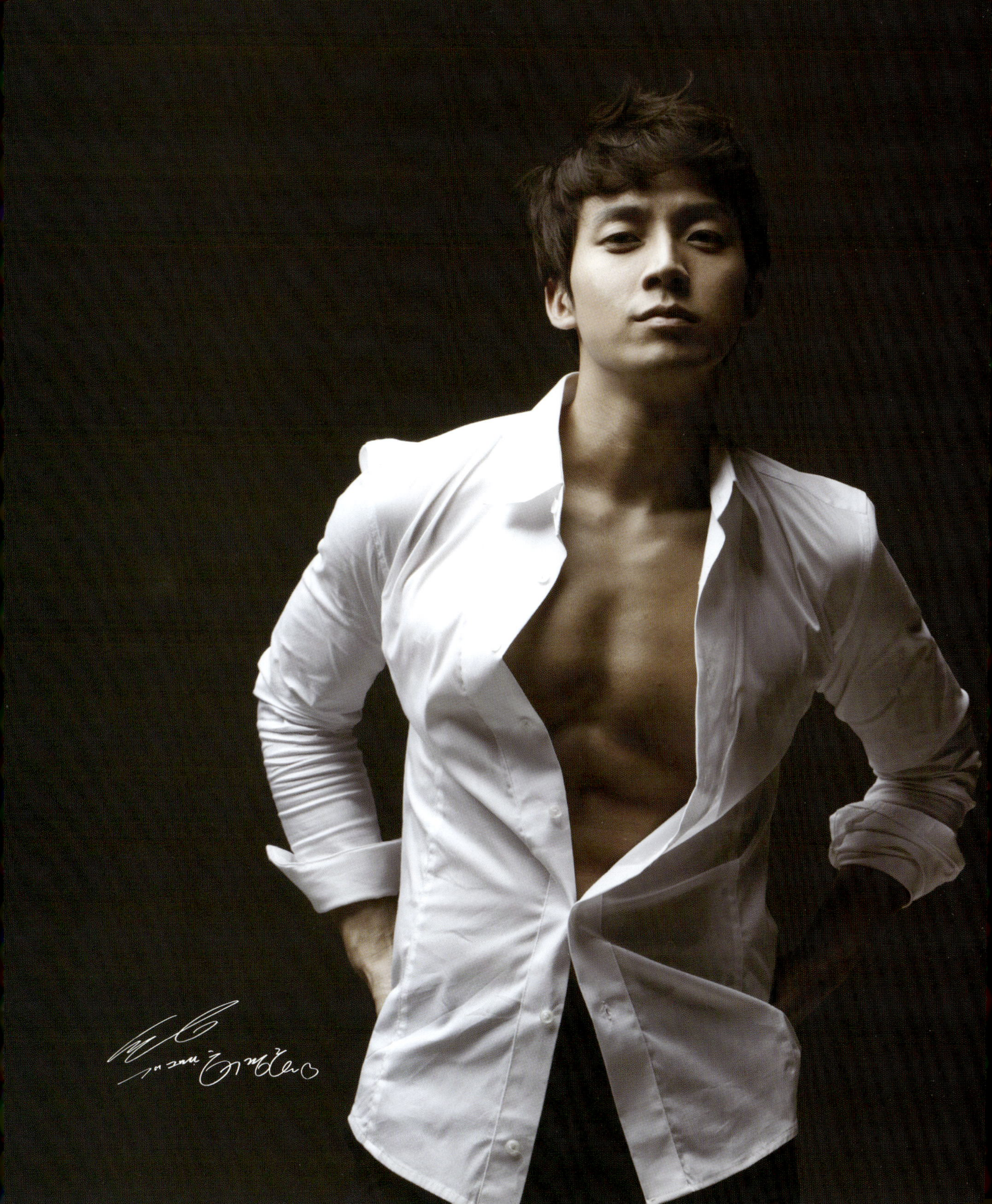

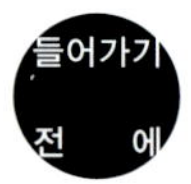

이 자식들이,
『허경환의 맛있는 다이어트』 보고 요리해 놓고
자기가 한 것처럼 거짓말하다가 들켜 봐야,
아~ 이래서 엄마가 새벽에 몰래 일어나서
요리를 하시는구나~ 할끼야!

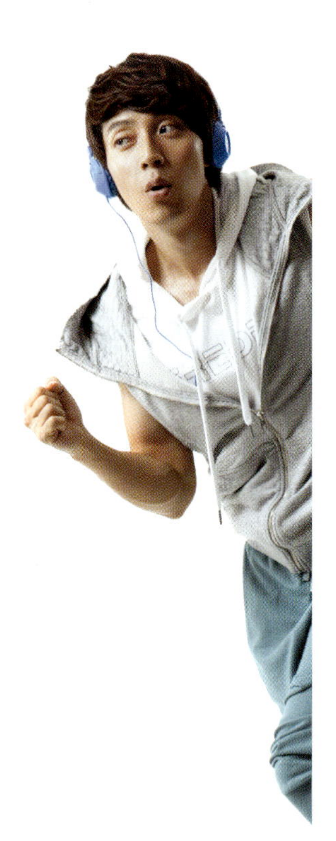

수많은 방송과 행사를 하면서 만난 팬들이 나에게 던지는 첫마디가 "보여 줘! 보여 줘!"이다. 여기서 보여 달라는 것은 개그가 아니다. 그들이 보여 달라고 외치는 것은 바로 옷 아래 숨겨진 나의 식스팩! 내 식스팩은 '초콜릿 복근' 혹은 '각 얼음 복근'이라 불리기도 하고, 특히 어머니 팬들께는 '울퉁불퉁 자갈밭'이라 불리며 복근으로 지압하고 싶단 농담도 듣곤 한다. 이런 말을 들을 때마다 언제부턴가 내 개그나 얼굴의 인지도보다는 몸 인지도가 더 높아진 것은 아닌가 하는 생각이 들 정도다.

아마 많은 분들의 이 기대감은 내가 매일 운동하며 닭가슴살과 함께한 5년이란 세월이 빚어낸 결과일 것이다. 또한 그 기대감과 내 끊임없는 노력이 바로 지금의 〈허닭〉이라는 닭가슴살 브랜드를 탄생시킨 것은 아닐까 싶다. 이 덕분에 개그맨 허경환에서 어감은 썩 좋지 않지만, '개가수(개그맨+가수)' 그리고 '개몸(개그맨+몸짱)'에 이어 '개C(개그맨+CEO)'라는 타이틀까지 얻게 되었다. 물론 내가 이 별칭을 싫어하는 것은 아니다. 이 별칭은 모두 내가 개그맨으로서 그만큼 많은 분들께 사랑받고 있다는 증거이기도 하기 때문이다.

내가 닭가슴살 사업을 하고, 이 『허경환의 맛있는 다이어트』를 출간하게 된 이유는 단 한 가지다. '먹는 즐거움과 다이어트, 두 마리 토끼를 모두 잡자!'

다이어트 때문에 굶을 필요도 없고, 다이어트에 좋다는 이유만으로 맛없는 음식을 억지로 먹을 필요도 없다. 다이어트를 위한 요리도 얼마든지 맛있고 즐겁게 먹을 수 있다. 다이어트 혹은 건강을 위해 먹어야 한다면 맛있게, 그리고 스트레스 받지 말고 안전하게 먹자는 것이 나의 모토이기도 하다. 물론 반드시 운동을 병행한다는 전제하에서 말이다.

허경환이 다이어트 책을 낸다? 아마 내 주위 사람들은 의아하게 생각할 수도 있겠다. 어설픈 서울말에 더해 최근엔 사투리까지 어색해지고 있는 데에다 평소에 지식 혹은 논리보다는 평생의 경험으로 이야기하고 유행어를 만들어 내는 나이기에, 책을 낸다는 것은 어쩌면 무모한 도전일 수도 있다. 그렇지만 바로 나 같은 사람도 실행할 수 있는 쉬운 운동법과 간단한 레시피를 공유하고 싶었기 때문에 이 책을 내게 됐다면 이해가 될까? 내가 책을 출간하게 된 계기는 바로 이것이다. 복잡한 이론이나 형식화된 틀을 싫어하는 사람도 쉽게 따라 할 수 있는 다이어트법을 공유하고 싶다는 것!

이 책은 나의 운동 경험과 내가 운동하며 만나 왔던 사람들과의 진솔한 대화를 통해 얻은 지식으로 짜여졌다. 모쪼록 이 책이 많은 이를 즐거운 운동과 건강한 다이어트의 길로 인도하길 바란다.

허경환의 다이어트 레시피와 운동법!
책과 함께하는 바로 이 맛 아입니까!
『허경환의 맛있는 다이어트』가 내 몸매 살릿다이~

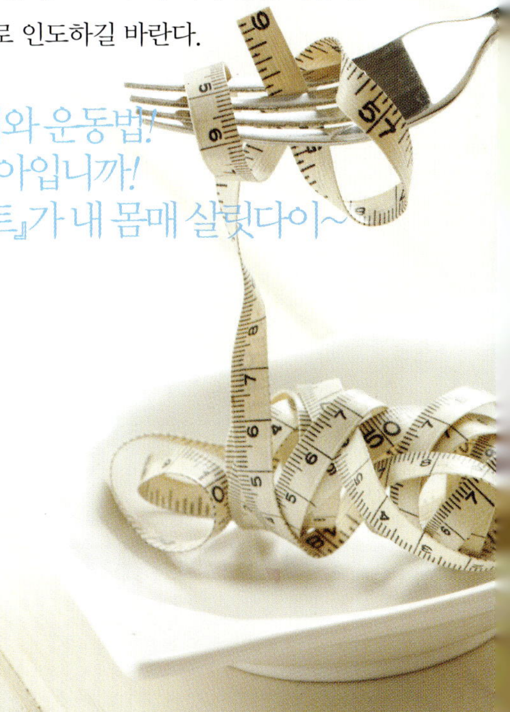

2011년 가을 허경환

섹시한 다이어트 활용법

기본 스트레칭법 살펴보기

운동 전후에 필요한 준비 과정과 마무리 과정에 해당하는 스트레칭은, 부상 방지 및 피로 물질 해소 효과가 있으므로 운동 전후에는 스트레칭을 빠뜨리지 말고 하는 것이 좋습니다.

❶ 스트레칭 부위를 표시합니다.
❷ 각 부위의 스트레칭 순서를 표시합니다.
❸ 각 스트레칭의 대표 자세를 표시합니다.

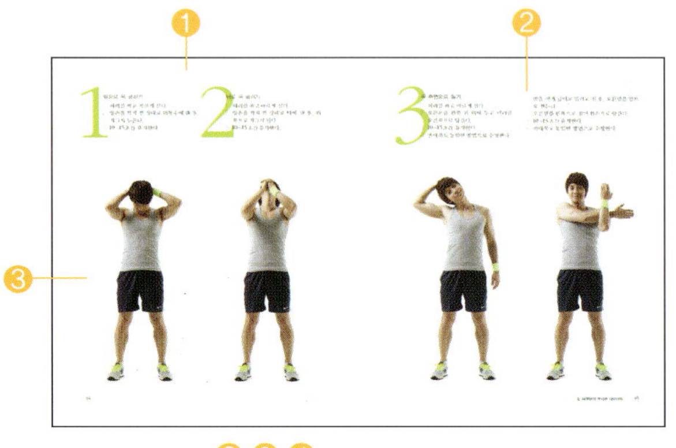

홈 트레이닝 운동법 살펴보기

〈섹시한 다이어트〉의 메인인 홈 트레이닝 운동법은 초보자용 기본 동작에서 중급 응용·복합 단계를 거쳐, 최종적으로 몸매를 다지는 고급 단계로 마무리됩니다.

❶ 해당 운동의 이름을 표시합니다.
❷ 해당 운동 시행 시 효과적인 부위를 표시합니다.
❸ 해당 운동을 진행할 횟수를 표시합니다.
❹ 해당 운동 시행 시의 호흡 방법을 표시합니다.
❺ 해당 동작 시행 시 주의 사항을 표시합니다.
❻ 해당 운동 전반적인 주의 사항을 표시합니다.

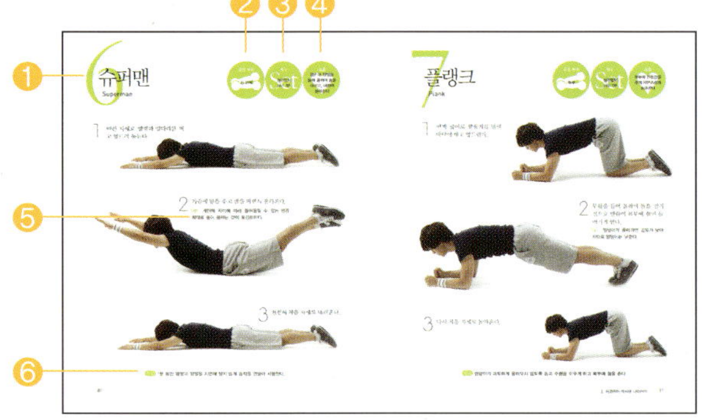

4주 섹시 레시피 살펴보기

〈섹시한 다이어트〉의 전체 홈 트레이닝 운동법을 익힌 후, 4주 단위로 진행할 수 있는 운동 스케줄링입니다. 각자의 단계에 따라 조절하여 시행할 수 있으며, 33쪽의 '허경환의 1200Kcal/30Days 식단'과 병행하면 더욱 효과적입니다.

❶ 각 주차를 표시합니다.
❷ 홈 트레이닝 동작을 활용한 각 주차별 운동 구성을 표시합니다.
❸ 좌측 홈 트레이닝 운동과 병행할 유산소 운동의 운동량을 표시합니다.
❹ 각 Exercises의 시행 방법을 표시합니다.

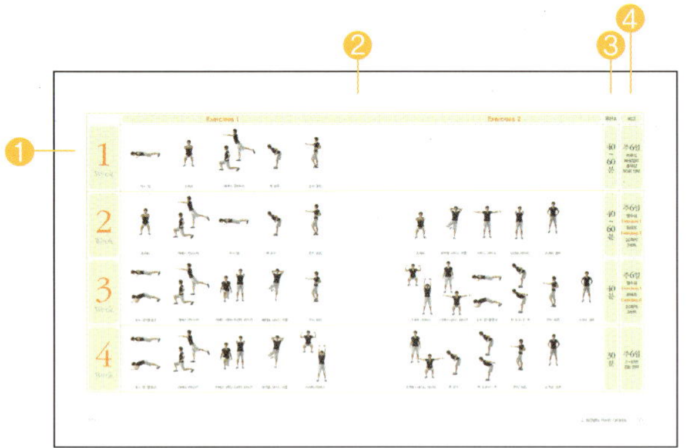

닭가슴살 레시피 살펴보기

〈맛있는 다이어트〉의 메인인 닭가슴살 레시피는 닭가슴살 샐러드, 닭가슴살 일품요리, 닭가슴살 반찬과 국, 스페셜 닭가슴살 요리, 닭가슴살 셰이크&쿠키 등 다양한 테마로 제공됩니다. 33쪽의 '허경환의 1200Kcal/30Days 식단'에 포함되어 있는 특별한 닭가슴살 요리의 레시피는 바로 이곳에서 확인할 수 있습니다.

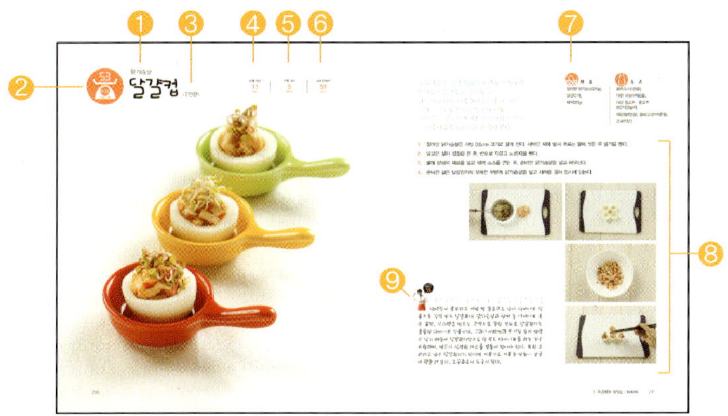

❶ 해당 요리명을 표시합니다.

❷ 해당 요리 1인분의 칼로리를 표시합니다.

❸ 해당 요리의 분량을 표시합니다.

❹ 해당 요리 1인분의 칼로리를 소비하기 위해 운동해야 할 시간을 표시합니다.

❺ 해당 요리 1인분의 칼로리를 소비하기 위한 운동 시, 그 기준이 될 운동 강도를 표시합니다. 우리 책에서는 60kg의 체중, 5METs의 운동 강도를 기준으로 하며, 운동 강도에 관한 자세한 설명은 31쪽의 '칼로리 소비량 목표의 계산법'을 참고합니다.

❻ 5METs의 운동 강도로 제시된 운동 시간만큼 운동했을 시 소모되는 칼로리입니다. 이는 해당 요리 1인분의 칼로리를 소모할 수 있는 근사 값입니다.

❼ 해당 요리를 위한 재료를 표시합니다.

❽ 해당 요리의 조리 순서를 사진과 함께 표시합니다.

❾ 해당 요리 및 재료에 관련한 다양한 단편 지식을 표시합니다.

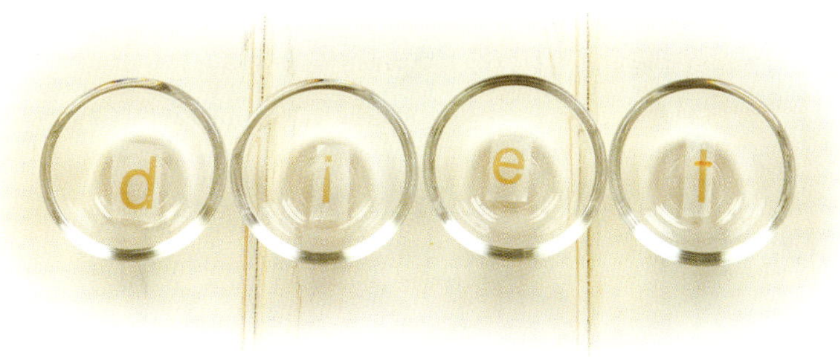

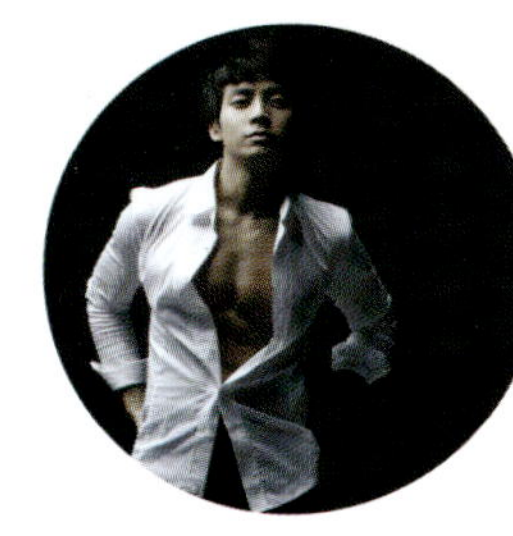

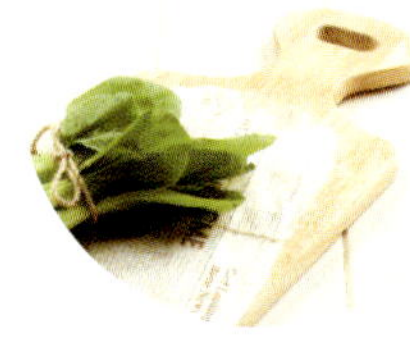

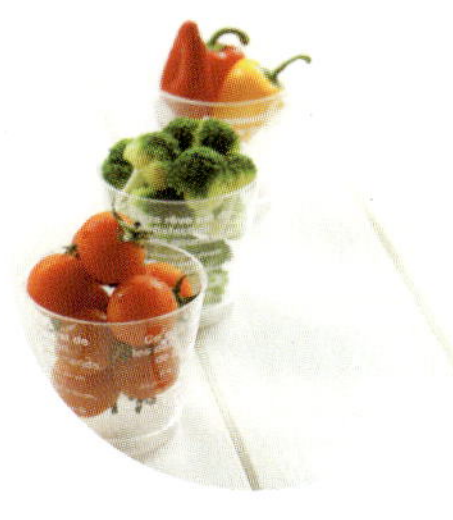

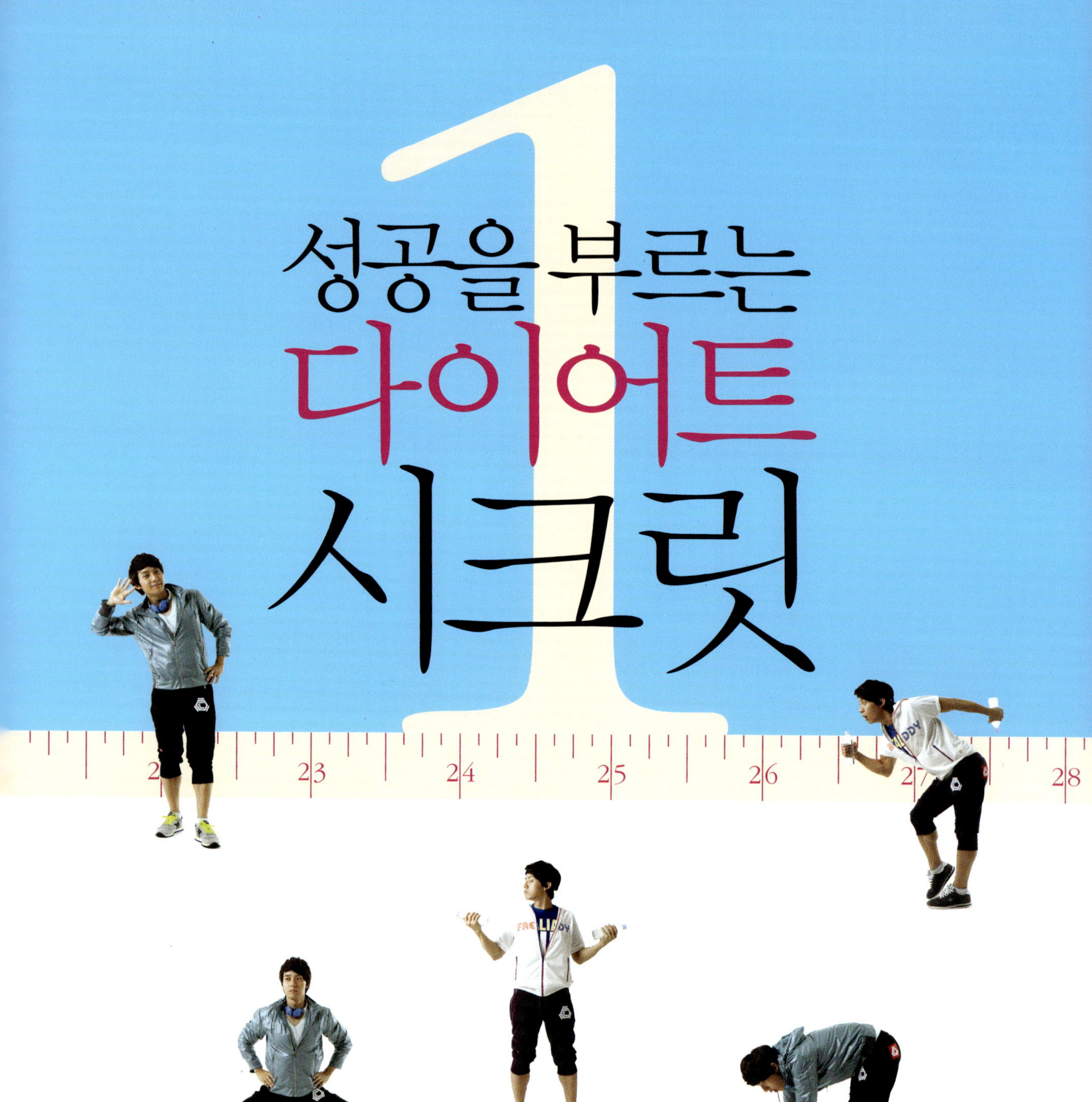

1
성공을 부르는
다이어트
시크릿

Diet Secret

이 세상에는 수많은 사람들의 다이어트 욕구만큼이나 수많은 다이어트가 존재하며, 많은 이들이 이 다이어트의 홍수 속에서 갈팡질팡하며 이리저리 휩쓸리게 된다. 원 푸드 다이어트부터 연예인 다이어트까지, 다이어트란 다이어트는 모두 섭렵하며 어느 순간 다이어트 박사가 되어 있는 당신. 그런데, 어째서인지 자신의 몸에는 변화가 없다? 다이어트를 밥 먹듯이 하거나 다이어트를 아예 실행조차 못하고 구원의 손길을 필요로 하는 이들의 잘못된 사례들. 그 사례를 유형별로 나눠 철저히 분석해 본 결과 우리 몸에 맞는 현실적이고 스마트한 다이어트 방법을 찾았으니, 그 이름하야 허경환의 다이어트 시크릿!

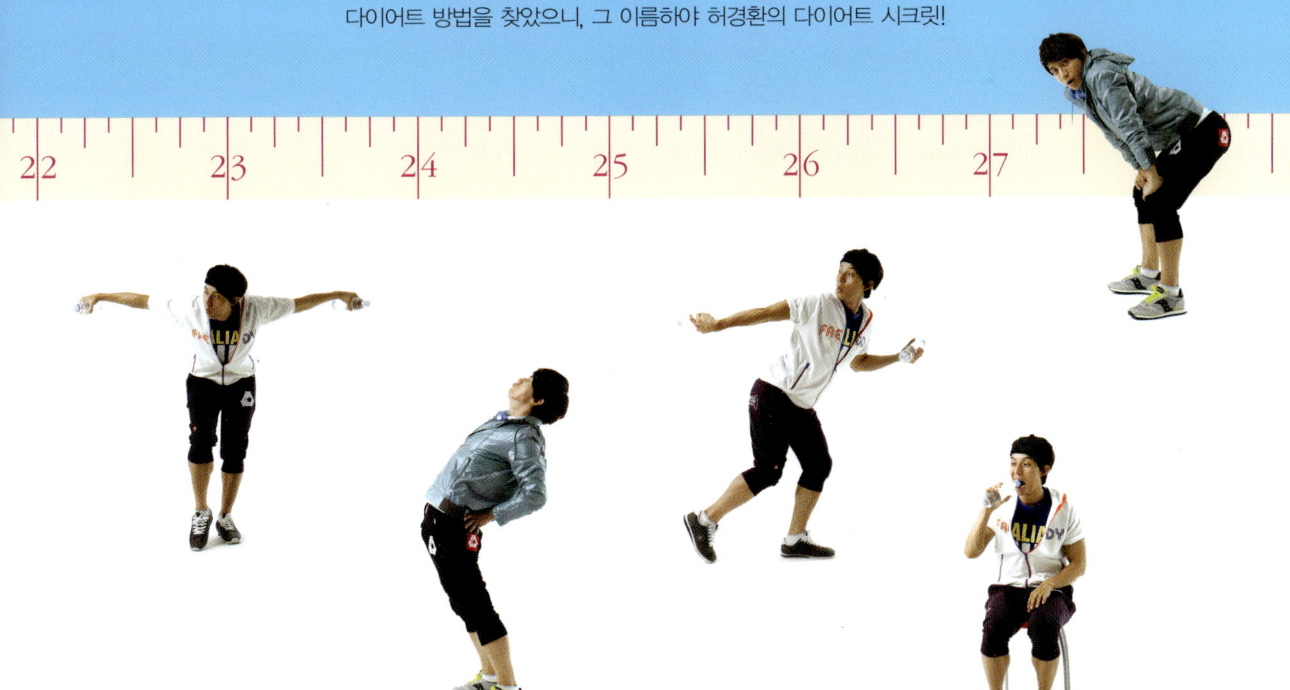

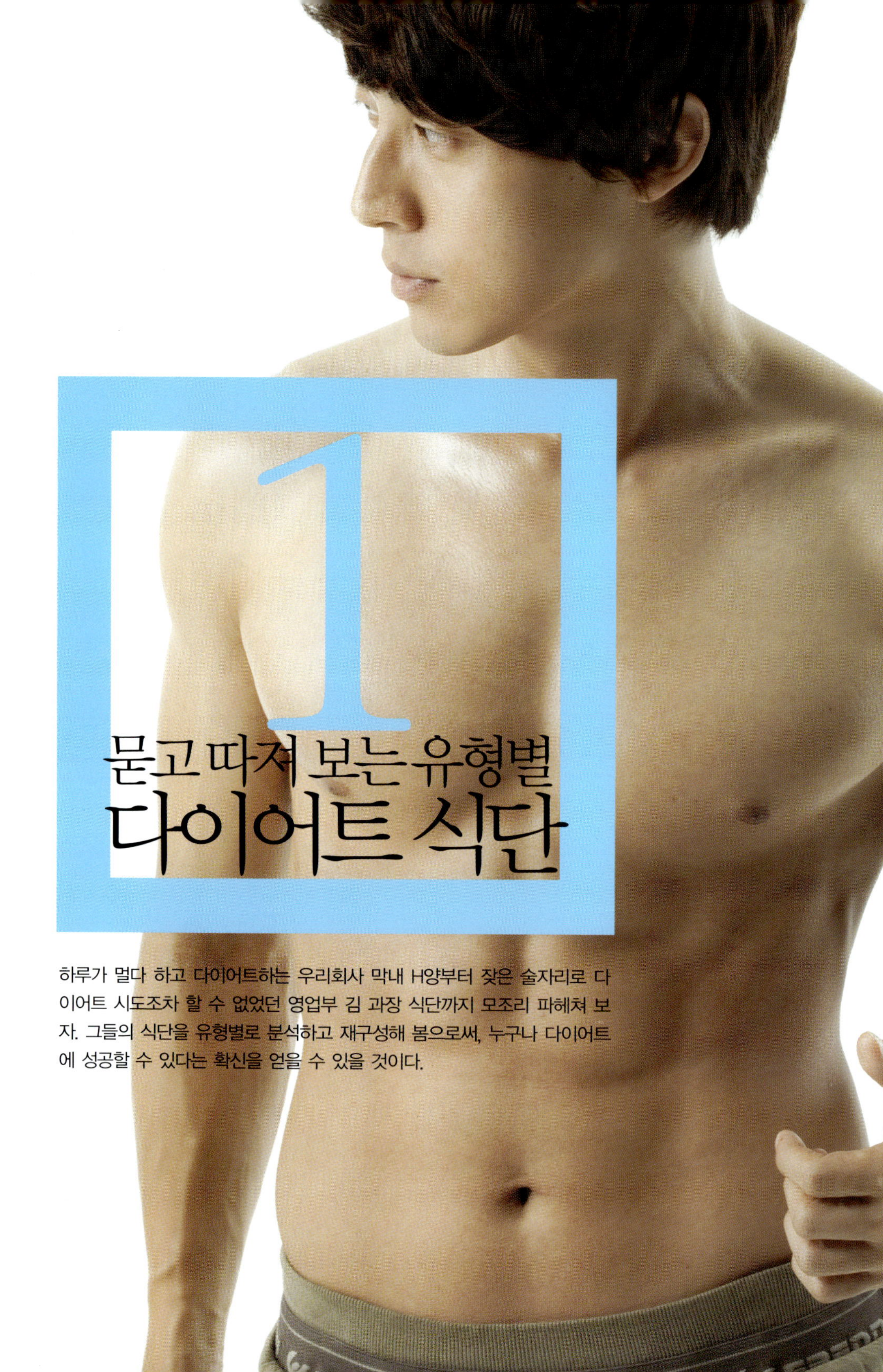

묻고 따져 보는 유형별
다이어트 식단

하루가 멀다 하고 다이어트하는 우리회사 막내 H양부터 잦은 술자리로 다이어트 시도조차 할 수 없었던 영업부 김 과장 식단까지 모조리 파헤쳐 보자. 그들의 식단을 유형별로 분석하고 재구성해 봄으로써, 누구나 다이어트에 성공할 수 있다는 확신을 얻을 수 있을 것이다.

365일 다이어트하는 우리회사 막내 H양

이제 20대 중반인 우리회사 막내 H양. 그녀는 식사 대신 다이어트를 핑계로 우유에 시리얼을 말아 먹는다. 그것도 시리얼이 우유에 불어 터질 때까지 기다렸다가……. H양처럼 20대 여성들이 자주 저지르는 실수가 바로 굶는 다이어트인데, 이런 식단을 따라 했다가는 급격한 요요현상으로 다이어트와 영영 결별하게 될지도 모른다. 지금부터 그녀의 식단을 긴급 점검해 보자.

H양의 요요현상 다이어트 식단

구분	식단	열량	
아침	체중 조절용 시리얼[40g] 저지방 우유[200g]	125Kcal 118Kcal	243Kcal
점심	현미밥[150g] 달걀프라이 1개[53g] 햄[30g] 계절나물(시금치)[50g] 멸치볶음[20g]	229Kcal 106Kcal 53Kcal 47Kcal 50Kcal	485Kcal
저녁	없음		
TOTAL	728Kcal		

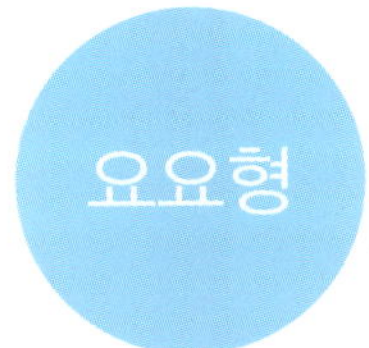

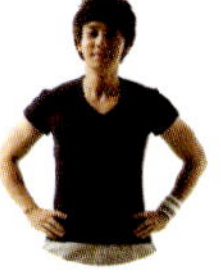

여기서 멈췄다면 그나마 다행이지만, 주말에는 졸라맸던 허리띠를 풀고 자유부인이 되니……. H양의 주말은 마셔라 부어라의 연속! 5일은 죽음의 다이어트요, 주말은 폭식과 음주가무에 빠져드니 이를 어쩌나? 그렇다면 그녀에게 필요한 식단은 무엇일까?

이 다이어트 식단의 문제점!

❶ 전체적으로 열량이 너무 적고, 구성 및 비율 또한 부족 상태

   : 균형 잡힌 세끼 저열량식 필요

❷ 에너지 섭취량 제한으로 체지방뿐 아니라 단백질까지 분해되는 식단

❸ 기초대사량을 과도하게 낮춰 결국 요요현상을 초래, 살이 찌는 체질로 만듦

❹ 지나친 열량 제한은 요요현상뿐 아니라 폭식을 반복하게 하여 폭식형 비만이 될 우려

이 다이어트 식단의 Tip!

❶ 지방 비율은 낮추고 탄수화물과 단백질 비율은 높여, 1200kcal~1800kcal의 저열량식으로 구성한다.

❷ {탄수화물 : 단백질 : 지방}의 비율은 {55~60g : 20~25g : 15~20g}으로 구성한다.

❸ 다이어트 시 술은 금해야 하지만, 부득이한 경우에는 안주를 최소한으로 먹는 것이 좋다.

   : 알코올/7kcal(1g), 맥주/240kcal(1병), 소주/630kcal(1병)

H양의 운동 상황 점검

H양 : 매일 1시간씩 걷고, 줄넘기를 천 개씩 하고 있어요.

멘토 : 근력 운동이 배제된 유산소 운동만 실시할 경우, 지방 연소에는 효과적이지만 그와 더불어 근육량도 감소합니다. 근육량이 감소하게 되면 기초대사량(생명을 유지하기 위해 필요한 최소한의 에너지량)이 줄어들고, 이는 몸을 쉽게 살이 찌는 체질로 만듭니다. 또한 피부 탄력도 줄어드는 등 노화가 빨리 진행될 수 있으므로, 효과적인 다이어트를 위해서는 근력운동을 병행해야 합니다.

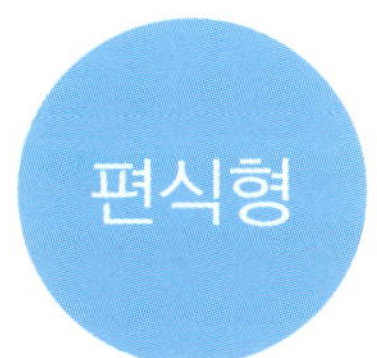

한 대리, 밥은 먹고 다니는 거야?

백조하면 무엇이 먼저 떠오르는가. 물 위의 우아한 몸짓? 그에 앞서 물위에 떠 있기 위한 백조의 처절한 발짓이 먼저 생각난다면, 당신은 허경환의 초콜릿 식스팩에 도전할 자세가 되어 있는 사람으로 합격점을 줄 수 있다. 그러고 보니, 요즘 우리회사 한 대리도 나를 따라 험난한 초콜릿 복근 만들기에 돌입하겠다며 닭가슴살 샐러드를 달고 산다. 20대 남성이라면 누구나 한번쯤 꿈꾸는 식스팩! 한 대리는 잘하고 있을까?

한 대리의 단백질 편식 다이어트 식단

구분	식단	열량	
아침	두유 1컵[200ml]	118Kcal	118Kcal
점심	닭가슴살[100g] 양상추 샐러드(오리엔탈 드레싱)[100g]	109Kcal 78Kcal	187Kcal
저녁	닭가슴살[200g]	218Kcal	218Kcal
저녁 운동 후	삶은 달걀흰자 2개 맥주 1병	24Kcal 240Kcal	264Kcal
TOTAL	787Kcal		

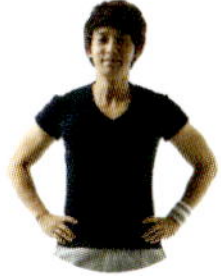

'밥은 먹고 다니는 거야? 한 대리!' 이 말이 절로 나온다. 진짜 닭가슴살만 먹고 사네! 이렇게 지내다가는 쓰러지기 딱 좋다. 무엇보다 복근을 만들려면 힘이 있어야 하는데……. 운동할 힘도 없이 무슨 운동을 한단 말인가? 안 되겠군, 식단 한번 제대로 손봐줘야겠네!

이 다이어트 식단의 문제점!

❶ 성인 남성의 일일 섭취 권장량 2400kcal의 절반에도 못 미치는 초저열량 식단

❷ 단백질 섭취량은 일정 부분 충족하지만 탄수화물, 지방, 비타민, 무기질이 부족

이 다이어트 식단의 Tip!

❶ 탄수화물을 보충해 근육 성장을 돕는다.

❷ 저녁에 마시는 맥주 대신 아침을 잡곡밥이 들어간 한식으로 바꾼다.

: 운동이 끝나면 근육 내 글리코겐이 격감하고 인슐린 감수성이 급증한다. 따라서 체내 흡수속도가 빠른 다당류 탄수화물 덱스트로오스와 말토덱스트린을 섭취하여 인슐린 수치를 높여야 한다(덱스트로오스가 함유된 식품으로는 과일, 채소, 해조류가 있으며 말토덱스트린이 함유된 식품으로는 찰옥수수가 있다). 인슐린 수치가 높아지면 글리코겐을 보충할 수 있을 뿐 아니라, 상처 입은 근육세포에 아미노산과 영양을 공급할 수 있다. 또한 트레이닝 후 탄수화물과 단백질을 보충할 때, 동화작용이 증가하고 회복속도가 빨라지며 근육 성장량이 많아진다.

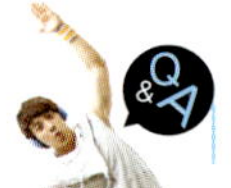

한 대리의 운동 상황 점검

한 대리 : 유산소 운동과 근력운동을 2시간 동안 병행하고 있어요.

멘토 : 한 대리님은 잘하고 있습니다. 유산소 운동만 하면 체지방은 줄어도, 장기간 운동할 경우에는 피부탄력이 떨어지게 됩니다. 근력운동을 병행하면 피부탄력도 유지할 수 있고, 체중을 줄이는 데에도 더 효과가 있습니다. 운동 횟수는 최소 주 4~5회가 적절합니다.

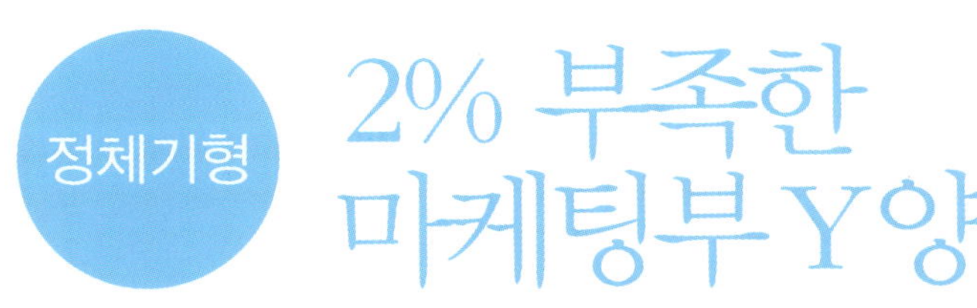

퇴근과 동시에 헬스장으로 달려가는 마케팅부 Y양. 그녀의 열혈 다이어트 정신은 남녀를 가리지 않고 우리회사 전체의 다이어트 도전에 불을 지피고 있다. 하지만 정작 그녀에게는 남모를 고민이 있었으니, 그것은 바로 다이어트 정체기에 빠졌다는 것! 체중감량 목적의 다이어트를 하면 누구나 겪는 일이지만, 겪어 보지 않은 사람은 그 심정을 헤아리기 힘들다. 나 또한 지금의 몸짱으로 거듭나기까지는 여러 번의 고비가 있었다. 이때 누군가의 조언은 단비와 같은 것, 과연 S라인 고지가 눈앞인 Y양에게 부족한 2%는?

Y양의 2% 부족한 다이어트 식단

구분	식단	열량	
아침	사과 1/2개[100g] 노른자를 포함한 삶은 달걀 2개[1개/50g]	57Kcal 160Kcal	217Kcal
점심	고구매[200g](or 닭가슴살 [200g]) 양상추 샐러드(오리엔탈 드레싱)[100g]	250(218)Kcal 78Kcal	328(296)Kcal
간식	아메리카노 1잔	15Kcal	15Kcal
저녁	없음		
저녁 운동 후	삶은 달걀흰자 4개	48Kcal	48Kcal
TOTAL	608(576)Kcal		

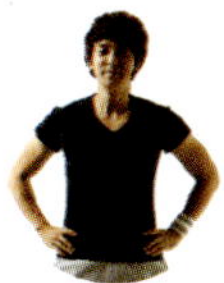

하루 끼니가 고작 이거라니……. 다이어트에 성공할 만도 한데, 이토록 노력하는 그녀에게 뭐가 부족한 걸까? 도대체 그 2%의 정체가 뭘까?

이 다이어트 식단의 문제점!

❶ 탄수화물과 단백질의 섭취량은 크게 문제될 정도는 아니지만, 장기간으로 이어지면 위험

❷ 비타민과 무기질 및 식이섬유의 섭취량이 현저히 부족

   : 비타민과 무기질이 부족할 경우, 에너지 발전소인 미토콘드리아의 활동을 저하시킨다. 이렇게 되면 3대 영양소를 에너지로 변형하는 것을 도울 수 없어 몸에 지방으로 에너지를 축적하게 된다. 또한 영양분을 저장만 하고 저장한 에너지를 이용하지 못하는 상태도 초래된다.

이 다이어트 식단의 Tip!

❶ 비타민이 부족할 경우 쉽게 살이 빠지지 않으므로, 식후 종합비타민제로 부족한 비타민을 보충한다.

   : 비타민과 무기질은 체내에서 합성이 불가능하므로, 반드시 식품이나 비타민제로 섭취해야 한다.

❷ 오전 식단을 식이섬유가 풍부한 현미밥 중심의 한식상차림으로 구성한다.

❸ 간식은 아메리카노 대신 저지방 우유나 플레인 요구르트 등 유제품을 섭취한다.

   : 유제품은 고단백 다이어트의 골다공증 위험을 낮추는 역할을 한다.

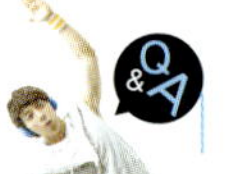

Y양의 운동 상황 점검

Y양 : 현재 주 5회 운동을 하고 있으며, 사이클 20분, 필라테스 1시간, 스텝퍼 혹은 런닝 30분씩 하고 있어요.

멘토 : 운동량이나 운동 구성은 아주 좋아요. Y양의 다이어트 식단을 재구성한 위의 식단과 함께 운동을 꾸준히 한다면, 정체기를 벗어나 다시 다이어트에 효과를 볼 수 있을 겁니다.

샐러리맨 고유명사 김 과장

'다이어트는 먼 나라 이야기'의 주인공 우리회사 김 과장. 평범한 대한민국 회사원의 고유명사로 통하는 김 과장은 전형적인 30대 샐러리맨이다. 잦은 회식으로 술은 기본이요, 안주발은 보너스라 생각하는 우리 김 과장 같은 사람, 대한민국에 한둘이 아니리라. 그렇다면 샐러리맨들은 다이어트를 어떻게 해야 할까? 세끼 식사를 다 하고도 다이어트에 성공할 수 있는 김 과장 식단의 재구성으로, 대한민국 아저씨들도 이번 기회에 건강한 다이어트에 도전해 보자!

김 과장의 이름뿐인 다이어트 식단

구분	식단	열량	
아침	쌀밥 1공기[210g] 달걀프라이 2개[106g] 깍두기[50g] 배추김치[50g] 콩나물국[1그릇] 멸치볶음[20g]	313Kcal 212Kcal 20Kcal 15Kcal 120Kcal 50Kcal	730Kcal
점심	쌀밥 1공기[210g] 부대찌개[700g] 배추김치[50g] 콩나물무침[70g] 애호박나물[50g]	313Kcal 400Kcal 15Kcal 50Kcal 40Kcal	818Kcal
저녁	쌀밥 2공기[420g] 두부된장찌개[250g] 김구이[10g] 시금치나물[50g] 멸치볶음[20g] 오이소박이[50g]	626Kcal 100Kcal 30Kcal 47Kcal 50Kcal 20Kcal	873Kcal
TOTAL	2421Kcal		

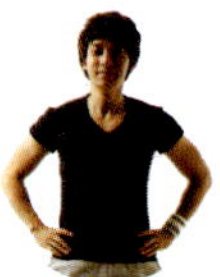

이 다이어트 식단의 문제점!

❶ 저녁 식단에서 밥 2공기는 탄수화물 섭취 권장량 초과

: 탄수화물을 과다 섭취할 경우 에너지로 이용되고 남은 탄수화물이 지방으로 전환, 내장지방으로 저장된다. 그렇기 때문에 다이어트 시에는 탄수화물 조절이 필수!

❷ 짠 음식을 줄이고 소금간이 덜 된 반찬의 한식으로 재구성 필요

: 나트륨이 많이 함유된 짠 음식을 많이 섭취하게 되면 몸이 탄수화물을 요구하게 된다. 또한 우리 몸이 나트륨 농도를 낮추기 위해 물을 찾게 되고, 나트륨이 이 수분을 붙잡아 부종이 생기게 된다. 또한 짠 음식을 장기간 먹게 되면, 성인병인 고혈압, 심장병, 뇌졸중 등의 질환에 노출될 위험이 있다.

이 다이어트 식단의 Tip!

❶ 쌀밥은 칼로리가 낮은 현미밥으로 변경하고, 반찬은 최대한 싱겁게 조리한다.

❷ 부족한 비타민은 멀티 비타민으로 보충, 종합 미네랄제도 OK!

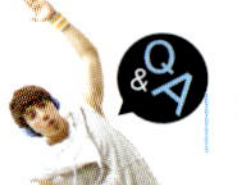

김 과장의 운동 상황 점검

김 과장 : 회사일이 바빠서 운동은 거의 못하고 있습니다.

멘토 : 다이어트뿐 아니라 건강을 위해서라도 운동을 꾸준히 해야 합니다. 완전한 운동은 준비운동, 근력 운동, 유산소 운동, 정리운동, 스트레칭이 포함되어야 하고요. 무리가 가지 않도록 하루 30~60분의 운동을 꾸준히 실시할 것을 권합니다.

쉿! 원 푸드 다이어트의 비밀

지금까지 우리는 식단의 중요성이 얼마나 큰지 알아보았다. 그런데 원 푸드 다이어트라고? 당연히 우리 몸에 문제가 될 수밖에 없다. 지금부터 원 푸드 다이어트의 비밀을 낱낱이 파헤쳐 보자!

레몬 디톡스 다이어트

안젤리나 졸리의 다이어트법으로도 유명한 레몬 디톡스 다이어트는 체질을 개선하는 다이어트법이다. 원래는 하와이에서 위장병을 치료할 목적으로 개발되었지만, 위장병 개선은 물론 다이어트에도 효과를 보면서 한창 인기를 끌고 있다. 이 다이어트는 하루에 2L씩 3일간 오직 물 250ml+메이플 시럽 or 니나 시럽 20ml+레몬즙 20ml+고춧가루 조금을 조합하여 만든 디톡스 주스만 마시는 방법으로, 자칫 잘못하면 몸을 상하게 할 수 있다. 원 푸드 다이어트의 가장 큰 단점은 바로 영양 불균형이다. 사람에 따라 다르겠지만 레몬 디톡스 다이어트를 하면서 겪게 되는 증상 중에는 가벼운 두통부터 피로감, 설사, 불면증 등이 있다.

덴마크 다이어트

덴마크 국립병원에서 실시하고 있는 다이어트 식단으로 2주간 실시하는 것이 기본이다. 덴마크 다이어트의 원리는 식단에 함유되어 있는 음식의 성분이 체내조직 내에서 화학작용을 일으켜 체질을 변형, 탄수화물을 더 이상 몸에서 받아들이지 않는 상태로 만드는 것. 식단 자체도 탄수화물은 거의 섭취하지 않고 달걀과 야채를 이용한, 고단백 저칼로리로 짜여 있다. 2주간 확실하게 이행하면 7~12kg까지 살을 뺄 수 있을 뿐 아니라 그 상태로 유지된다는 것이 이 덴마크 식단의 매력이다.

단, 이후에도 쌀이나 고구마 등 탄수화물이 함유되어 있는 음식 섭취를 자제해야 하는 등 효과가 좋은 만큼 지켜야 할 사항도 많은 다이어트법이기도 하다. 특히 음식의 양보다는 종류를 빠뜨리지 말아야 하며, 한 끼라도 어기면 첫날 식단부터 다시 시작해야 한다는 단점이 있다.

황제 다이어트

황제 다이어트의 핵심은 밥, 빵 등 탄수화물 섭취를 최대한 줄이고,
대신 육류나 달걀 등 단백질과 지방은 얼마든지 섭취해도 된다는 것이다.
탄수화물은 인슐린 등에 의해 당으로 분해되어 에너지로 사용되며, 쓰고 남은 에너지는 지방으로
바뀌어 몸 안에 축적된다. 때문에 인위적으로 탄수화물 공급을 중단해 혈당 수치가 떨어지면 당
을 공급하기 위해 체내에 축적된 지방이 분해되는데, 이 과정에서 살이 빠진다는 논리다.
황제 다이어트가 세계적으로 선풍적인 인기를 끈 이유는 소식(小食)의 고통 없이 실제로 체중이
쑥쑥 빠지기 때문으로, 보름 정도 곡류를 끊고 고기만 먹으면 누구나 2~3kg 이상 살이 빠진다. 문
제는 장기적으로 시행했을 때의 부작용이다. 황제 다이어트와 같이 저당질 식사의 부작용은 피로
감, 기립성 저혈압, 저혈압, 혈청 요산 상승, 구취 등이 있으며, 뇌의 경우 포도당이 주원료로 쓰이
기 때문에 당질을 오랜 기간 지나치게 제한할 경우 결국 뇌를 굶기게 되는 결과가 된다. 따라서 이
방법은 장기간 실시하면 위험 부담이 크기 때문에 2주 정도의 단기간 실시하는 것이 바람직하다.

바나나 다이어트

바나나는 노화방지 및 면역력 향상에 도움을 주는 과일이다. 바나나에는 백혈구를 구성하는 비타
민 B6, 면역 증강 및 항산화 성분인 비타민 A, 베타카로틴 등이 풍부해 노화방지 및 면역력 향상
에 도움을 주는 것으로 유명하다. 무엇보다 비타민 A, 비타민 B, 칼륨 등의 영양소가 풍부해 식사
대용으로도 그만이다. 바나나는 식물섬유가 풍부해 변비에도 좋으며, 콜레스테롤이 전혀 없고 또
한 비타민 C와 미네랄도 많다. 그 가운데 칼륨은 근육의 긴장력을 유지시켜 아름다운 몸매
를 만드는 데 도움이 된다. 더구나 바나나의 단맛은 단것에 대한 욕구를 해소하여 단 음
식을 좋아하는 이들의 군것질 욕구를 해소할 수 있다.

그러나 바나나 다이어트의 문제점은 심한 영양 불균형으로 면역력 저하를 가져올
수 있다는 것이다. 우리 몸은 40여종의 영양소를 원활히 공급해 주어야 하는
데, 일정기간 바나나만 먹게 된다면 이러한 영양이 골고루 공급되지 못하여
결국 영양 불균형을 초래, 탈수에 빠질 위험이 높아지므로 주의해야 한다.

❸ 제지방량과 활동계수에 따른 일일 적정 단백질 섭취량

제지방 무게 \ 활동계수	5	6	7	8	9	10
41kg	45g	54g	63g	72g	81g	90g
45kg	50g	60g	70g	80g	90g	100g
50kg	55g	66g	77g	88g	99g	110g
54kg	60g	72g	84g	96g	108g	120g
59kg	65g	78g	91g	104g	117g	130g
64kg	70g	84g	98g	112g	126g	140g
68kg	75g	90g	105g	120g	135g	150g
73kg	80g	96g	112g	128g	144g	160g
77kg	85g	102g	119g	136g	153g	170g
82kg	90g	108g	126g	144g	162g	180g
86kg	95g	114g	133g	152g	171g	190g
91kg	100g	120g	140g	160g	180g	200g
95kg	105g	126g	147g	168g	189g	210g
100kg	110g	132g	154g	176g	198g	220g
104kg	115g	138g	161g	184g	207g	230g
109kg	120g	144g	168g	192g	216g	240g

예를 들면, 자신이 남자이고 키가 180cm, 체중이 80kg이며 어떠한 운동도 하지 않는다고 가정할 때, **제지방량은** $(1.10 \times 80) - 128 \times \left(\dfrac{80^2}{180^2} \right) = 63kg$, **활동계수는** 5이다. 이 경우 일일 적정 단백질 섭취량은 68~69g 정도이며, 이는 닭가슴살 약 300g을 섭취했을 때 얻을 수 있는 양이다.

❹ 음식에 따른 단백질량 목록

식품	섭취량	단백질량
밥	1공기	6g
빵	1조각	3g
소고기 사태(장조림용)	100g	24g
소고기 안심(스테이크용)	100g	21g
돼지고기 목살	100g	20g
돼지고기 안심	100g	14g
돼지고기 등심(돈가스용)	100g	21g
돼지고기 삼겹살	100g	17g
닭고기 가슴살	100g	23g
참치(캔)	100g	26g
동태	100g	20g
고등어	100g	19g
꽁치	100g	24g
조기	100g	19g
오징어	100g	18g
갈치	100g	18g
두부	100g	8g
저지방 우유	1컵	6g
난백	1개	6g
김치	1인분	4g
바나나	1개	1g
오렌지	1개	1g

칼로리 소비량 목표의 계산법

자신이 목표한 칼로리 소비량을 충족하는 운동량을 결정하려면, 실행한 운동의 단위시간당 에너지 소비량을 알아야 한다. 보편적인 방법은 METs로 알려져 있는 대사당량 단위를 사용하는 것이다. METs란 '안정 시 산소 이용률(1METs=3.5ml/kg/분)'을 의미하며 메타볼리즘(Metabolism)의 약칭이다. METs는 운동 강도를 나타내는 표시법의 하나로, 안정상태를 유지하는 데에 필요한 산소량을 1단위, 즉 1MET로 규정하여 각종 운동의 산소 소비량을 그 배수로 나타낸 값이며, 1MET 이외는 복수로 표시하여 METs로 표기한다. 이 단위는 체중 1kg당 1분에 얼마의 산소가 소비되는지($ml\ O_2/kg/min$) 그리고 특정 신체활동의 에너지 소비량이 얼마나 되는지를 쉽게 알 수 있도록 해 준다.

예를 들면 2METs는 시속 3km의 보통 걸음 수준, 8METs는 시속 9km의 조깅 수준의 대사당량 단위로, 빠른 걷기의 대사당량 단위는 4~6METs, 달리기의 경우에는 7~9METs 정도이다. 특히, 지방을 연소하는 데에 가장 좋은 속도는 빠르게 걷기로, 유산소 운동의 기본 예시는 보통 5METs 정도로 계산한다. 이 값을 다음 공식에 대입한다.

> **● 분당 칼로리 소비량 계산 공식**
>
> METs×3.5×체중÷200=kcal/분   *3.5와 200은 상수이며, 체중의 단위는 kg*

예를 들어 체중이 60kg인 사람이 빠르게 걷기로 소비할 수 있는 단위시간당 에너지 소비량을 계산한다면, [5METs×3.5×60kg÷200=5.25kcal/분]이므로, 1분에 5.25kcal를 소비할 수 있다는 결론이 나온다. 그러나 개인에 따라 체지방 분해효소 및 신진대사량, 근육량, 운동 시 움직임의 정도 등 이루 헤아릴 수 없을 만큼의 수많은 차이가 존재한다. 따라서 객관적인 개인별 칼로리 소비량을 적용하기는 매우 어려운 일이며, 이 공식은 위와 같은 개인차를 전혀 고려하지 않은 공식이다. 즉, 어디까지나 참고 자료이며, 절대적인 수치가 아님을 명심하자.

5METs의 운동 강도로 운동 시 분당 칼로리 소비량 계산표

지방을 연소하기에 가장 좋은 운동 강도는 빠르게 걷기로, 유산소 운동의 기본 예시는 보통 5METs 정도로 계산한다. 이하는 빠르게 걷기를 운동법으로 선택하였을 경우, 체중별 분당 칼로리 소비량 계산표이다. 계산 공식은 앞서 설명한 분당 칼로리 소비량 계산 공식을 따른다. 이후 제공될 레시피 파트의 칼로리 소비 정보는 이 계산표를 근거로 '체중 60kg인 사람이 5METs의 운동 강도(빠르게 걷기 수준)로 운동하였을 때, 해당 요리의 칼로리를 소비하기 위한 기준' 이므로, 각자의 체중에 맞춰 참고하면 좋을 것이다.

시간＼체중	50kg	55kg	60kg	65kg	70kg	75kg	80kg	85kg	90kg	95kg	100kg
5분	21kcal	24kcal	26kcal	28kcal	30kcal	32kcal	35kcal	37kcal	39kcal	41kcal	43kcal
10분	43kcal	48kcal	52kcal	56kcal	61kcal	65kcal	70kcal	74kcal	78kcal	83kcal	87kcal
15분	65kcal	72kcal	78kcal	85kcal	91kcal	98kcal	105kcal	111kcal	118kcal	124kcal	131kcal
20분	87kcal	96kcal	105kcal	113kcal	122kcal	131kcal	140kcal	148kcal	157kcal	166kcal	175kcal
25분	109kcal	120kcal	131kcal	142kcal	153kcal	164kcal	175kcal	185kcal	196kcal	207kcal	218kcal
30분	131kcal	144kcal	157kcal	170kcal	183kcal	196kcal	210kcal	223kcal	236kcal	249kcal	262kcal
35분	153kcal	168kcal	183kcal	199kcal	214kcal	229kcal	245kcal	260kcal	275kcal	290kcal	306kcal
40분	175kcal	192kcal	210kcal	227kcal	245kcal	262kcal	280kcal	297kcal	315kcal	332kcal	350kcal
45분	196kcal	216kcal	236kcal	255kcal	275kcal	295kcal	315kcal	334kcal	354kcal	374kcal	393kcal
50분	218kcal	240kcal	262kcal	284kcal	306kcal	328kcal	350kcal	371kcal	393kcal	415kcal	437kcal
55분	240kcal	264kcal	288kcal	312kcal	336kcal	360kcal	385kcal	409kcal	433kcal	457kcal	481kcal
60분	262kcal	288kcal	315kcal	341kcal	367kcal	393kcal	420kcal	446kcal	472kcal	498kcal	525kcal
65분	284kcal	312kcal	341kcal	369kcal	398kcal	426kcal	455kcal	483kcal	511kcal	540kcal	568kcal
70분	306kcal	336kcal	367kcal	398kcal	428kcal	459kcal	490kcal	520kcal	551kcal	581kcal	612kcal
75분	328kcal	360kcal	393kcal	426kcal	459kcal	492kcal	525kcal	557kcal	590kcal	623kcal	656kcal
80분	350kcal	385kcal	420kcal	455kcal	490kcal	525kcal	560kcal	595kcal	630kcal	665kcal	700kcal

※ 수치를 정수로 맞추기 위하여 소수점 이하는 게재하지 않음

허경환의 1200kcal/30Days 식단

너무 적은 열량의 음식을 먹으며 다이어트를 하다 보면 장기간 지속하기 힘들어질 수 있다. 그러다 보면 갑자기 폭식할 우려가 있고, 다이어트에 성공한다 하더라도 기초대사량이 너무 떨어져 요요현상을 초래할 수도 있다. 따라서 아래 제안하는 식단은 1일 섭취 열량을 1200kcal로 맞추고 단백질의 양은 대부분 60g(닭가슴살 기준으로 250~300g)으로 구성하였다.

식단 활용법

- 1주간 이 식단을 반복하여 실시하고, 주어진 식단 외의 음식을 삼간다.
- 하루에 2L 이상의 수분을 섭취하고, 금주한다.
- 4시간마다 음식을 섭취한다.
- 염분의 섭취를 가급적 삼간다.
- 이 외의 체중조절 식품을 섭취하고 있는 경우 저녁 대용으로 활용한다.

식단 참고

1. 저열량식 1200kcal를 기본으로 구성하였으며, 일별 균형적인 영양 섭취를 고려한 식단이다. 기초대사량을 고려하여 1일 5회 섭취(식사 3회, 간식 2회)를 권장하였으며, 권장 식단을 다 섭취할 경우 허기지지 않으면서도 저칼로리를 섭취할 수 있다.
2. 이 식단과 적절한 운동을 병행하였을 때 처음 1주간 근육량은 유지되거나 증가하였으며, 체지방은 감소하는 경향을 보였다. 체중은 평균 2kg 이상 감소하는 경향을 보였다.
3. 아침 식단을 한식으로 구성한 이유는 갑자기 식단을 바꿀 경우 오래 지속하기 힘든 점을 보완할 수 있으면서, 조리도 간편하기 때문이다.
4. 간식은 식이섬유 및 비타민이 풍부한 식단으로 구성하였으며, 셀러리는 섭취 에너지보다 소화 에너지가 큰 대표적인 마이너스 음식으로 다이어트에 적합하다.

❶ 간단하게 먹는 1200kcal/30Days 식단

구분	1일			2일			3일		
	음식	분량	열량	음식	분량	열량	음식	분량	열량
아침	잡곡밥	1/2공기	250kcal	잡곡밥	1/2공기	250kcal	잡곡밥	1/3공기	250kcal
	미역국	1그릇		미역국	1그릇		달걀찜	1인분	
간식	채소 스틱	1컵	40kcal	채소 스틱	1컵	40kcal	채소 스틱	1컵	40kcal
	셀러리 스틱	100g		셀러리 스틱	100g		셀러리 스틱	100g	
점심	닭가슴살	100g	370kcal	닭가슴살	100g	370kcal	닭가슴살	100g	370kcal
	고구마	100g		고구마	100g		고구마	100g	
	파프리카	100g		파프리카	100g		파프리카	100g	
	토마토 (중간 크기)	1개		토마토 (중간 크기)	1개		토마토 (중간 크기)	1개	
	달걀	1개		달걀	1개		달걀	1개	
간식	각종 과일	소량	170kcal	각종 과일	소량	170kcal	각종 과일	소량	170kcal
저녁	닭가슴살	100g	370kcal	닭가슴살	100g	370kcal	닭가슴살	100g	370kcal
	고구마	100g		고구마	100g		고구마	100g	
	파프리카	100g		파프리카	100g		파프리카	100g	
	토마토 (중간 크기)	1개		토마토 (중간 크기)	1개		토마토 (중간 크기)	1개	
	달걀	1개		달걀	1개		달걀	1개	
총합	1200kcal			1200kcal			1200kcal		

4일			5일			6일			7일		
음식	분량	열량	음식	분량	열량	음식	분량	열량	음식	분량	열량
잡곡밥	1/2공기	250kcal	잡곡밥	1/2공기	250kcal	잡곡밥	1/3공기	250kcal	잡곡밥	1/3공기	390kcal
미역국	1그릇		미역국	1그릇		달걀찜	1인분		소고기 야채볶음 or 자율식단	150g	
채소 스틱	1컵	40kcal	채소 스틱	1컵	40kcal	채소 스틱	1컵	40kcal	채소 스틱	1컵	40kcal
셀러리 스틱	100g		셀러리 스틱	100g		셀러리 스틱	100g		셀러리 스틱	100g	
닭가슴살	100g	370kcal	닭가슴살	100g	370kcal	닭가슴살	100g	370kcal	닭가슴살	100g	370kcal
고구마	100g		고구마	100g		고구마	100g		고구마	100g	
파프리카	100g		파프리카	100g		파프리카	100g		파프리카	100g	
토마토 (중간 크기)	1개		토마토 (중간 크기)	1개		토마토 (중간 크기)	1개		토마토 (중간 크기)	1개	
달걀	1개		달걀	1개		달걀	1개		달걀	1개	
각종 과일	소량	170kcal	각종 과일	소량	170kcal	각종 과일	소량	170kcal	각종 과일	소량	170kcal
닭가슴살	100g	370kcal	닭가슴살	100g	370kcal	닭가슴살	100g	370kcal	닭가슴살	100g	370kcal
고구마	100g		고구마	100g		고구마	100g		고구마	100g	
파프리카	100g		파프리카	100g		파프리카	100g		파프리카	100g	
토마토 (중간 크기)	1개		토마토 (중간 크기)	1개		토마토 (중간 크기)	1개		토마토 (중간 크기)	1개	
달걀	1개		달걀	1개		달걀	1개		달걀	1개	
1200kcal			1200kcal			1200kcal			1350kcal		

※ 각종 과일의 칼로리는 55쪽 칼로리 백과사전을 참조

❷ 맛있게 먹는 1200kcal/30Days 식단

구분	1일			2일			3일		
	음식	분량	열량	음식	분량	열량	음식	분량	열량
아침	잡곡밥	1/2공기	340kcal	잡곡밥	1/2공기	340kcal	현미밥	1/2공기	325kcal
	미역국	1그릇		미역국	1그릇		닭가슴살 달걀찜	1인분	
	닭가슴살 부추무침	1인분		닭가슴살 부추무침	1인분		닭가슴살 숙주초무침	1인분	
간식	닭가슴살 곤약말이	1인분	126kcal	닭가슴살 곤약말이	1인분	126kcal	닭가슴살 슬림쿠키	2개	128kcal
	채소 스틱	1컵		채소 스틱	1컵		저지방 우유	200ml	
점심	단호박	100g	200kcal	단호박	100g	200kcal	채소 스틱	1컵	335kcal
	닭가슴살 간장소스 샐러드	1인분		닭가슴살 간장소스 샐러드	1인분		닭가슴살 오픈김밥	1인분	
	견과류	15g		견과류	15g				
간식	닭가슴살 두유셰이크	1컵	168kcal	닭가슴살 두유셰이크	1컵	168kcal	닭가슴살 토마토셀러리 셰이크	1컵	69.5kcal
저녁	닭가슴살 새싹비빔밥	1인분	373kcal	닭가슴살 새싹비빔밥	1인분	373kcal	닭가슴살 새송이덮밥	1인분	333kcal
	토마토 (중간 크기)	1개		토마토 (중간 크기)	1개		콩나물국	1그릇	
총합	1207kcal			1207kcal			1190.5kcal		

4일			5일			6일			7일		
음식	분량	열량	음식	분량	열량	음식	분량	열량	음식	분량	열량
현미밥	1/2공기		단호박	150g		단호박	150g		잡곡밥	1/2공기	
닭가슴살 달걀찜	1인분	325kcal	닭가슴살 들깨국	1인분	311kcal	닭가슴살 들깨국	1인분	311kcal	소고기 야채볶음 or 저염분 자율식단	150g	390kcal
닭가슴살 숙주초무침	1인분										
닭가슴살 슬림쿠키	2개	128kcal	채소 스틱	1컵	80kcal	채소 스틱	1컵	80kcal	채소 스틱	1컵	80kcal
저지방 우유	200ml		토마토 (중간 크기)	1개		토마토 (중간 크기)	1개		토마토 (중간 크기)	1개	
채소 스틱	1컵		저지방 우유	200ml		저지방 우유	200ml		닭가슴살 완자떡국	1인분	
닭가슴살 오픈김밥	1인분	335kcal	닭가슴살 바게트 샌드위치	1인분	345kcal	닭가슴살 바게트 샌드위치	1인분	345kcal	닭가슴살 미역초회	1인분	296kcal
닭가슴살 토마토셀러리셰이크	1컵	69.5kcal	닭가슴살 바나나 셰이크	1컵	152kcal	닭가슴살 바나나 셰이크	1컵	152kcal	닭가슴살 자몽 셰이크	1컵	61.5kcal
닭가슴살 새송이 덮밥	1인분	333kcal	닭가슴살 두부찜	1인분	317kcal	닭가슴살 두부찜	1인분	317kcal	잡곡밥	1/2공기	370kcal
콩나물국	1그릇		닭가슴살 레몬소스 샐러드	1인분		닭가슴살 레몬소스 샐러드	1인분		닭가슴살 보쌈	1인분	
1190.5kcal			1205kcal			1205kcal			1197.5kcal		

❸ 1200kcal/30Days 식재료 정보

음식명	분량 기준	조리법
잡곡밥	1/2공기(105g)/156kcal	되도록 현미, 콩 등의 정제가 덜 된 잡곡으로 밥을 짓는다.
미역국	1그릇/55kcal	식물성 기름은 어느 정도 섭취할 필요가 있으므로 참기름이나 들기름으로 조리하고, 간은 되도록 싱겁게 한다. 소금간은 하지 않는 것이 좋다.
닭가슴살	100g/109kcal	손바닥 1/2 사이즈 정도가 100g이며, 캔, 훈제, 카레 닭가슴살 등 시판되는 것을 사용해도 무방하다. 생닭가슴살 조리 시에는 전자레인지에서 익힌 후 기름을 두르지 않은 팬에서 겉을 노릇하게 익힌다.
고구마	100g/125kcal	아기 주먹만 한 분량이 100g 정도이며, 삶거나 찐다. 토스트 1장, 단호박 150g, 감자 1개, 잡곡밥 1/2공기 등으로 대체하여도 무방하다.
파프리카	100g/20kcal	칼로리가 낮기 때문에 많이 섭취해도 부담이 없으며, 생으로 섭취한다.
토마토	200g/28kcal	중간 사이즈 기준이며, 방울토마토의 경우 10~12개 정도 섭취한다.
달걀	1개(50g)/80kcal	삶아서 섭취하며, 흰자와 노른자 모두 섭취해도 무방하다.
채소 스틱	1컵/40kcal	종이컵에 스틱을 채운 양이다.
셀러리	100g/12kcal	식이섬유가 풍부하여 소식으로 인한 변비에 효과적이며, 섭취 에너지보다 소비하는 데 쓰이는 에너지가 더 많다.
달걀찜	1인분/168kcal	간을 약하게 하거나 아예 하지 않는 것이 좋다.
소고기	100g/218kcal	살코기를 구우면서 양파, 당근, 버섯, 마늘, 파프리카 등을 같이 볶으면 따로 기름을 두르지 않아도 소고기 자체의 육즙으로 볶을 수 있다.

※ 쓰이는 재료의 종류 및 양, 혹은 조리법에 따라 열량에 차이가 생길 수 있음

7주 만에 8kg 감량!
수퍼키즈 '염분소녀' 나영이가
실행한 폭풍감량 시크릿

소아비만 탈출 프로그램 〈수퍼키즈〉의 주인공들은 성인들도 힘들다는 죽음의 다이어트를 거뜬히 이겨냈다.

특히 눈길을 끄는 것은 '염분소녀' 나영이. 나영이도 이제는 짠맛에 영영 안녕을 고하며 청순한 여인의 자태를 뽐내게 되었다. 나영이의 Before&After를 보며 역시 살은 미모의 최대의 적이라는 것을 다시 한 번 실감하는데, 그렇다면 나영이가 실천한 식단은 무엇이었을까?

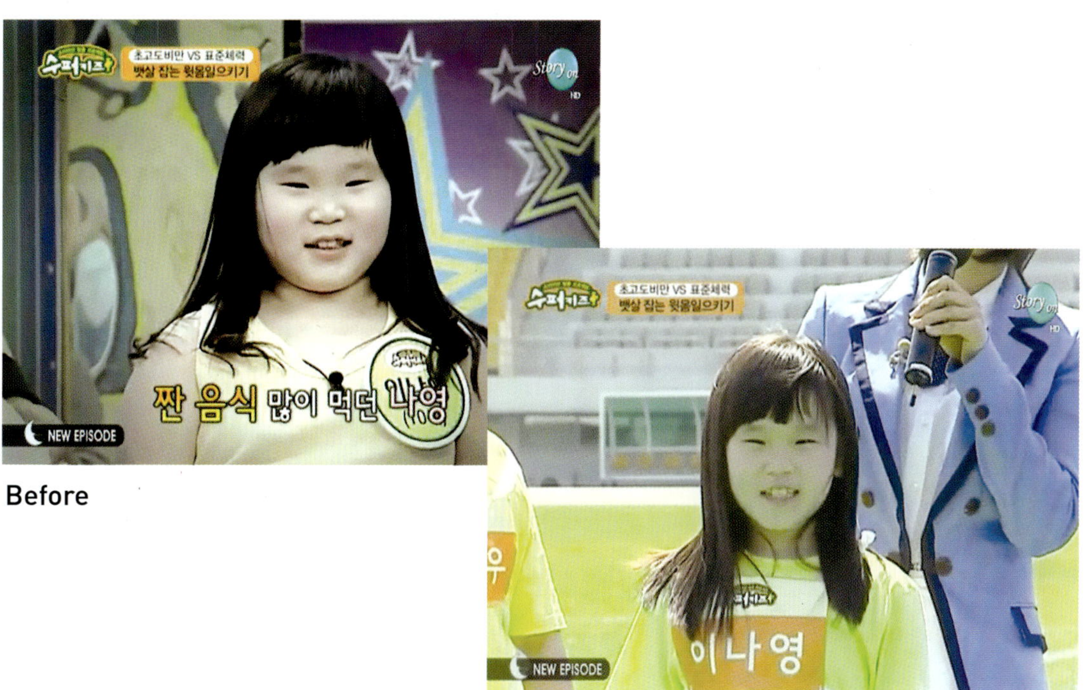

Before

After

'염분소녀' 나영이 식단

❶ 저염식 식단

잡곡밥 1/2공기(156kcal), 소금 간을 하지 않은 미역국
1그릇(55kcal), 칠리맛 닭가슴살 50g(60kcal), 버섯무
침 1인분(123kcal), 씻은 김치 50g(12kcal), 과일 약간

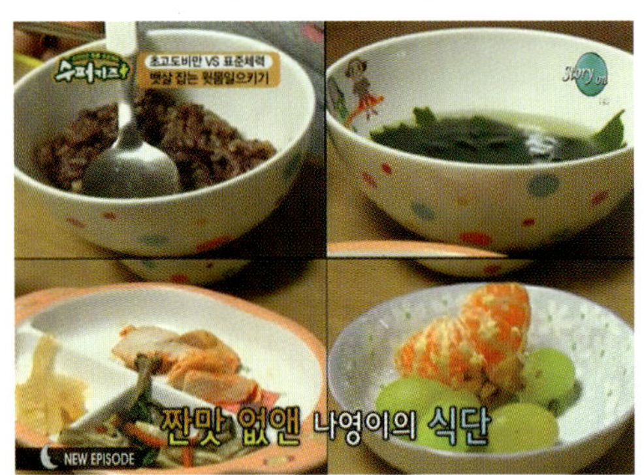

❷ 닭가슴살 동그랑땡

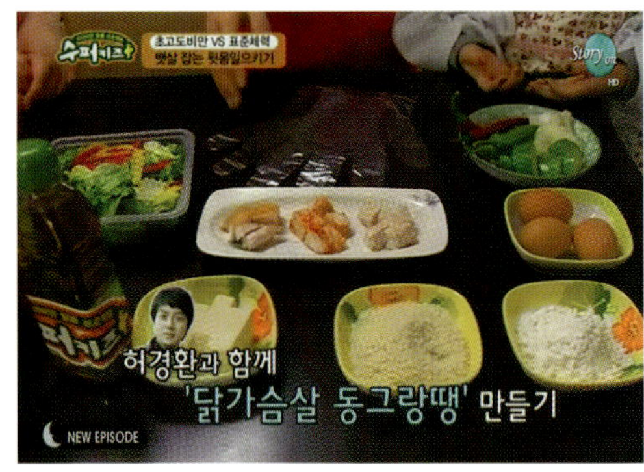

이 다이어트 식단의 Tip!

❶ 최대한 염분을 줄여라!

짜게 먹으면 물을 많이 찾게 되고 자연스레 몸도 붓게 되며, 결국 그 부기는 살이 된다. 싱거울수
록 다이어트의 지름길임을 명심하자.

❷ 닭가슴살 동그랑땡! 간단하면서도 영양가 듬뿍, 여기에 다이어트까지!

닭가슴살을 그대로 먹기 힘들다면 시도해 볼 만하다. 나영이에게 내가 직접 만들어 주었던 것도
바로 이 닭가슴살 동그랑땡!

❸ 짬짬이 줄넘기 등의 운동을 병행해 칼로리 소비를 돕자!

가만히 있는데 칼로리 소비가 될 리 없다. 무조건 움직여야 칼로리를 소비할 수 있음을 명심하자.

나영이 다이어트 식단에 꼭 맞는 타입은?

영양소를 골고루 구성한 나영이 식단은 누구나 무리 없이 실행에 옮길 수 있다. 누구나 OK!

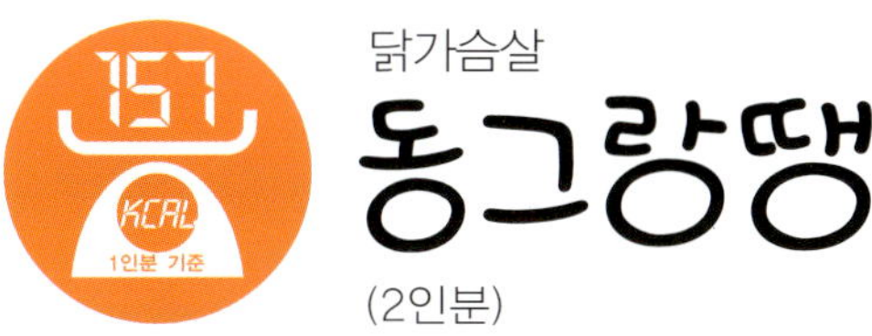

닭가슴살
동그랑땡

(2인분)

운동 시간	운동 강도	소모 칼로리
30 min	**5** METs	**157** kcal

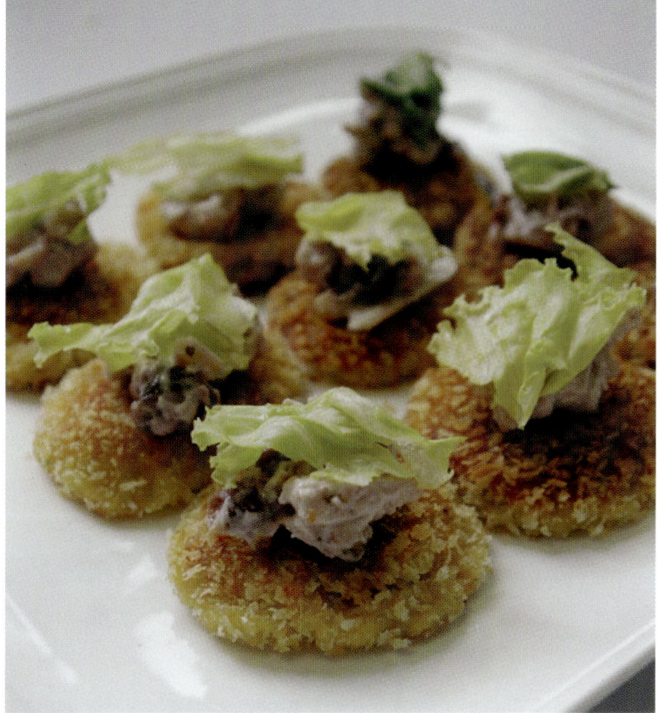

아이의 비만이 걱정이라면 나영이와
함께 만든 닭가슴살 동그랑땡은 어떨까?
아이들 반찬으로 특히 인기가 좋은
동그랑땡을 채소와 닭가슴살로 만들면,
평소 채소를 싫어하는 아이에게도
거부감을 낮출 수 있을 뿐 아니라
이에 더해 열량은 낮추고
영양은 챙길 수 있어 일석삼조다.

재 료

닭가슴살(20g), 달걀(2개), 양상추(20g), 풋고추(2개), 양파(1/2개), 애호박(1/4개), 홍파프리카(1개) 또는 방울토마토(2개), 전분가루(20g), 빵가루(20g)

tip. 홍파프리카 대신 토마토나 방울토마토 를 사용해도 좋다.

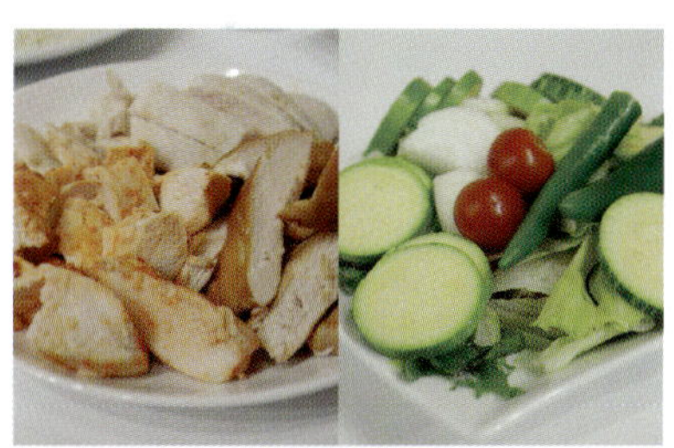

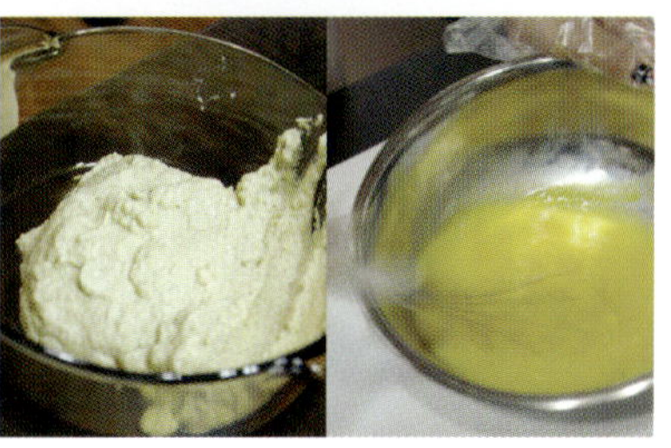

1. 닭가슴살과 채소를 갈기 좋게 썰어 준비한다.

2. 믹서에 갖은 채소와 닭가슴살을 넣고 간다.

tip. 이때 한꺼번에 넣으면 잘 안 갈리므로, 야채를 먼저 넣고 물기를 만 든 후 닭가슴살을 넣는다.

3. 다진 닭가슴살에 달걀을 넣고 녹말가루로 반죽한 후, 모양틀에 반죽 을 찍어 내 빵가루를 묻힌다.

tip. 모양틀이 없을 경우에는 손으로 예쁘게 모양을 만들면 된다.

4. 열량이 낮은 올리브유를 적당히 팬에 두르고 반죽을 튀겨 내면, 노 릇노릇 영양만점 닭가슴살 동그랑땡 완성!

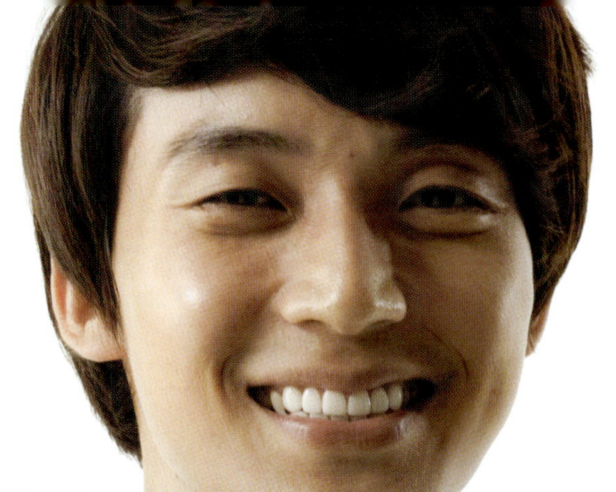

3

이 정도는 알아야 다이어트 선수!

항상 다이어트에 실패했다면, 혹은 새롭게 다이어트를 시도하려 한다면 꼭
알아두어야 할 다이어트 기본 상식! 이제 다이어트 선수가 될 준비를 하자.

배불리 먹으면서 하는 다이어트 십계명

아무리 배부르고 맛있게 먹으면서 하는 다이어트라도 기본 규칙은 있다. 어렵게 생각될지 모르지만, 조금만 내 몸을 생각한다면 너무도 쉬운 규칙이다. 배불리 먹으면서 하는 다이어트 십계명을 알아보자.

1. 하루 세끼를 꼬박꼬박 챙겨 먹자!

제한된 칼로리 내에서 하루 세끼를 규칙적인 간격으로 배불리 먹자. 규칙적인 식사는 인체에 저장하는 체지방량을 줄여 준다. 또한 저칼로리, 저지방, 고단백의 포만감을 줄 수 있는 식품을 찾아 배불리 먹는 것이 좋다.

2. 야식과 간식은 멀리하자!

밤늦은 시간에 무언가를 먹는다면 비만의 지름길을 걷고 있는 것이다. 인체는 수면시간 동안 최소한의 칼로리만 소비하므로, 적어도 잠자기 4시간 전에는 식사를 마치는 것이 좋다. 늦은 밤 허기를 달래려고 먹은 음식은 출렁거리는 뱃살로 돌아온다는 사실을 잊으면 안 된다. 무심코 먹고 마는 간식의 칼로리를 아는가? 떡볶이 한 접시에 400kcal, 토스트 하나에 450kcal, 고기만두 8개에 420kcal가 넘는다. 이는 자칫하면 한 끼 식사분의 칼로리가 될 수도 있다. 간식은 최대한으로 자제하되 꼭 필요하면 약간의 과일이나 무지방 우유 및 채소 등으로 대체한다.

3. 천천히 먹어야 빠진다!

천천히 먹으면 소화가 잘될 뿐 아니라 살도 빠진다. 빨리 먹으면 포만감이 느껴지지 않아 더 많이 먹게 되므로 주의해야 한다.

4. 저칼로리 고단백질 섭취는 필수!

다이어트를 시작하면 고기는 멀리하고 풀만 먹는 사람들이 있다. 하지만 단백질이 부족하면 체중 감량이 힘들어지며, 근육의 손실을 막기 위해서라도 단백질 섭취는 반드시 필요하다. 고기가 지방 때문에 꺼려진다면, 지방이 적은 닭가슴살을 이용해 보자.

5. 덜 달고 덜 짜게, 싱겁게 먹자!

짠 음식은 식욕을 더 자극할 뿐 아니라 부종을 일으킨다. 즉, 저염식은 다이어트뿐 아니라 건강에도 필수다. 또한 설탕이 많이 들어간 단 음식을 먹고 운동을 하지 않으면, 포도당이 지방으로 전환되어 비만이 되기 쉽다. 건강과 체중조절에 힘쓰려면 지금부터 소금과 설탕을 반으로 줄이자.

6. 물을 수시로 마시자!

물은 공복감을 달래기에 좋고, 체내의 노폐물을 몸 밖으로 배출시키는 역할도 한다. 그러므로 물은 적어도 하루 8잔 이상 마시는 것이 좋다.

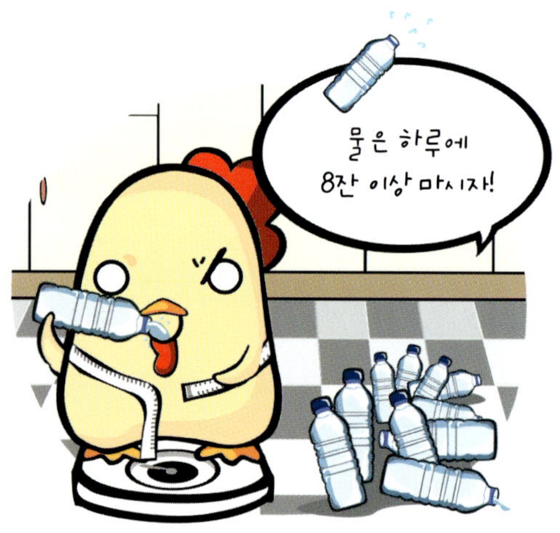

7. 일찍 자고 일찍 일어나자!

사람은 일반적으로 낮에는 활동량이 많고 밤에는 상대적으로 활동량이 줄어든다. 특히 밤에 깨어 있는 시간이 길다 보면, 야식의 유혹에 빠지기 쉽다. 뿐만 아니라 수면이 부족하면 호르몬 분비에 이상이 생기고, 다음 날 활동이 둔해져 비만을 부른다는 연구 결과도 있다. 정상적인 신체 리듬에 따른 생활을 지키는 것은 비만에서 탈출하는 첫걸음이다.

8. 식사일기를 쓰자!

식사시간의 간격은 6시간을 넘기지 않는 것이 좋고, 영양소는 골고루 섭취하는 것이 좋다. 이러한 기본수칙을 식사일기를 통해 기록하고 체크하면 그날그날의 문제점을 파악할 수 있으며, 잘못된 식습관을 반성하고 개선하는 계기를 만들 수 있다.

9. 생활 속에서 많이 움직이자!

엘리베이터 타지 말고 계단 이용하기, 자가용 대신 버스나 자전거 이용하기, 텔레비전 보면서 간단한 체조하기 등 생활 속에서 칼로리를 소비할 수 있는 방법은 많다. 부지런히 움직여 칼로리를 소비하자. 부지런한 자만이 건강하고 아름다운 몸매를 얻는다.

10. 매일매일 꾸준히 운동하자!

하루 동안 소비하지 못한 칼로리는 운동으로 소비하자. 운동은 칼로리를 소모하는 동시에 식욕도 저하시킨다. 걷기, 체조, 근력 운동 등 자신에게 맞는 운동법을 선택하여 꾸준히 운동하자. 단, 운동 후 먹는 음식은 힘들게 한 운동을 헛되이 만든다는 사실을 잊지 말자. 정 참을 수 없다면, 적어도 운동 후 한두 시간은 지나서 먹어야 한다.

잘못된 운동 상식이
바로 다이어트 최대의 적!

다이어트를 결심하고 제일 먼저 하는 것이 어떤 운동을 할지 결정하는 것이다. 그러나 이곳저곳에서 다이어트에는 어떤 운동이 좋다고 하더라는 말만 믿고 덜컥 운동을 시작하고는, 자신과 잘 맞지 않아 얼마 못하고 그만두는 경우가 종종 있다. 뿐만 아니라, 운동에 대한 잘못된 상식으로 잘못된 운동계획을 짜기도 한다. 지금까지 다이어트에 수십 번 실패한 당신이라도 이것만 기억한다면 이번엔 절대! NEVER! 실패할 수 없다.

Q. 다이어트 운동은 격할수록 효과가 좋다?

A. 단기간에 무리한 운동은 몸을 지치게 할 뿐 아니라, 오히려 산화적 스트레스나 면역력을 떨어뜨리기 때문에 경계해야 한다. 흔히 다이어트 운동이라고 하면, 건강과 다이어트에 모두 도움이 될 거라는 생각에 무조건 많이 하고 땀을 흘리면 좋을 거라 생각하기 쉽지만, 격렬한 운동 후에는 오히려 식욕이 증가하여 폭식과 과식을 불러와 다이어트에 역효과를 가져올 수 있다.

Q. 의욕이 앞서 다이어트 운동 전후에 스트레칭을 건너뛴다?

A. 다이어트 운동 전 준비운동을 하면 체온이 서서히 높아져 근육과 관절의 부상을 방지할 수 있고, 지방 연소에 도움이 되는 효소가 활성화된다. 또한 운동이 끝나면 정리운동을 통하여 체온을 서서히 내리고 근육으로 몰려 있던 혈액을 심장으로 보내는 과정이 필요하다. 그런데 운동이 끝난 후 이 과정인 스트레칭을 하지 않고 바로 휴식기에 들어가게 되면, 근육이 뭉치고 피로물질인 젖산이 체내에 축적된다. 그러므로 준비운동은 5분 이상, 정리운동 또한 5~10분 사이로 꼭 하는 것이 좋다.

Q. 여성이 근력 운동을 하면 몸이 울퉁불퉁해진다?

A. 여성은 근육을 생성하는 호르몬 자체가 남성에 비해 많이 부족하다. 또한 다이어트 목적의 일반 근력 운동은 오히려 여성이 매끈하고 탄력 있는 바디라인을 만들기에 적합하다. 여성 보디빌더의 울퉁불퉁한 몸은 전문적으로 혹독하게 운동한 결과로, 일반 여성이 일반 근력 운동으로 그런 몸이 될 가능성은 거의 제로에 가깝다.

tip. 건강유지를 위한 경우 주 3회 이상 운동할 것을 권한다. 그러나 다이어트를 위한 경우에는 주 5회 40분~60분 정도, 체지방을 감량할 수 있는 유산소 운동과 근력 운동을 병행해야 한다. 이렇게 하면 기초대사량 또한 증가하여 살이 잘 찌지 않는 체질로 개선할 수 있다.

Q. 물만 먹어도 살이 찌는 체질이라 운동하면서 물은 안 마신다?

A. 자신은 물만 먹어도 살이 찌는 체질이라 말하는 사람들이 있다. 그런 사람들 중에는 다이어트 운동 중에 혹은 운동이 끝난 후에도 절대로 물을 안 마시는 경우가 있는데, 충분히 수분을 섭취하지 않으면 탈수현상을 일으킬 수 있다. 그러므로 운동 중 갈증을 느낄 때마다 수분을 섭취하고, 운동이 끝난 후에도 물을 꼭 마시는 것이 좋다. 단, 스포츠 음료는 당 함유량이 많기 때문에 피해야 한다.

슈퍼푸드 백과사전

날이 갈수록 현대인에게 먹을거리는 건강을 좌우하는 매우 중요한 요소가 되어 가고 있다. 몸에 좋은 음식과 몸에 나쁜 음식을 인지하고, 이를 가려 먹는 습관만 들여도 충분히 건강한 생활을 영위할 수 있다. 다이어트뿐 아니라 건강상으로도 알아 두어야 할 좋은 음식과 나쁜 음식을 살펴보자.

다이어트에 최고! Best 식재료 및 음식

다이어트에 좋은 음식은 곧 건강에도 좋은 음식이다. 굶으면서 하는 다이어트는 요요현상을 일으켜 다시 살이 찌게 만들 뿐 아니라, 건강까지 해친다. 다이어트와 건강에 유익한 식품을 골라 적당한 칼로리 내에서 배부른 식사를 하자.

❶ 닭가슴살

100g당 109kcal로, 닭의 부위 중 지방이 가장 적으면서도 단백질은 가장 풍부한 부위이다. 이 때문에 다이어트나 근력 운동 시 필수 식품으로 거론되기도 한다. 두터우면서도 약간 붉은빛을 띠며 윤기가 흐르는 것을 고르는 것이 좋으며, 요리하기 전 우유에 30분 가량 담가 두거나 삶는 물에 마늘, 양파, 생강, 파 등을 넣고 삶으면 특유의 비린내를 제거할 수 있다.

❷ 두부

밭에서 나는 쇠고기라 불릴 만큼 우수한 식품으로, 단백질과 칼륨이 풍부하며 필수 아미노산을 많이 함유하고 있고, 소화흡수율이 높아 남녀노소를 불문하고 사랑받는 식품이다. 두부에는 레시틴 성분과 사포닌 성분이 풍부해 체지방 감소에 효과적이다. 또한 다이어트 시 체지방만 감소되는 것이 아니라 근육량도 감소되는데, 두부의 풍부한 단백질은 이때 근육량을 유지할 수 있도록 돕는다.

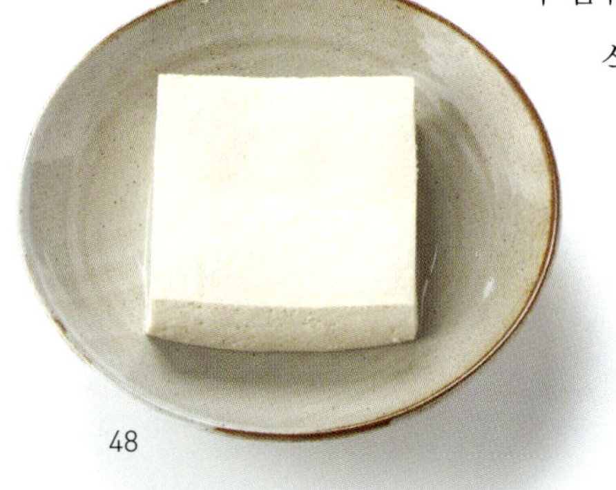

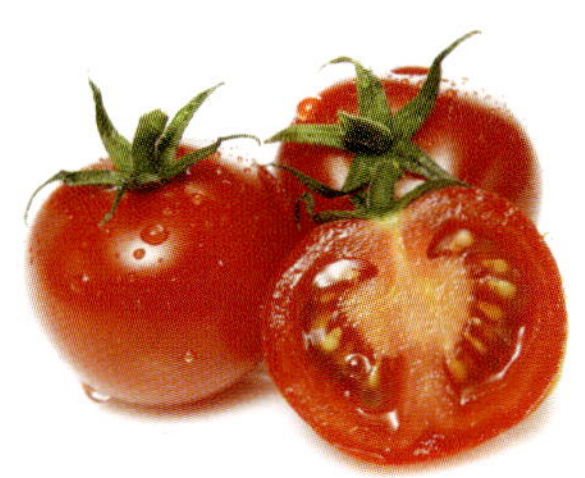

❸ 토마토

100g당 14kcal인 토마토는 칼로리가 낮아 다이어트 시 환영받는 식품이다. 토마토에 들어 있는 리코펜은 항암효과가 있으며, 익혀 먹을 때 흡수가 더 잘된다. 비타민 C 또한 풍부하여 노화방지 및 피부미용에 탁월한 효과가 있다. 토마토에 함유된 비타민 K는 칼륨이 빠져나가는 것을 막아 골다공증을 예방하기도 한다.

❹ 양배추

100g당 31kcal인 양배추는 다이어트에 적합한 식품으로, 위의 부담을 덜어 위장 장애를 예방하거나 치료하는 데 탁월한 효과가 있다. 양배추에 풍부한 비타민 C가 칼륨의 흡수를 도와 골다공증을 예방하고 피부미용 및 노화방지에 효과가 있으며, 식이섬유 또한 풍부해 변비를 예방한다. 가열하면 비타민이 파괴되기 때문에 가급적이면 생으로 섭취하는 것이 좋다.

❺ 다시마

100g당 18kcal의 저칼로리 식품으로 미네랄과 섬유질을 다량 함유하고 있으며, 이 때문에 포만감이 있어 다이어트 식품으로 사랑받고 있다. 다시마에 들어 있는 알긴산은 변비를 막고 지방세포를 줄이며, 다시마에 풍부한 요오드는 신진대사 기능을 활발하게 하고 갑상선 질환을 예방한다. 한꺼번에 많이 먹기보다는 하루에 조금씩 섭취하는 것이 좋으며, 국물을 내서 먹거나 생다시마를 데쳐 샐러드나 쌈으로 먹기도 한다.

❻ 현미

현미는 22종의 필수 영양소가 풍부하게 함유되어 있는 영양 덩어리로, 백미보다 식이섬유 함유량이 월등히 높아 변비를 예방하고 피부미용에도 탁월한 효능을 보인다. 현미에 들어 있는 옥타코사놀은 콜레스트롤 감소를 돕는다.

❼ 브로콜리

세계 10대 식품의 하나로 요즘 우리 식탁에 자주 오르내리는 식품이다. 항암효과, 노화방지, 피로회복, 해독작용 등의 다양한 분야에서 뛰어난 효능을 보이는 브로콜리는 엽산이 풍부히 함유되어 있어 성장기 아이들에게도 좋은 식품이다. 데칠 때 끓는 물에 소금을 조금 넣고 짧은 시간 안에 데쳐 내야 영양손실을 최소화할 수 있다.

❽ 버섯

버섯은 칼로리가 낮은 반면 영양가는 높고 식이섬유가 풍부해 다이어트나 건강식에 빠지지 않는다. 비타민과 무기질이 풍부하며, 특히 말린 표고버섯에는 비타민 D가 풍부히 함유되어 있어 충분한 양의 칼륨을 흡수하는 데 도움을 준다. 항암효과, 면역력 향상, 성장촉진의 효과가 있는 버섯은 다른 재료와 궁합이 잘 맞아 탕, 구이, 찜, 부침 등 다양한 요리에 쓰인다.

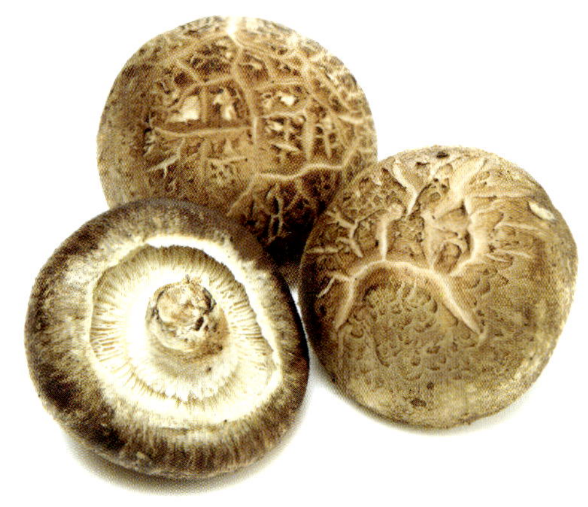

❾ 양파

양파는 케르세틴과 알릴설파이드 성분이 지방을 분해하며, 노화방지 및
피부미용에 좋고 혈액 속 불필요한 콜레스트롤을 낮추는 효능이 있다.
그러므로 고기는 양파와 함께 먹는 습관을 들이면 좋다.

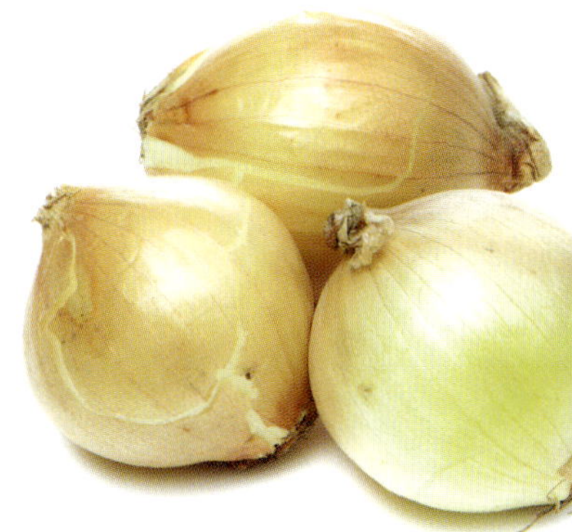

❿ 곤약

구약나물의 알줄기로 만든 저칼로리 다이어트 식품이며, 100g당 8kcal로 제로 칼로
리에 가깝다. 위에 머물러 있는 시간이 길고, 물과 만나면 30~50배 정도 팽창
하므로 포만감을 느끼고 싶을 때 곤약으로 배를 채우면 좋다. 또한 곤약
에 들어 있는 글루코만난은 변비를 예방한다. 묵처럼 생긴 판곤약
과 국수처럼 생긴 실곤약이 있으며, 끓는 물에 살짝 데쳐 찬물에
헹구면 특유의 냄새를 줄일 수 있다. 샐러드, 무침, 국수 등의 요리
에 이용한다.

⓫ 묵

100g당 40kcal 남짓한 저칼로리 식품으로 수분 함량이 많아 포만감을 느낄 수 있으며, 타닌 성분이
지방을 분해하므로 다이어트에 좋다. 묵밥, 묵무침, 묵샐러드등 여러
채소와 함께 조리해 먹는다.

다이어트에 최악! Worst 식재료 및 음식

다이어트에 좋은 음식이 건강에도 좋은 음식이듯, 다이어트에 나쁜 음식은 건강에도 나쁜 음식이다. 뚱뚱한 영양 결핍자가 되고 싶지 않다면 기본적으로 인스턴트식품이나 패스트푸드는 피하는 것이 좋다. 인스턴트식품이나 패스트푸드는 대부분 고칼로리, 고지방이거나 염분, 당분이 다량 함유되어 있어 영양소가 부족하다. 좋은 식재료와 좋은 음식을 고르는 현명한 선택만이 건강한 다이어트를 성공으로 이끌 수 있다.

❶ 햄

햄은 100g당 200kcal가 넘는 고칼로리, 고지방 식품으로 나트륨 함량이 높고 각종 첨가물이 들어 있어 다이어트와 건강에는 적이다.

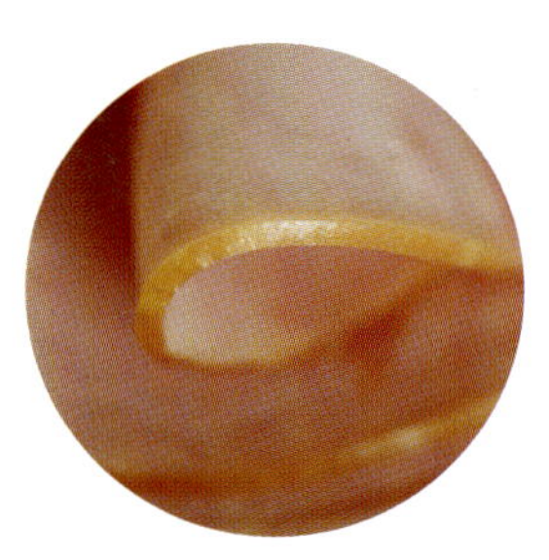

❷ 밀가루

우리가 흔히 먹는 빵, 국수 등은 주재료가 밀가루이다. 특히 정제 및 가공 과정을 거친 흰 밀가루는 당지수가 높으므로, 밀가루 음식이 꼭 먹고 싶다면 통밀이나 메밀가루로 만든 음식을 먹도록 한다.

❸ 마요네즈

마요네즈는 한 큰술에 보통 126kcal 정도다. 이 정도의 칼로리를 운동으로 소비하려면 운동장을 15분 동안 뛰어야 한다. 우리가 흔히 먹는 시판용 샐러드드레싱에는 십중팔구 마요네즈가 들어가 있다. 즉, 다이어트와 건강을 위해 샐러드를 찾지만, 결국 마요네즈가 들어간 드레싱으로 인해 고칼로리 음식을 먹게 될 수 있으므로 주의해야 한다.

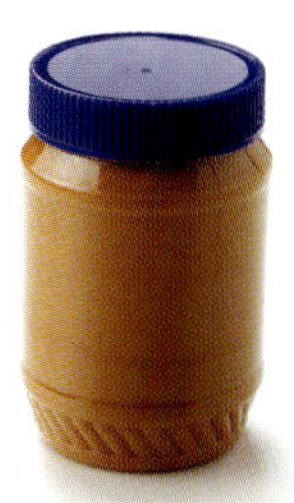

❹ 땅콩버터

땅콩버터는 한 큰술에 보통 105kcal 정도다. 간식으로 땅콩버터를 바른 식빵을 먹는다면, 최소 300kcal를 섭취하게 되는 것이다.

❺ 빵

크루아상 한 개에 220kcal, 도넛 한 개에 190kcal, 생크림케이크 한 조각에 330kcal, 소보로빵 한 개에 263kcal 란 사실을 알고 있는가? 무심코 먹은 빵 한 조각이 당신의 몸매를 망친다는 사실을 잊지 말자.

❻ 라면

전 세계에서 라면 소비량이 가장 많은 나라로 꼽힐 정도로 우리나라 사람들은 엄청난 양의 라면을 먹고 있다. 하지만 라면 한 그릇의 열량은 525kcal, 거기에 밥까지 말아 먹는다면……. 나트륨 함량도 높으므로, 다음 날 아침 거울에서 피오나 공주를 보고 싶지 않다면 라면은 피하자.

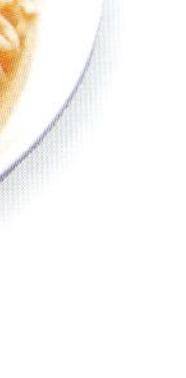

❼ 떡볶이

간식의 대표주자 떡볶이는 한 접시의 열량이 400kcal에 육
박한다. 대부분이 탄수화물로 이루어진 떡볶이는 다이
어트 중에 꼭 피해야 할 음식이다.

❽ 피자와 햄버거

피자와 햄버거는 본래 서양음식이지만 우리가 요구하는
입맛에 점점 맞춰져 어느새 우리의 간식시장을 점령하게 되
었다. 피자 한 조각은 403kcal, 햄버거 한 개는 285kcal의 고칼로리
음식으로, 이는 수영을 40분가량 해야 소비할 수 있는 수준이다. 더구나 피자, 햄버거와 늘 함께
하는 콜라의 열량까지 합친다면 다이어트 중에 마땅히 외면받아야 할 음식으로 이
둘을 꼽을 수밖에 없다.

칼로리 백과사전

다이어트 음식에 대한 이야기에서 빠질 수 없는 것이 있다. 바로 칼로리! 식품별, 음식별 칼로리를 살펴보자.

과일 및 채소류

식품명	단위	열량
사과	100g	57kcal
딸기	100g	27kcal
바나나	100g	93kcal
수박	100g	31kcal
배	100g	51kcal
귤	100g	39kcal
오렌지	100g	40kcal
자몽	100g	30kcal
참외	100g	31kcal
감자	100g	55kcal
고구마	100g	125kcal
양배추	100g	31kcal
양파	100g	35kcal
애호박	100g	38kcal
단호박	100g	29kcal
당근	100g	34kcal
표고버섯	100g	35kcal
새송이버섯	100g	24kcal
토마토	100g	14kcal

육류 및 어류

식품명	단위	열량
돼지고기 삼겹살	100g	330kcal
소고기 등심	100g	218kcal
닭다리	100g	191kcal
닭가슴살	100g	109kcal
오리고기	100g	134kcal
고등어구이	1토막	189kcal
갈치구이	1토막	101kcal
굴비구이	1토막	124kcal
삼치구이	1토막	170kcal
꽁치구이	1토막	183kcal
병어구이	1토막	114kcal

면류 및 일품요리

식품명	단위	열량
칼국수	1인분	475kcal
자장면	1인분	674kcal
라면	1개	525kcal
컵라면	1개	464kcal
비빔냉면	1인분	445kcal
토마토 스파게티	1인분	485kcal
카르보나라 스파게티	1인분	945kcal
쌀밥	1공기	313kcal
현미밥	1공기	320kcal
비빔밥	1대접	535kcal
떡국	1대접	450kcal
만둣국	1대접	390kcal
카레라이스	1인분	620kcal
오므라이스	1인분	542kcal
생선초밥	10개	545kcal
유부초밥	6개	530kcal
김밥	1줄	480kcal
돈가스 정식	1인분	945kcal
생선가스 정식	1인분	592kcal

간식류

식품명	단위	열량
떡볶이	1인분	234kcal
고기만두	1개	62kcal
피자	1조각	403kcal
햄버거	1개	360kcal
치킨	1조각	285kcal
삼각김밥	1개	178kcal
핫도그	1개	240kcal
도넛	1개	190kcal
카스텔라	1개	323kcal
크림빵	1개	220kcal
머핀	1개	240kcal
크루아상	1개	220kcal
치즈케이크	1조각	200kcal
생크림케이크	1조각	330kcal
찹쌀떡	1개	115kcal
꿀떡	1개	53kcal
인절미	1개	36kcal

음료류

식품명	단위	열량
콜라	1캔	102kcal
사이다	1캔	40kcal
이온음료	1캔	61.5kcal
우유	1잔	120kcal
딸기우유	1개	170kcal
초코우유	1개	170kcal
바나나우유	1개	199kcal
두유	1개	118kcal
오렌지주스	1병	112kcal
포도주스	1병	114kcal
당근주스	1병	85kcal
블랙커피	1잔	15kcal
믹스커피	1잔	52kcal
카페라테	1잔	240kcal
핫초코	1잔	285kcal
녹차	1잔	3kcal
마시는 요구르트	1개	150kcal
떠먹는 플레인 요구르트	1개	105kcal
떠먹는 무지방 요구르트	1개	85kcal

※ 쓰이는 재료의 종류 및 양, 혹은 조리법에 따라 열량은 조
금씩 다를 수 있음

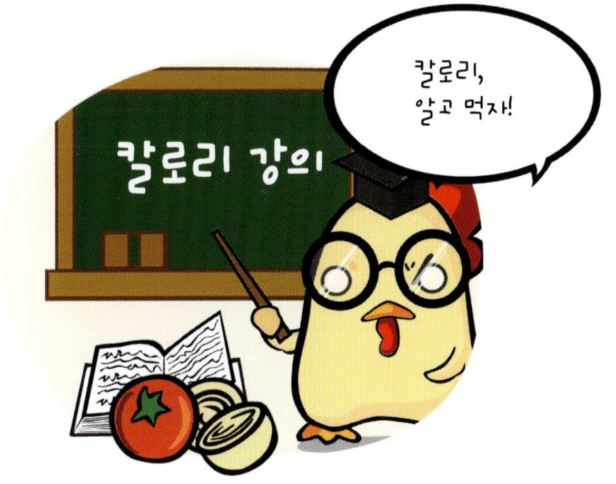

스마트 조리법

식재료 못지않게 조리법도 중요하다. 아무리 저칼로리 식품이라도 볶거나 튀기면 칼로리가 높아지고, 찌거나 굽거나 데치면 칼로리가 낮아진다. 건강도 지키면서 칼로리도 낮추는 조리법을 알아보자.

저수분 조리법

볶음요리를 하고 싶은데 기름이 들어가는 것이 마음에 걸린다면, 식품이 가지고 있는 수분이나 최소한의 수분으로 조리하는 저수분 조리법을 시도해 보자. 저수분 조리법은 기름이 필요 없어 칼로리를 낮추면서 영양소의 파괴가 적다는 장점까지 있다. 3중 또는 5중 스테인리스 냄비 또는 팬에 수분을 머금고 있는 재료를 넣고 뚜껑을 닫은 후, 약한 불에서 조리하면 식품 자체에서 수분이 빠져나와 타지 않고 익는다.

시간이 많이 걸리지 않는 볶음요리 등은 코팅이 잘된 프라이팬에 재료를 넣고 뚜껑을 닫아 약한 불에서 조리하면 기름을 두르지 않아도 타지 않고 조리된다. 물론 기름을 넣고 볶지 않았기 때문에 특유의 고소한 맛은 없지만, 칼로리와 건강을 생각한다면 강력 추천하는 조리법이다.

tip. 뚜껑에 스팀 홀이 있는 경우에는 스팀 홀을 행주 등으로 막는다.

라면 등 인스턴트 식품의 칼로리를 낮추는 조리법

라면이 먹고 싶은데 다이어트 중이거나 건강이 걱정된다면 스트레스받지 말고 조리법에 신경을 써 보자. 스트레스는 오히려 비만을 부른다. 라면의 면은 기름에 튀긴 것이지만 끓는 물에 한 번 데치면 기름기가 어느 정도 빠진다. 여기에 라면스프 대신 멸치육수에 된장 등을 풀고 신선한 채소와 해산물을 넣어 끓인 건강식 라면을 추천한다. 또한 라면뿐 아니라 햄이나 어묵 등도 끓는 물에 한번 데치면 기름기가 어느 정도 제거되어 칼로리를 조금은 낮출 수 있다. 하지만 다이어트나 건강을 고려한다면 위와 같은 인스턴트 재료는 피하는 것이 가장 좋다.

고기 조리법

고기는 기름기와 지방이 적은 부위를 선택하는 것이 좋고, 굽거나 볶기보다는 찌거나 데치는 것이 좋다. 고기를 넣은 국물요리는 요리하기 하루 전에 끓여 식힌 후 냉장고에 넣으면 허연 기름막이 형성되는데, 이를 제거하고 요리하면 칼로리를 낮추는 데 도움이 된다.

조미료 선택법

❶ 기름

서양요리나 빵, 과자류에 많이 쓰이는 버터, 마아가린, 쇼트닝은 트랜스지방이 많아 다이어트뿐 아니라 건강에도 해롭다. 그러므로 이 대신 올리브유, 현미유, 카놀라유, 포도씨유 등의 식물성 기름을 이용하는 것이 좋다.

❷ 소금

염분이 건강에 안 좋다는 것은 누구나 다 알고 있을 것이다. 염분은 다이어트에도 악영향을 끼친다. 싱겁게 먹는 습관을 들이고 식품 자체가 갖고 있는 자연의 맛을 느껴 보자.

❸ 설탕

설탕은 다이어트와 건강의 걸림돌이다. 단맛을 줄이는 것이 가장 좋은 방법이겠지만, 꼭 넣어야 한다면 올리고당을 이용해 보자. 단맛을 내지만 칼로리는 설탕의 60%다.

❹ 고추장

한식에는 고추장이 많이 쓰이지만, 고추장에는 물엿이나 설탕 등이 들어가 칼로리가 높다. 따라서 고추장보다는 고춧가루를 사용하는 것이 좋으며, 고추씨에 풍부한 캡사이신은 지방을 분해하는 역할을 하므로 다이어트에도 도움을 준다.

허경환의 섹시한 다이어트 2

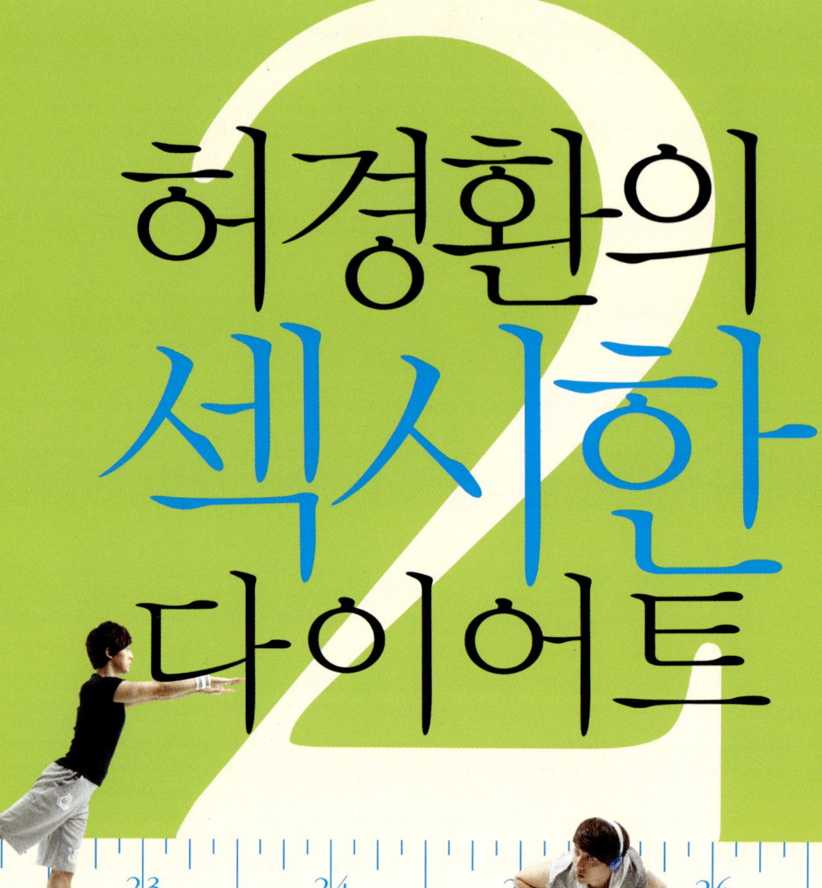
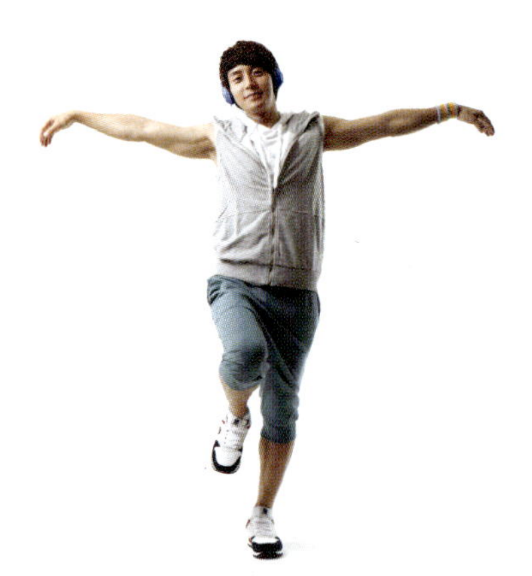
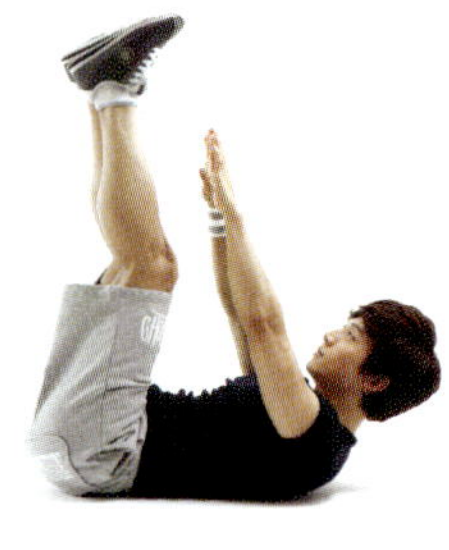
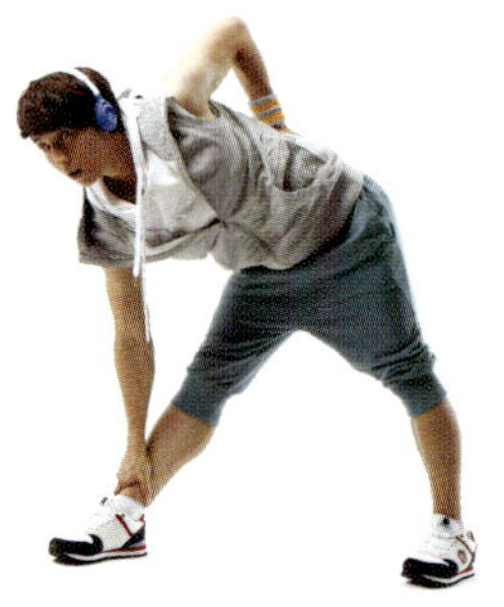

Exercise

지금으로부터 5년 전, 몸짱이 되고 싶었던 허경환. 좋다는 운동은 모두 섭렵하게 된다. 하지만 연예인이라는 직업적인 특성상 늘 스케줄에 쫓기게 되고, 자신만의 운동 공간을 확보할 여유가 없었다. 그렇다고 몸짱을 포기할 수 있겠는가? 시간을 쪼개고 쪼개 보지만, 인기가 높아지고 사업까지 확장하면서 더더욱 운동하기 어려워지는데……. 몸짱의 필수요건인 유산소 운동과 무산소 운동을 동시에, 그것도 장소불문하고 언제나 할 수는 없을까? 오랜 고민 끝에 바쁜 현대인에게 안성맞춤인 운동법을 찾았으니, 이것이 바로 허경환의 섹시한 다이어트!

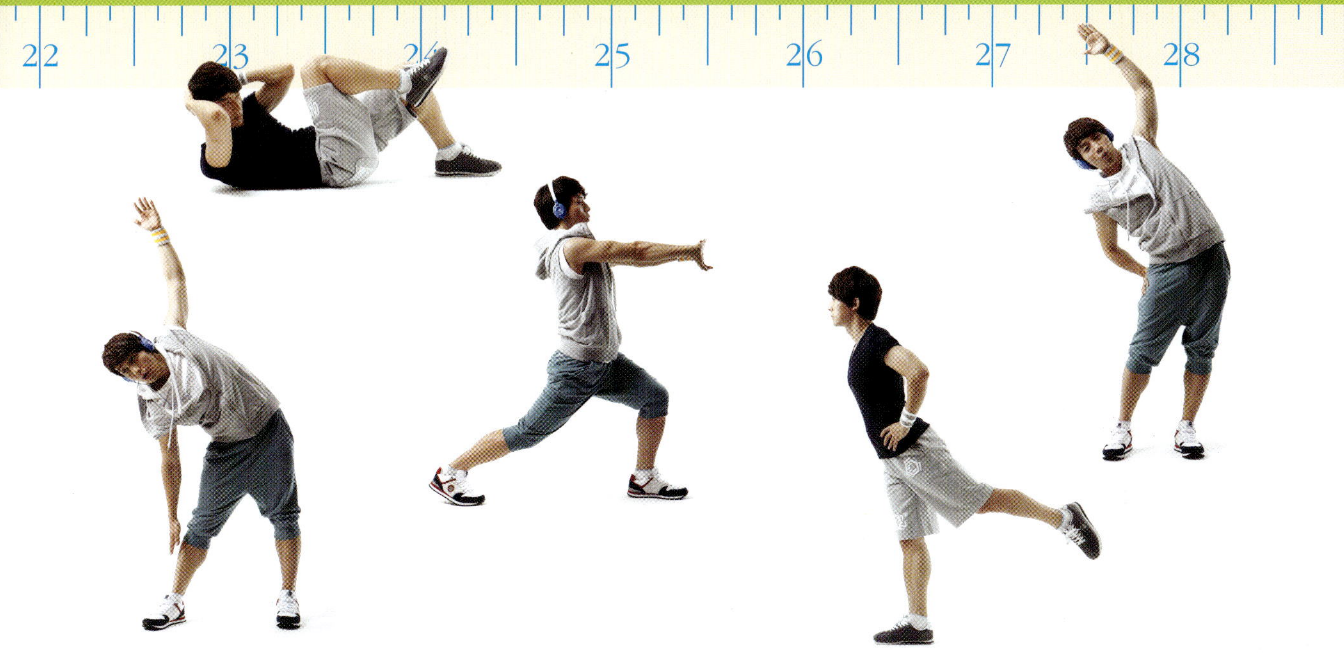

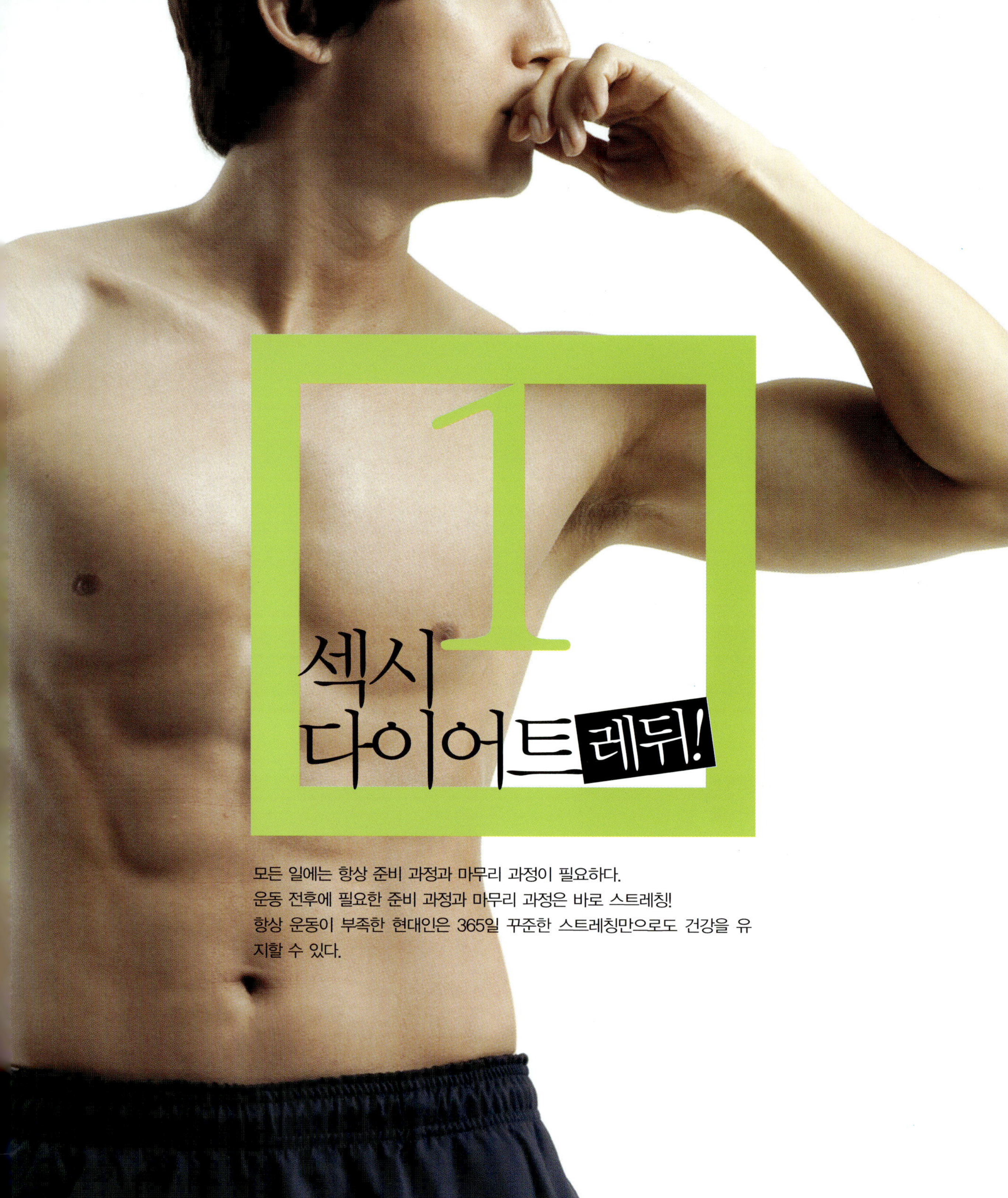

1
섹시
다이어트 레뷰!
모든 일에는 항상 준비 과정과 마무리 과정이 필요하다.
운동 전후에 필요한 준비 과정과 마무리 과정은 바로 스트레칭!
항상 운동이 부족한 현대인은 365일 꾸준한 스트레칭만으로도 건강을 유
지할 수 있다.

기본 스트레칭법 살펴보기

스트레칭은 말 그대로 근육을 늘려 주는 역할을 한다. 일상 생활에서 정신적으로 긴장하거나 같은 자세로 굳어 버린 근육의 피로물질을 해소하고 근육을 늘려 주어, 신진대사를 활성화할 뿐 아니라 혈액의 흐름을 촉진시켜 근육의 탄력도 유지한다.

특히 운동 전 스트레칭은 부상을 방지하는 효과가 있다. 운동 전 관절의 가동 범위를 넓혀 움직임을 원활하게 하기 때문에 근육에 가는 부담을 줄여 운동 시 부상을 방지할 수 있는 것이다. 또한 운동 후엔 운동으로 쌓인 피로물질을 해소하는 데 효과적이므로, 운동 전후에는 스트레칭을 빠뜨리지 말고 해 주는 것이 좋다.

1 앞으로 목 굽히기

1 허리를 펴고 바르게 선다.
2 양손을 깍지 낀 상태로 뒤통수에 댄 후, 지그시 누른다.
3 10~15초간 유지한다.

2 뒤로 목 굽히기

1 허리를 펴고 바르게 선다.
2 양손을 깍지 낀 상태로 턱에 댄 후, 위쪽으로 지그시 민다.
3 10~15초간 유지한다.

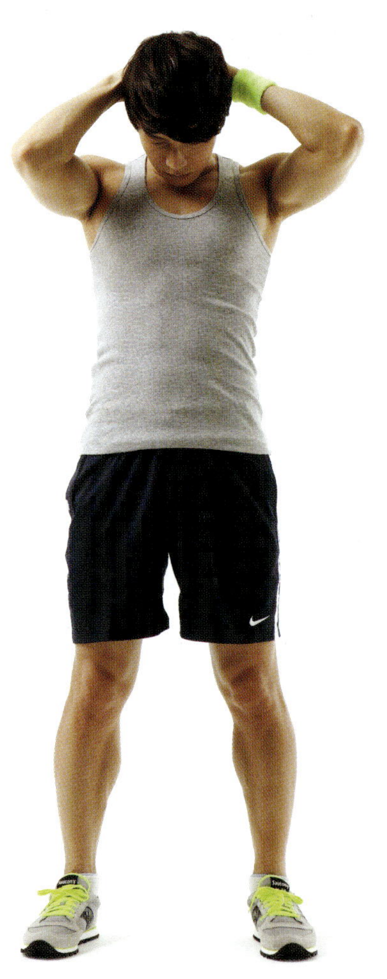

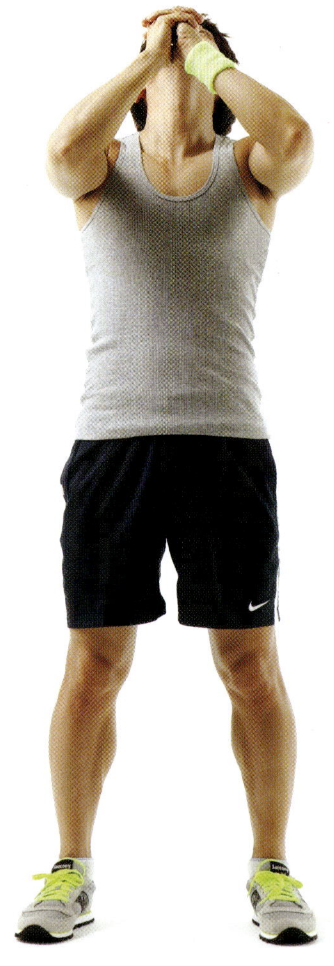

3

목 측면으로 밀기

1 허리를 펴고 바르게 선다.
2 오른손을 왼쪽 귀 위에 두고 머리를 오른쪽으로 당긴다.
3 10~15초간 유지한다.
4 반대쪽도 동일한 방법으로 수행한다.

1 발을 어깨 넓이로 벌리고 선 후, 오른팔을 앞으로 뻗는다.
2 오른팔을 왼쪽으로 접어 왼손으로 당긴다.
3 10~15초간 유지한다.
4 반대쪽도 동일한 방법으로 수행한다.

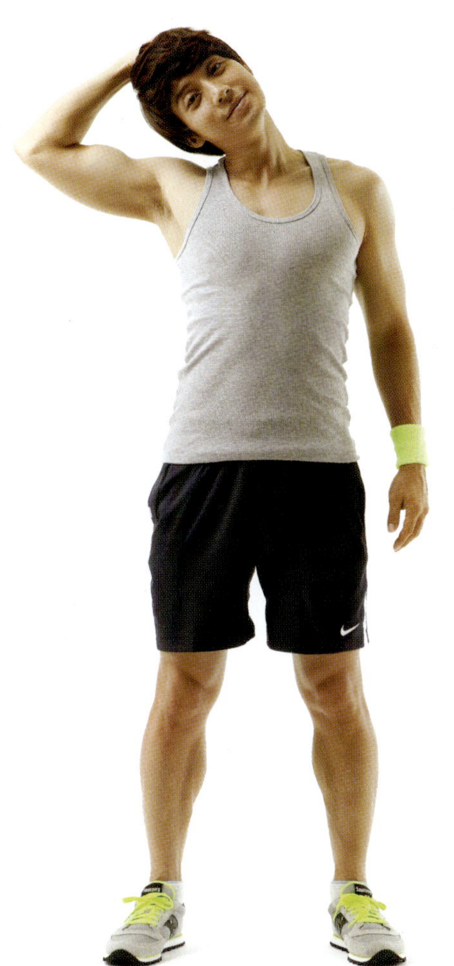

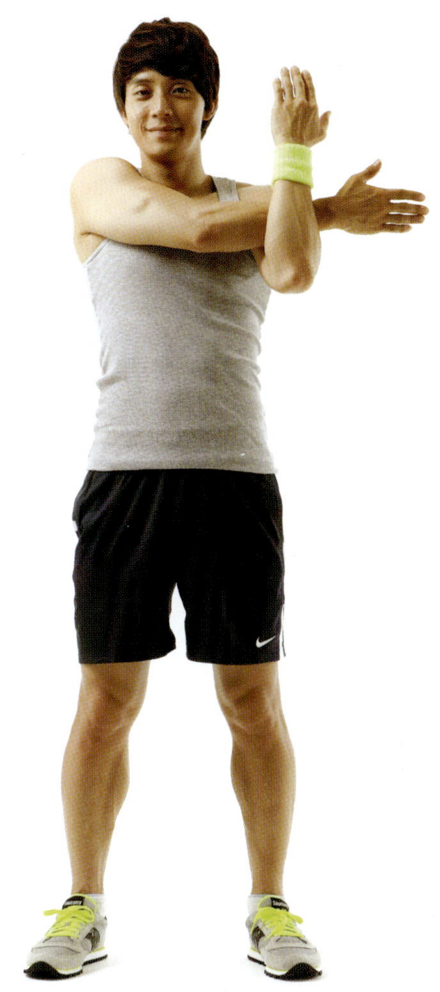

1 허리를 펴고 바르게 선다.
2 등 뒤로 깍지 낀 손을 뻗어 가슴을 스트레칭한다.
3 10~15초간 유지한다.

1 똑바로 서서 양손을 깍지 낀 상태로 가슴 앞으로 내민다.
2 손바닥이 정면을 향하도록 쭉 뻗는다.
3 10~15초간 유지한다.

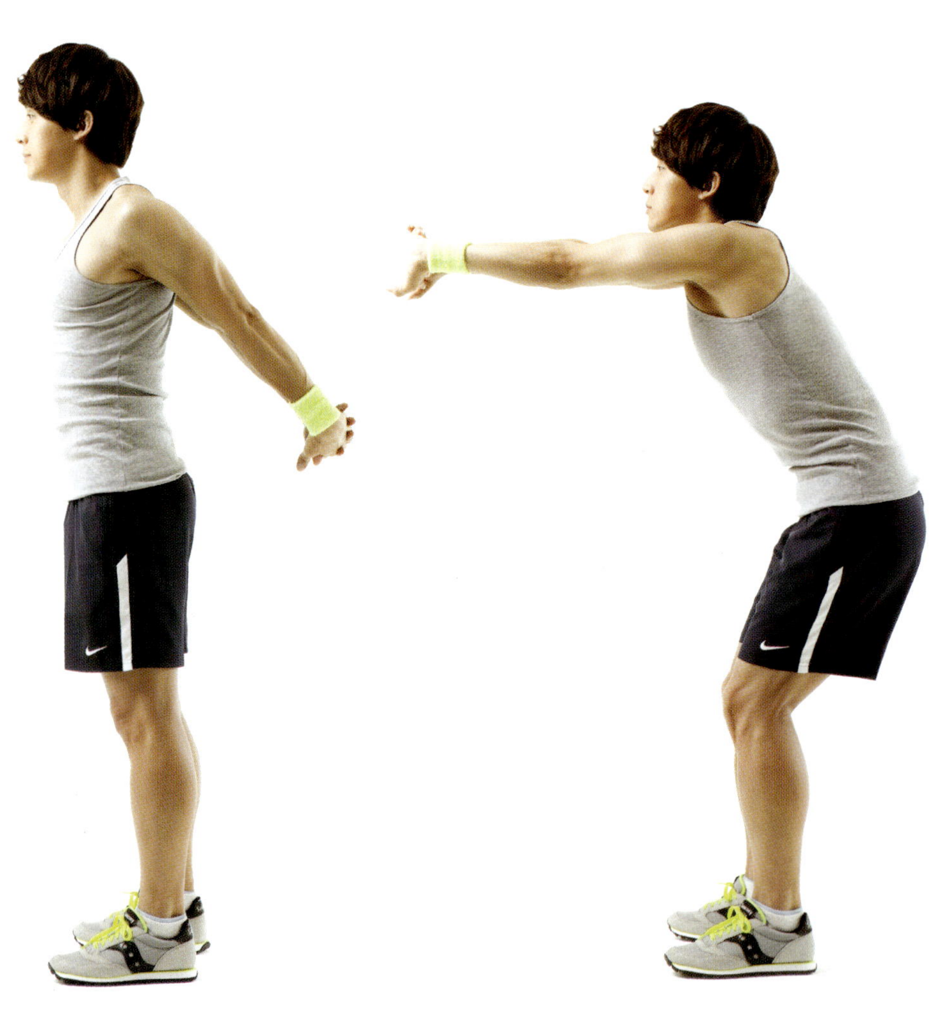

1 똑바로 서서 오른팔을 들어 머리의 오른쪽에
　붙인다.
2 오른쪽 팔꿈치를 굽힌 후 왼손으로 오른쪽 팔
　꿈치를 당겨 스트레칭한다.
3 10~15초간 유지한다.
4 반대쪽도 동일한 방법으로 수행한다.

1 똑바로 서서 양손을 깍지 낀 상태로 가슴 앞으
　로 내민다.
2 동시에 허리와 몸통을 오른쪽으로 회전한다.
3 10~15초간 유지한다.
4 반대쪽도 동일한 방법으로 수행한다.

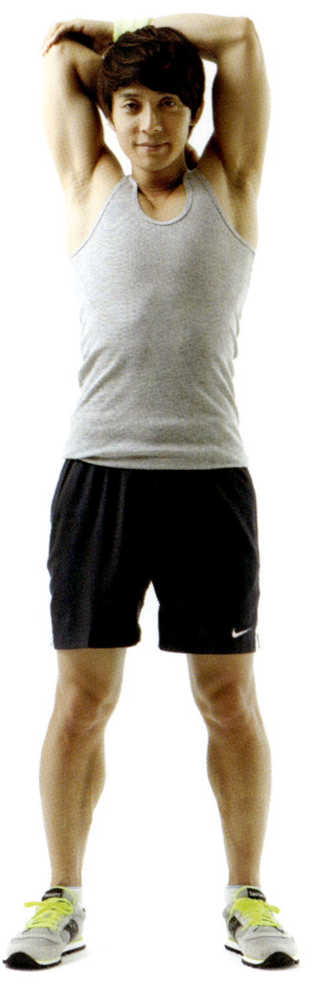

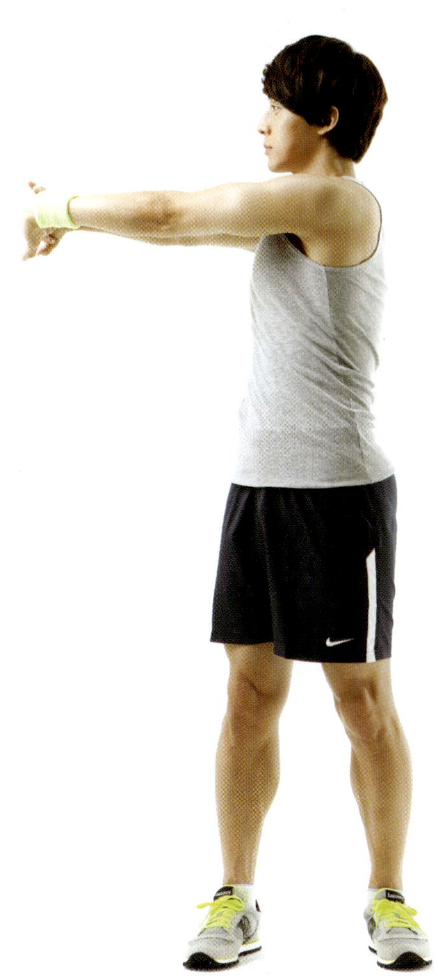

1 앞쪽

1 허리를 펴고 바르게 선다.
2 무릎 뒤쪽으로 발목을 끌어당겨 다리 앞쪽을 스트레칭한다.
3 10~15초간 유지한다.
4 반대쪽도 동일한 방법으로 수행한다.

2 뒤쪽

1 허리를 펴고 바르게 선다.
2 무릎을 편 채로 허리를 굽혀 다리 뒤쪽을 스트레칭한다.
3 10~15초간 유지한다.

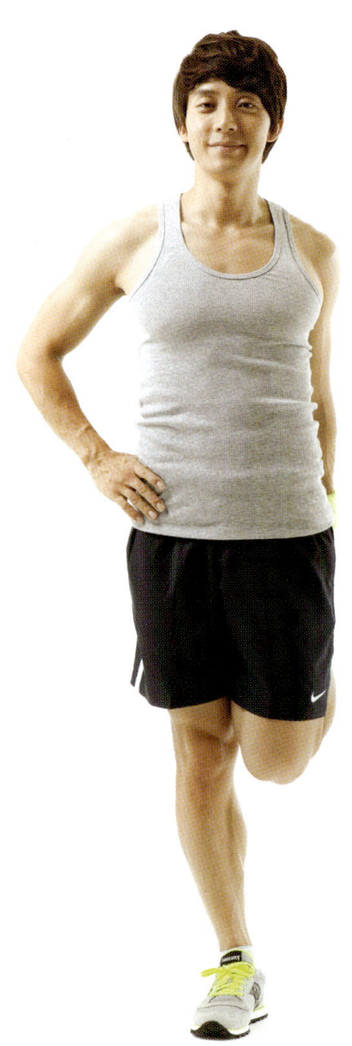

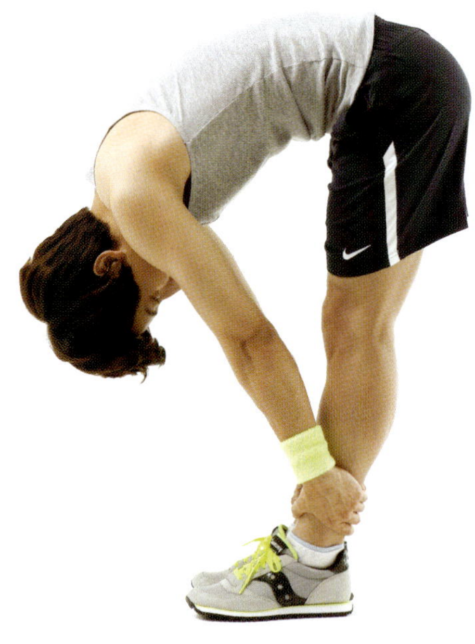

1 허리를 펴고 바르게 선다.
2 한쪽 발을 앞으로 뻗으며 무릎을 굽혀, 다리 뒤쪽과 엉덩이를 스트레칭한다.
3 10~15초간 유지한다.
4 반대쪽도 동일한 방법으로 수행한다.

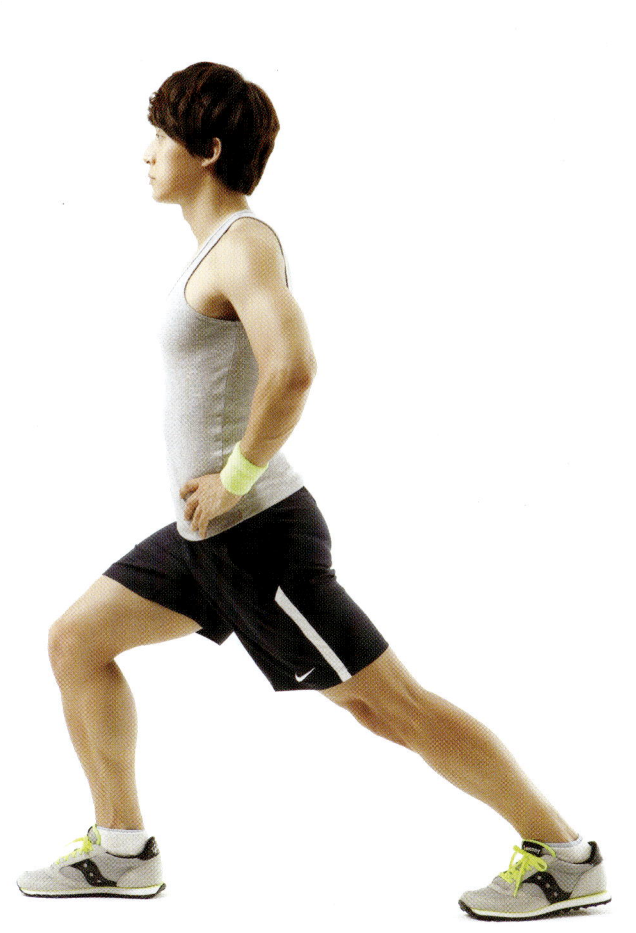

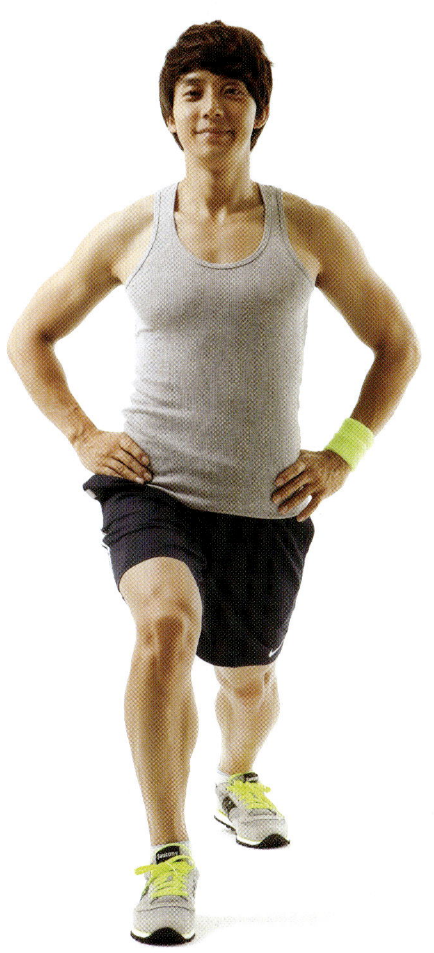

알고 하자! 유산소 운동과 무산소 운동

유산소 운동이란?

쉽게 풀이하면 '산소를 통한 운동'이다. 다이어트의 근본적 목적인 체지방 감소를 위해 신체의 산소 소비량을 높이는 운동으로, 일반적으로 20분 이상 운동을 지속해야 체지방을 에너지원으로 사용하여 소비한다. 유산소 운동의 장점은 칼로리 소비량이 많아 체중감량을 돕기 때문에 다이어트에 효과적이고, 심폐기능과 심혈관질환을 예방하여 건강도 지킬 수 있다는 점이다.

지방 소비량이 최대로 증가할 수 있는 유산소 운동의 강도는 자신의 최대 운동 강도의 65% 이상으로, 20분 후부터 지방연소가 시작된다. 그렇기 때문에 자신의 최대 운동 강도 65% 이상으로 최소 40분 이상 하는 것이 좋다.

초급자 유산소 운동법

처음 4주간은 1주일에 3~6일 정도 유산소 운동을 시행한다. 4주 후부터 기본 유산소 운동을 시행하면서 유산소 프로그램에 1~2회씩 인터벌 트레이닝을 함께 시행하면, 운동 강도가 높아져 체지방 연소에 더 효과적이다. 최대 심박수는 60~70%의 강도로 실시하고, 상대와 대화를 할 때 숨이 차는 듯한 느낌의 자각도로 시행하면 된다. 초급자의 경우 운동을 지루하다 생각할 수 있기 때문에 걷기, 수영, 댄스 등 심박수를 적당히 끌어올릴 수 있는 유산소 운동을 선택하는 것도 좋은 방법이다.

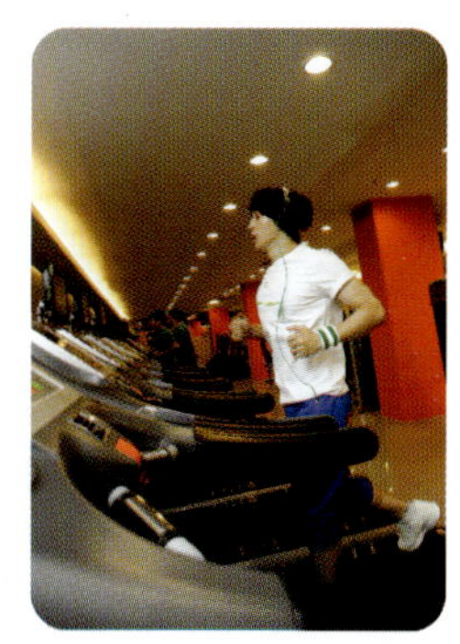

유산소 운동의 종류

❶ 걷기

누구나 쉽게 할 수 있는 운동으로, 다이어트뿐 아니라 기분전환과 스트레스 해소 등 운동을 몸에 적응시키는 데 효과적이다.

❷ 조깅

신진대사를 활발하게 하여 에너지를 빨리 소모할 수 있다.

❸ 수영

다른 유산소 운동에 비해 칼로리 소비량이 매우 높으며, 전신균형과 심폐지구력 발달에 매우 좋다.

❹ 줄넘기

성장판을 자극하고, 순발력과 전신지구력 증가에 아주 효과적이다.

❺ 인터벌 트레이닝(Interval Training)

인터벌 트레이닝은 요즘 시간이 없는 현대인들에게 효과적인 운동이다. 누구나 체력이 증진되면 쉽게 따라 할 수 있으면서 운동의 강도는 높일 수 있기 때문이다. 이 트레이닝은 짧은 시간 내에 많은 칼로리를 소모하고, 지구력을 향상하고 심폐기능을 강화하는 데 아주 효과적인 운동이다. 인터벌 트레이닝 과정은 고강도 운동 후 중간강도의 운동으로 회복하고 또 고강도로 운동하는 것을 반복하는 것으로, 예를 들면 [워밍업으로 걷기 운동 5분→조깅 4분→전력질주 1분]의 과정을 5번 반복하는 것이다.

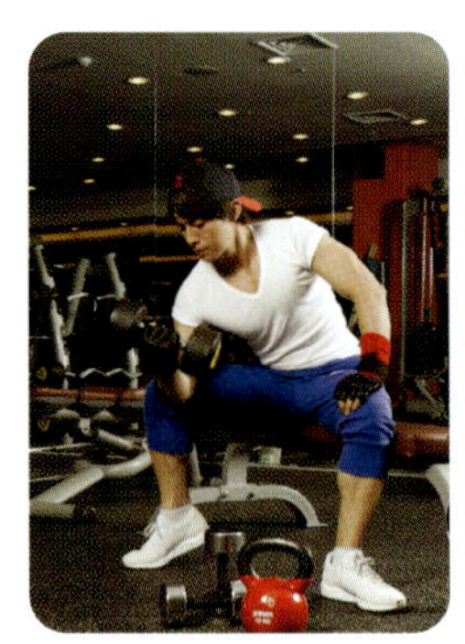

무산소 운동이란?

무산소 운동은 근력을 발달시켜 골다공증 및 근골계 질환을 예방하고 치료하는 역할을 한다. 또한 기초대사량을 증가시켜 더 많은 에너지 소모, 즉 칼로리 소모를 높이기 때문에 다이어트를 할 경우 중요한 역할을 한다. 또한 혈액순환을 촉진시킬 뿐 아니라 살이 쉽게 찌지 않는 체질로 바꿔 준다. 우리가 흔히 말하는 '저질 체력'은 기초대사량이 낮아 일상생활에서 남들보다 빨리 피로감을 느끼는 것을 뜻하는데, 체력을 높여 건강한 체질로 만들기 위해서는 웨이트 트레이닝을 통해 근육량과 근력을 증가시켜 주는 무산소 운동이 필수적이다.

초급자 무산소 운동법

처음 2주간은 1주일에 3~6일 정도 무산소 운동을 시행한다. 3주째부터 응용·복합동작인 홈 트레이닝 어드밴스트 과정을 시행하면 운동 강도가 올라가 훨씬 효과적이다. 초급자는 특히 동작과 호흡법에 유의해야 하며, 각 운동마다 효과를 보려는 근육 부위의 느낌을 정확히 느끼면서 해야 운동다운 운동이 된다.

가장 기본적인 호흡법은 근육 수축 시, 즉 힘을 줄 때 숨을 내쉬고(날숨) 근육 이완 시, 즉 힘을 뺄 때 숨을 들이쉬는 것(들숨)으로, 동작과 함께 자연스럽게 몸에 배게 하는 것이 좋다. 우리 몸은 힘을 쓸 때, 근육이 수축할 때 많은 혈류량이 필요하기 때문에 날숨을 쉬어 혈류량을 조절하는 것이다.

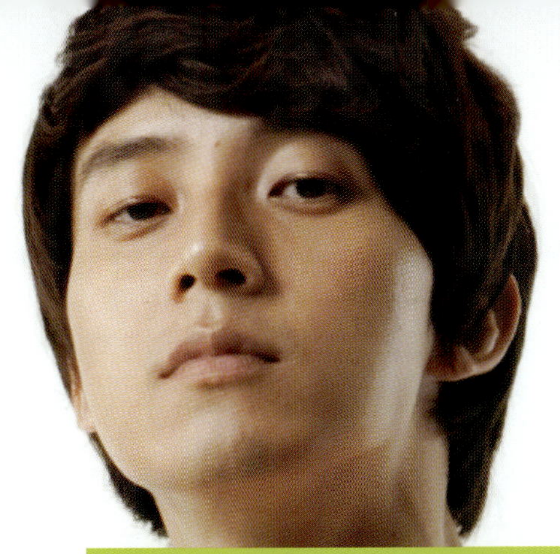

2

허경환의 서킷 트레이닝 7

허경환의 서킷 트레이닝(Circuit Training) 7은 일곱 가지의 동작을 개수 상관없이, 쉬지 않고 한 동작에 1분씩 지속적으로 시행하는 7분 운동으로, 3번 이상 반복하면 다이어트에 더 큰 효과를 볼 수 있다. 총 7분 동안 시행하는 근력 운동을 통해 유산소 대사를 일으켜 슬림하고 탄력 있는 바디라인을 만들 수 있다.

1 팔 벌려 뛰기

양팔과 양다리를 옆으로 벌리면서 제자리에서 뛴다.

tip. 양다리는 어깨 넓이로 적당히 벌린다.

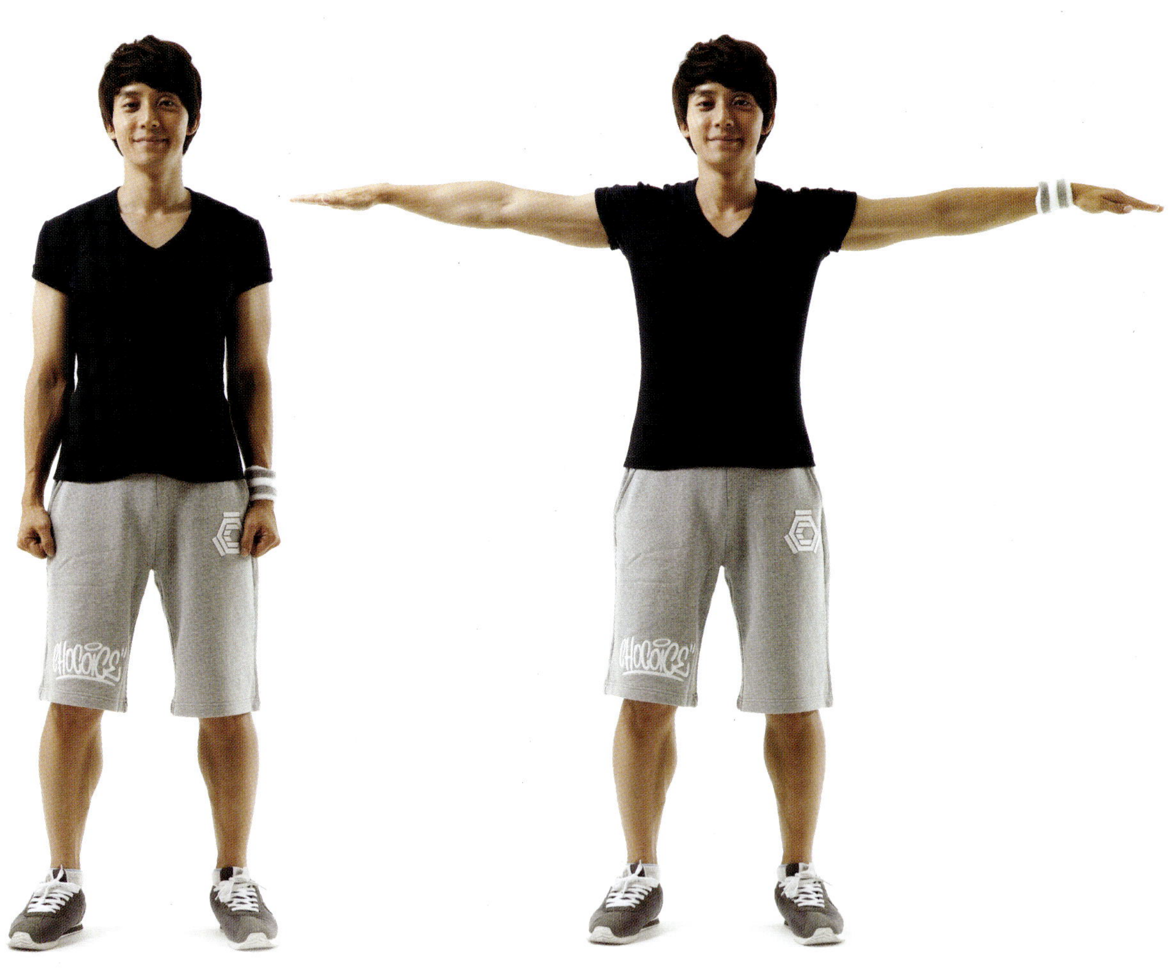

2 다시 원자세로 돌아와 양팔을 펴 머리 위로
맞대며 뛴다. 양다리 또한 어깨 넓이로
적당히 벌리면서 뛴다.

tip. 양팔이 굽지 않도록 쭉 펴서 귀에 닿을
때까지 올려야 한다.

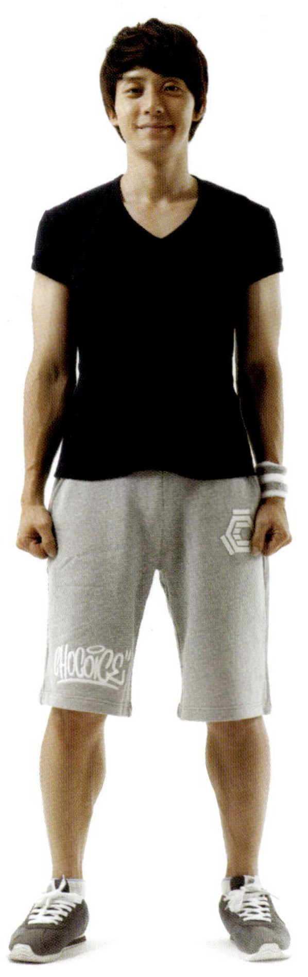

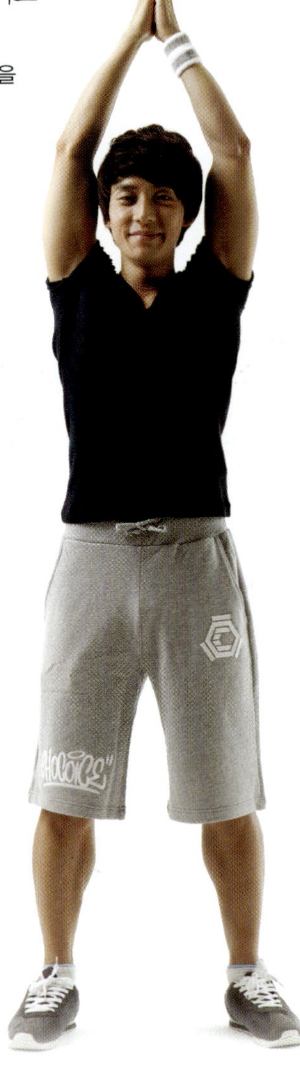

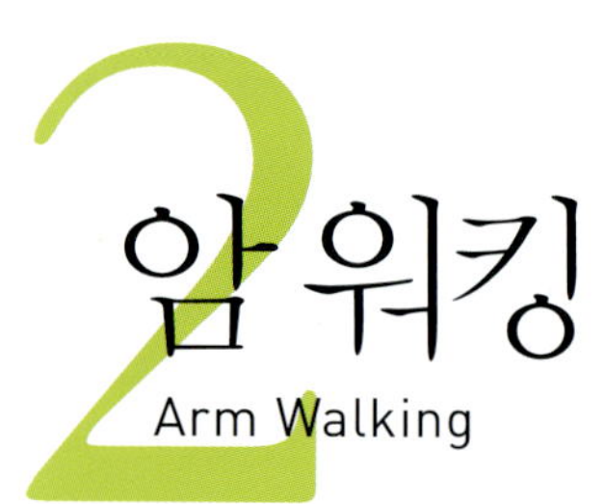

2 암 워킹
Arm Walking

운동 부위
전신

횟수
상관없이 하루 1분

호흡
자유롭게, 동작에 맞춰 편안하게 한다

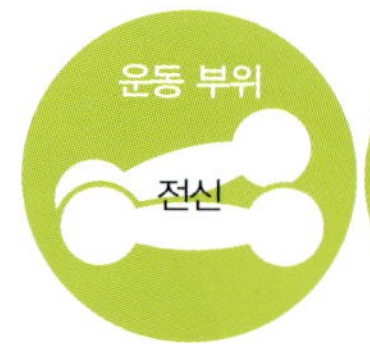

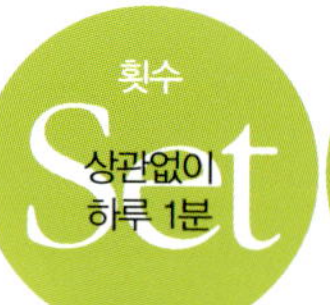

1 양쪽 다리를 벌리고 양손은 바닥을 짚는다.

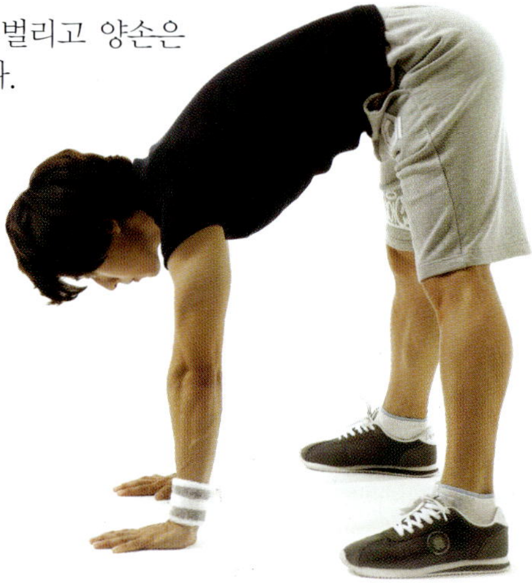

2 어깨와 엉덩이가 수평이 될 때까지 손바닥으로 전진한다.

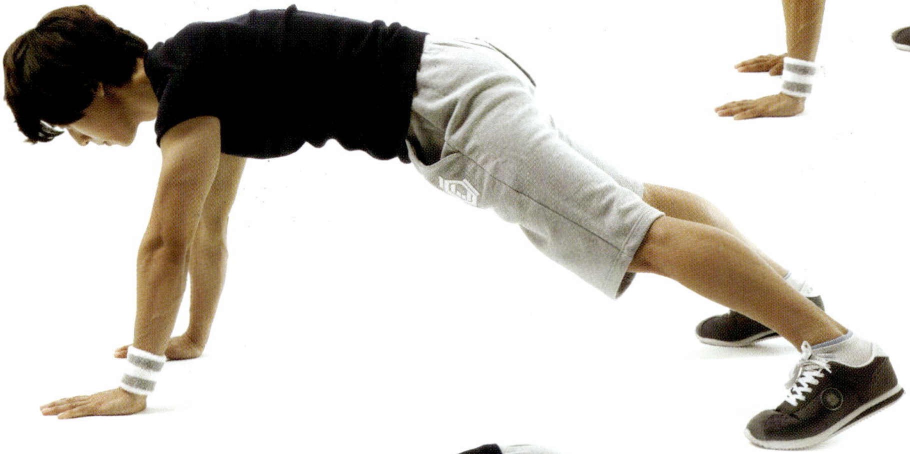

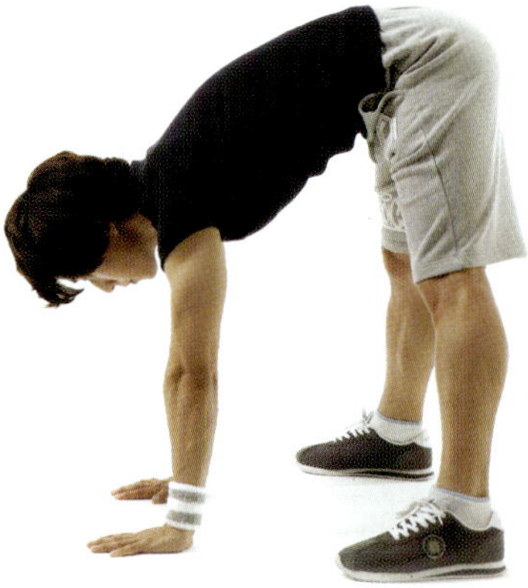

3 다시 처음 자세로 돌아온다.

3 푸시 업

Push Up

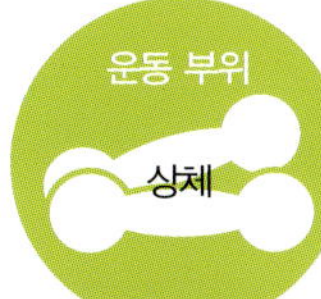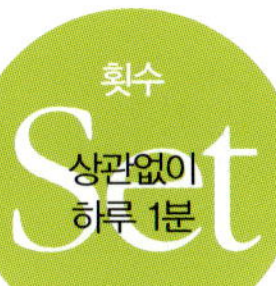

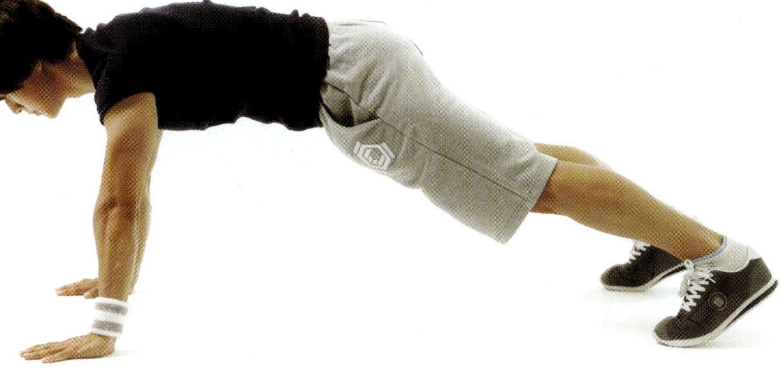

1 양손을 어깨 너비보다 약간 넓게 벌리고 엎드린다.

2 팔꿈치를 굽혀 바닥에 닿기 전까지 몸을 내린다.

tip. 가슴을 바닥 쪽으로 내미는 느낌으로 내린다.

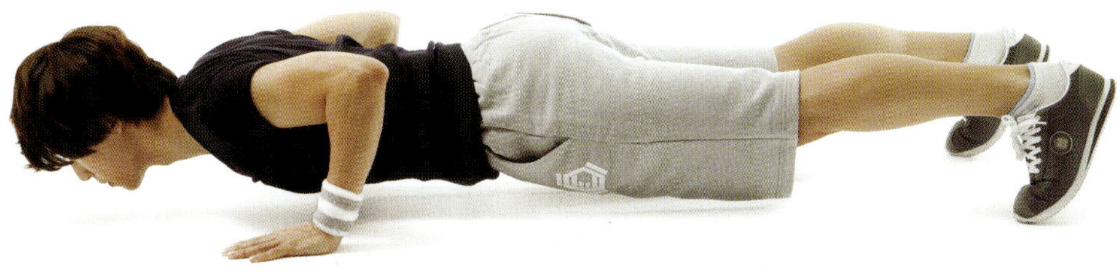

3 가슴에 힘을 주면서 팔을 펴면서 올라온다.

tip. 가슴을 모아 주는 느낌을 유지한다.

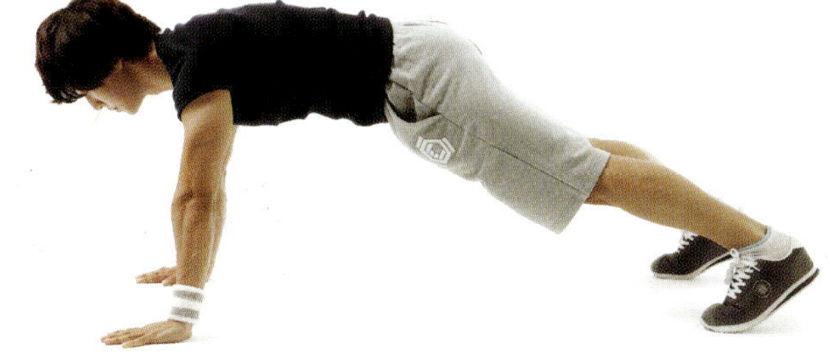

주의 엉덩이가 과도하게 위로 들리지 않도록 어깨와 엉덩이가 수평이 되게 한다.

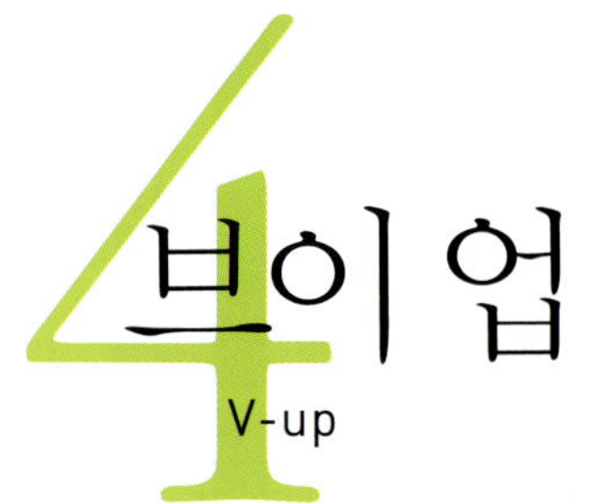

4 브이 업
V-up

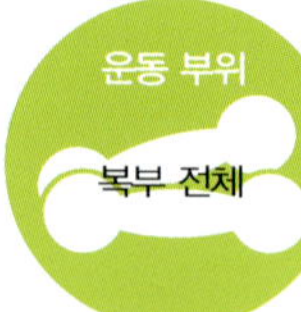
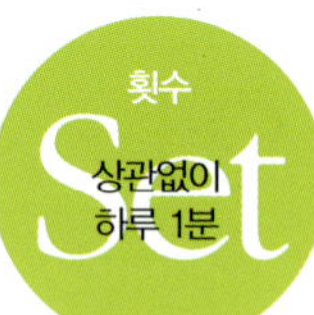
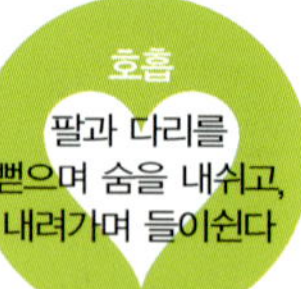

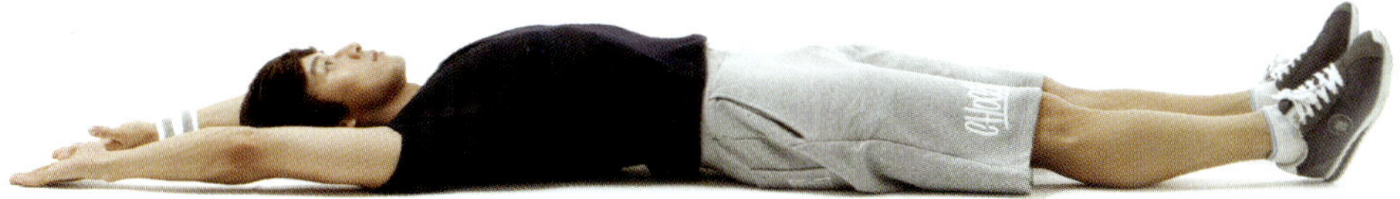

1 바른 자세로 누워 양손은 머리 위로 올린다.

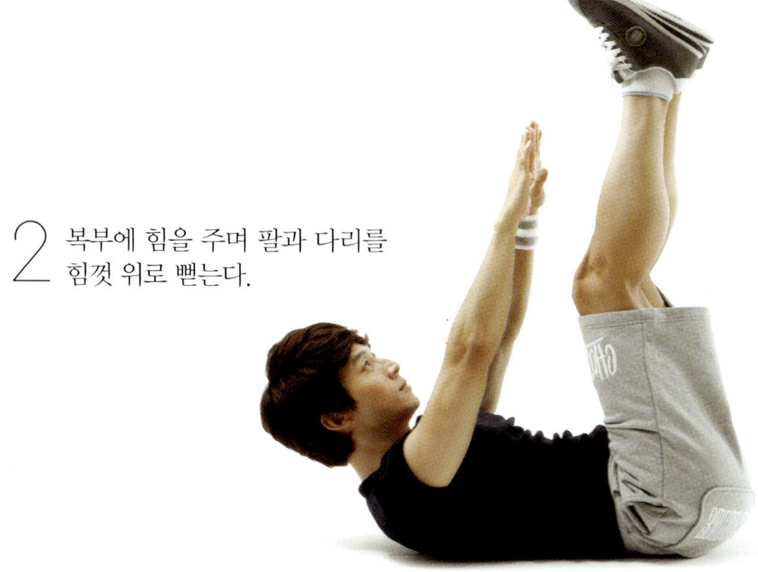

2 복부에 힘을 주며 팔과 다리를 힘껏 위로 뻗는다.

3 천천히 처음 자세로 돌아온다.

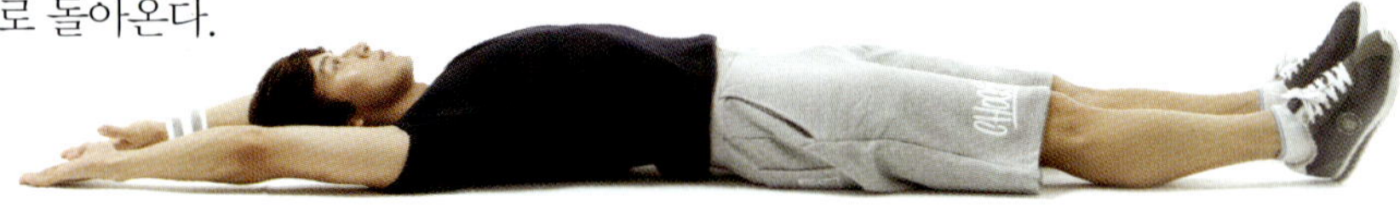

 반동을 이용해 동작을 시행하지 말고, 상복부와 하복부에 자극을 느끼며 천천히 시행한다.

5 바이시클 크런치
Bicycle Crunch

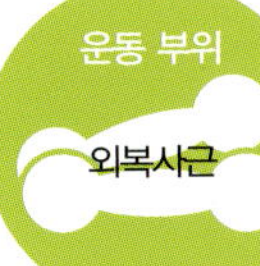

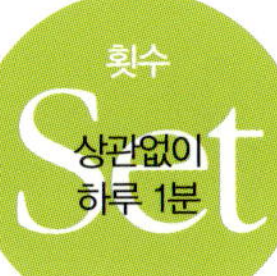

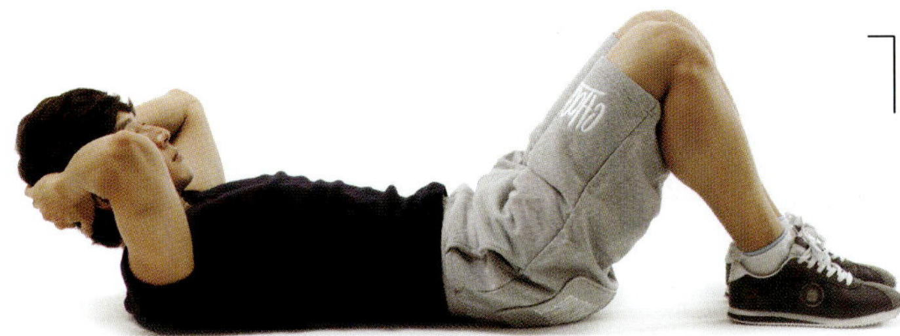

1 양손을 깍지 껴 목을 받친 후, 양 다리는 굽힌 채 눕는다.

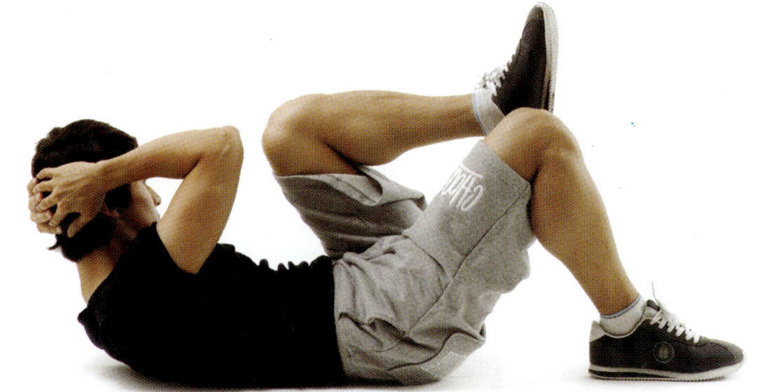

2 오른쪽 팔꿈치와 왼쪽 무릎을 교차시키며 맞댄다.

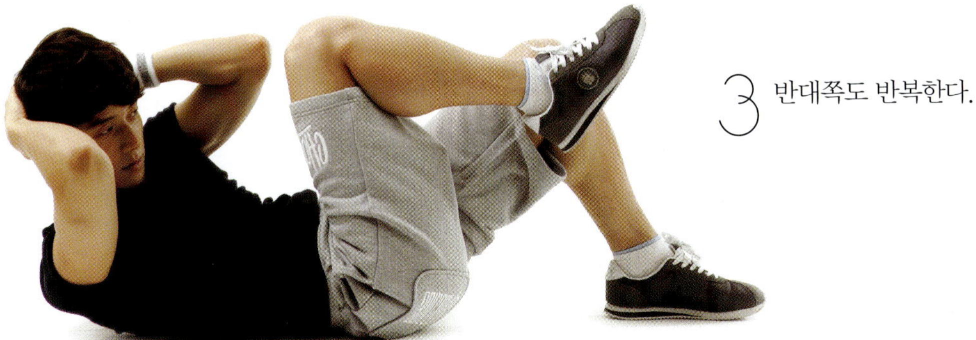

3 반대쪽도 반복한다.

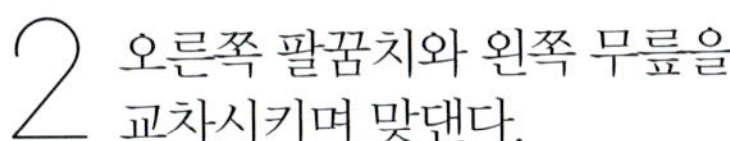

주의 허리는 지면에 붙이고 옆구리에 힘을 주면서 비틀어 준다.

6 슈퍼맨
Superman

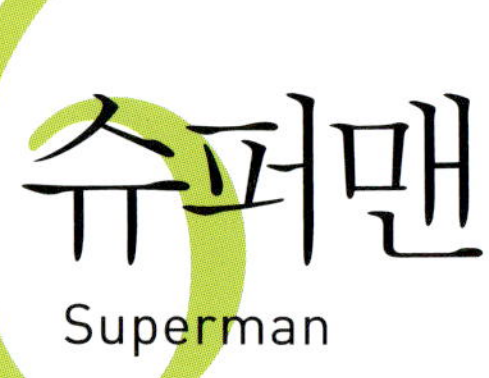
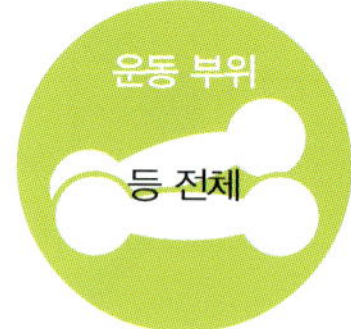

1 바른 자세로 양팔과 양다리를 펴
고 엎드려 눕는다.

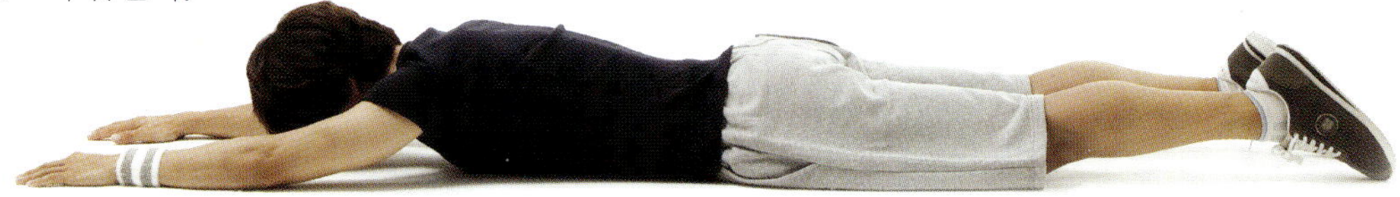

2 가슴에 힘을 주고 팔을 펴면서 올라온다.
tip. 개인의 차이에 따라 들어올릴 수 있는 만큼
최대로 들어 올리는 것이 포인트이다.

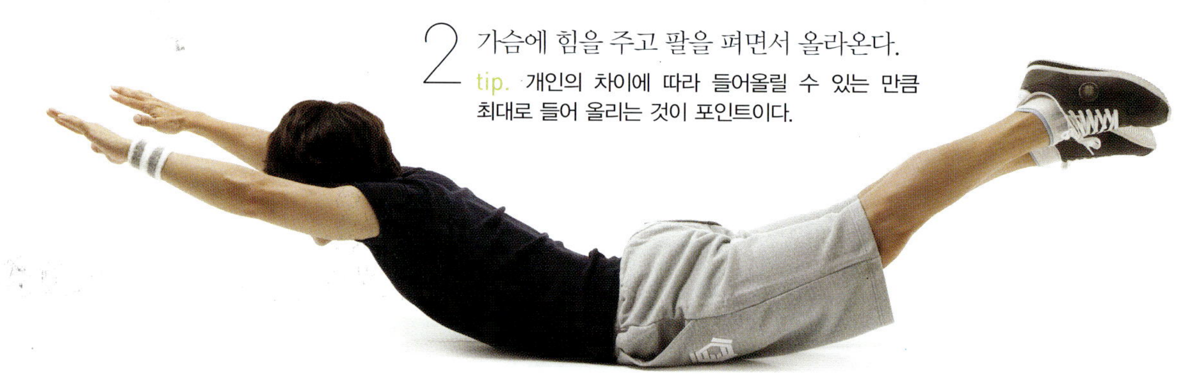

3 천천히 처음 자세로 내려온다.

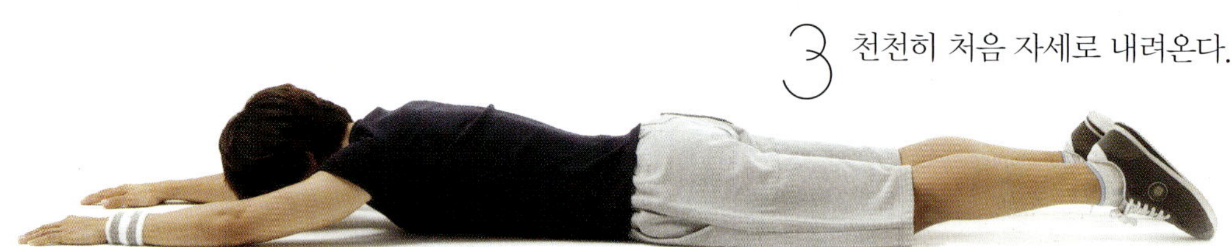

주의 1분 동안 양팔과 양발을 지면에 닿지 않게 동작을 연달아 시행한다.

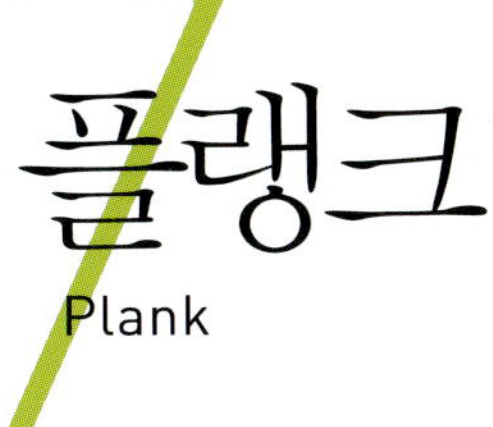 7 플랭크
Plank

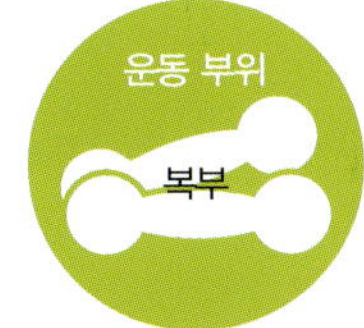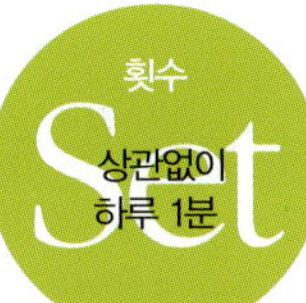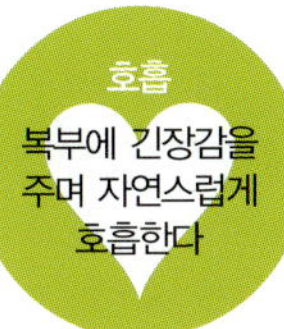

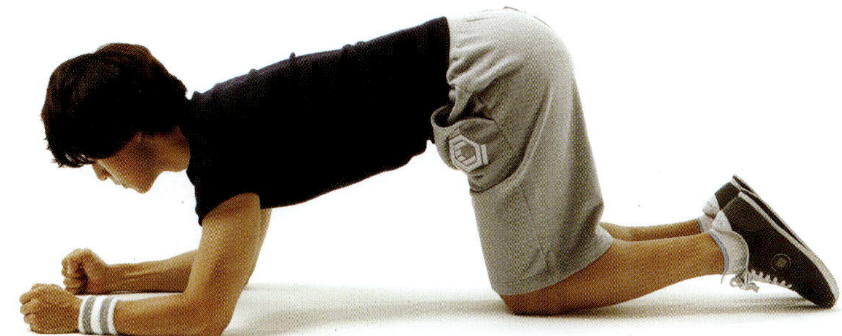

1 어깨 넓이로 팔꿈치를 벌려
바닥에 대고 엎드린다.

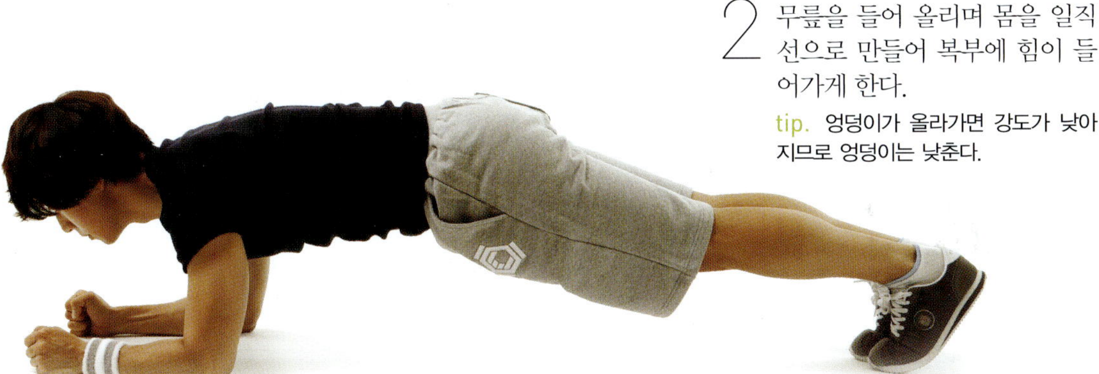

2 무릎을 들어 올리며 몸을 일직
선으로 만들어 복부에 힘이 들
어가게 한다.

tip. 엉덩이가 올라가면 강도가 낮아
지므로 엉덩이는 낮춘다.

3 다시 처음 자세로 돌아온다.

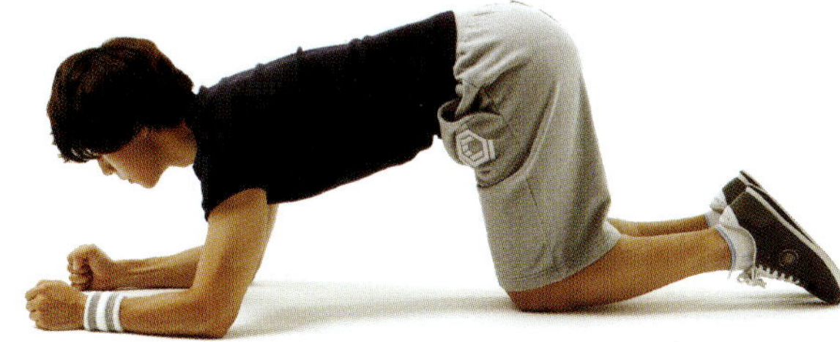

 엉덩이가 과도하게 올라오지 않도록 등과 수평을 이루게 하고 복부에 힘을 준다.

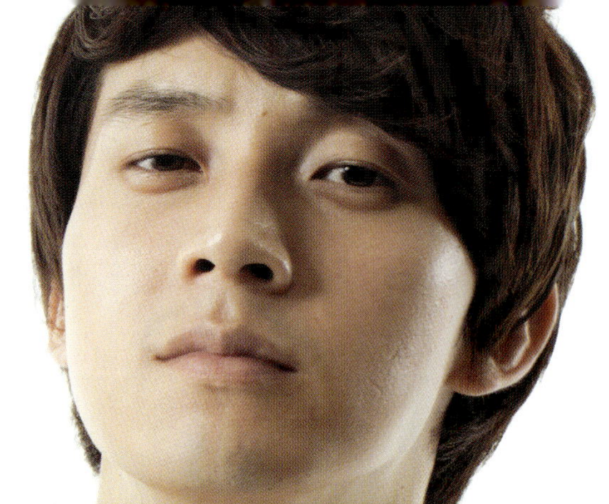

3

허경환의
홈 트레이닝 베이직

지루하고 하기 싫은 근력 운동과 어려운 동작을 버리고 효과가 좋은 운동
만을 선별하여 부분별 동작을 구성, 홈 트레이닝 베이직(Home Training
Basic)을 만들었다. 이 과정은 초보자에게 적당한 열세 가지 기본 동작을
통해 특별한 장소와 도구 없이도 쉽게 할 수 있는 운동으로 구성되어 있다.

1 푸시 업
Push Up

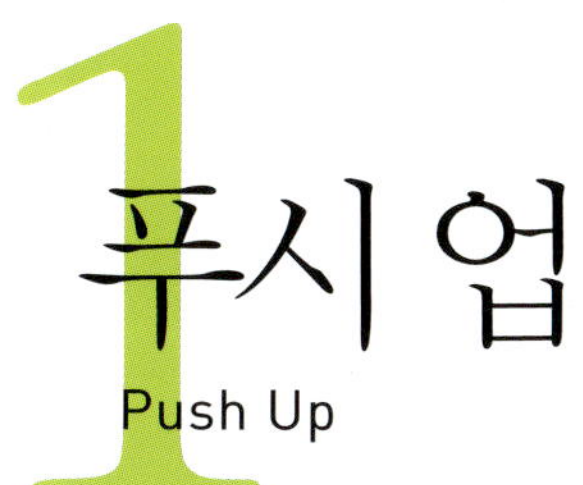

1 양손을 어깨 너비보다 약간 넓게
벌리고 엎드린다.

2 팔꿈치를 굽혀 바닥에 닿기 전까지 몸을 내린다.
tip. 가슴을 바닥 쪽으로 내미는 느낌으로 내린다.

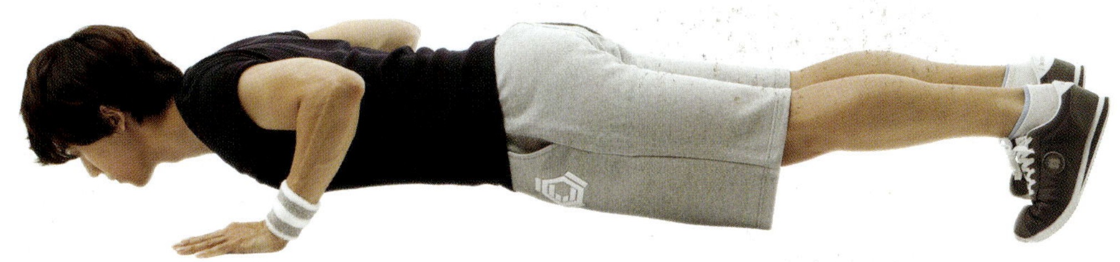

3 가슴에 힘을 주면서 팔을 펴면서 올라온다.
tip. 가슴을 모아 주는 느낌을 유지한다.

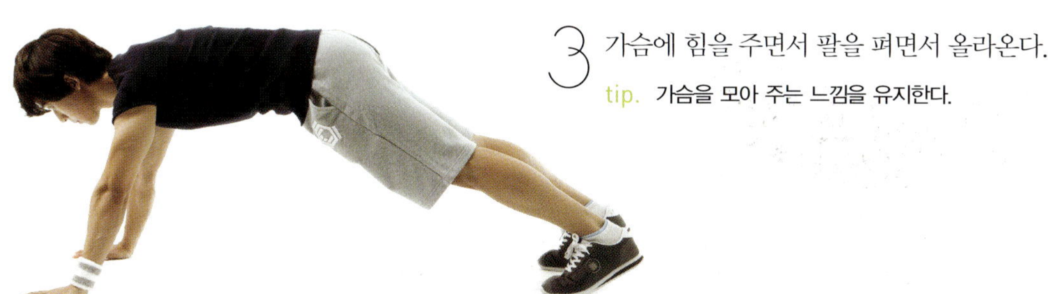

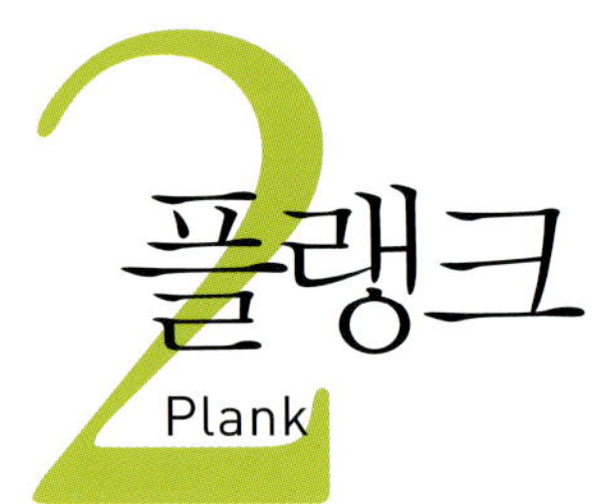

2 플랭크
Plank

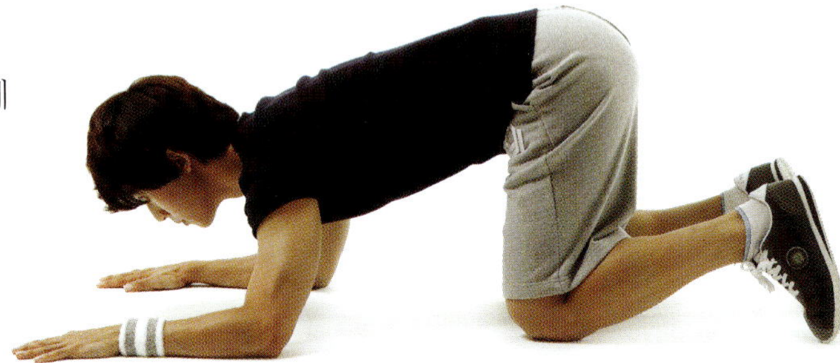

1 어깨 넓이로 팔꿈치를 벌려 바닥에 대고 엎드린다.

2 무릎을 들어 올리며 몸을 일직선으로 만들어 복부에 힘이 들어가게 한다.

tip. 엉덩이가 올라가면 강도가 낮아지므로 엉덩이는 낮춘다.

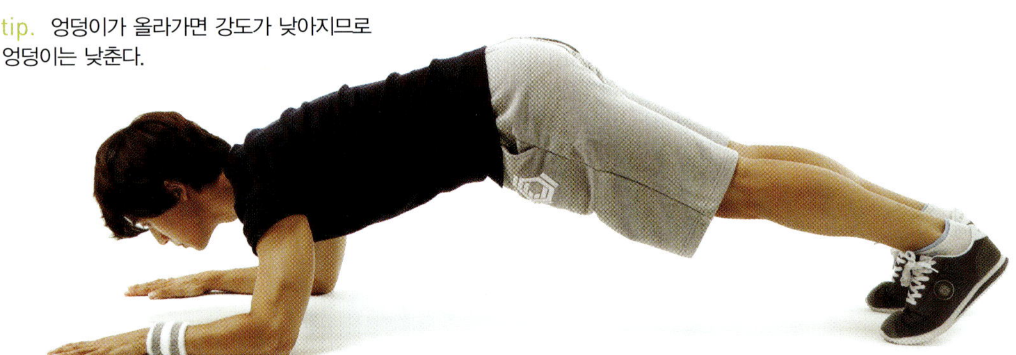

3 다시 처음 자세로 돌아온다.

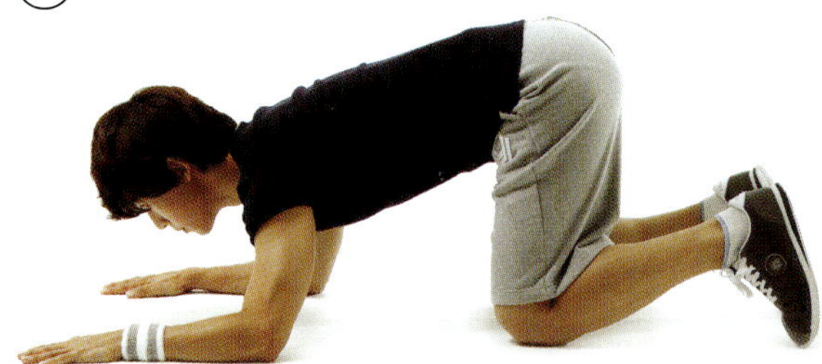

3 리버스 런지
Reverse Lunge

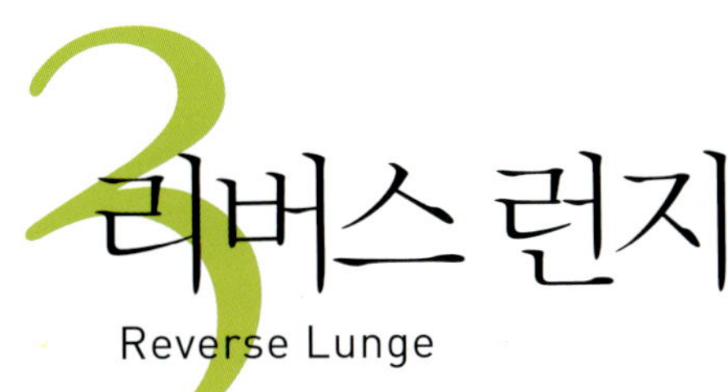

1 정면을 보고 양발을 모아 바르게 선다.

3 하체의 힘으로 무릎을 펴서 원 위치로 돌아온다.

2 오른발을 앞으로 내밀어 왼쪽 무릎이 지면을 향하도록 한다.

tip. 상체를 곧게 세워 유지한다.

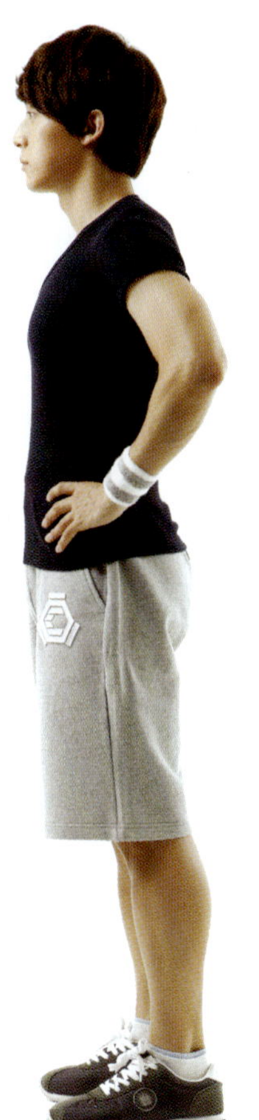

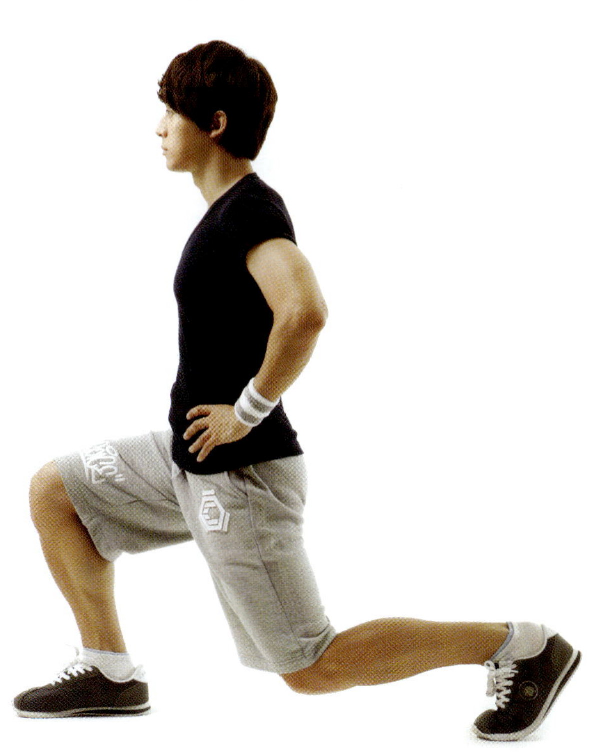

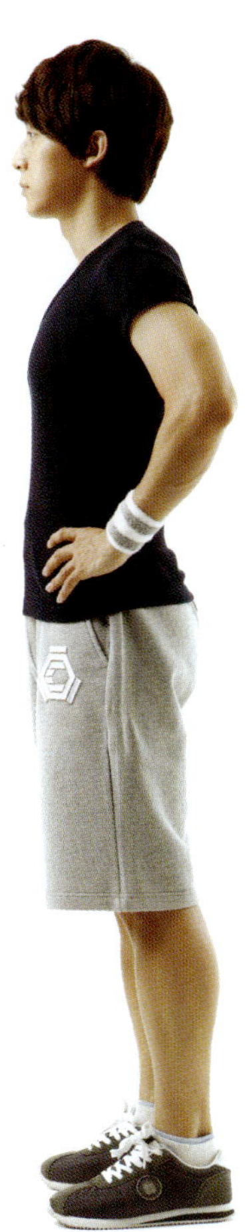

4 반대쪽과 번갈아가며 시행한다.

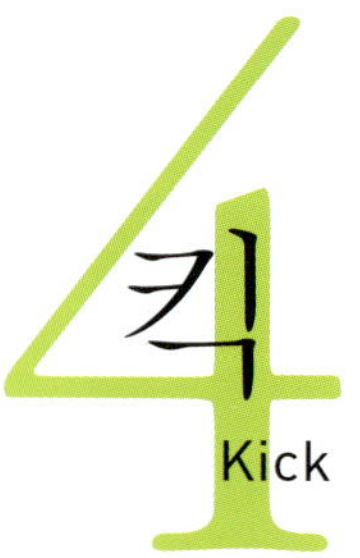

4 킥 Kick

운동 부위
처진 힙라인을 올리는 데 효과적이다

횟수
1세트당 20~30회 시행, 3~4세트 반복

호흡
처음 자세에서 숨을 들이쉬고, 킥하면서 내쉰다

1 양손을 앞으로 나란히 한다.

2 엉덩이에 힘을 주며 한 쪽 발을 뒤로 뻗는다.

3 다시 원위치로 돌아온다.

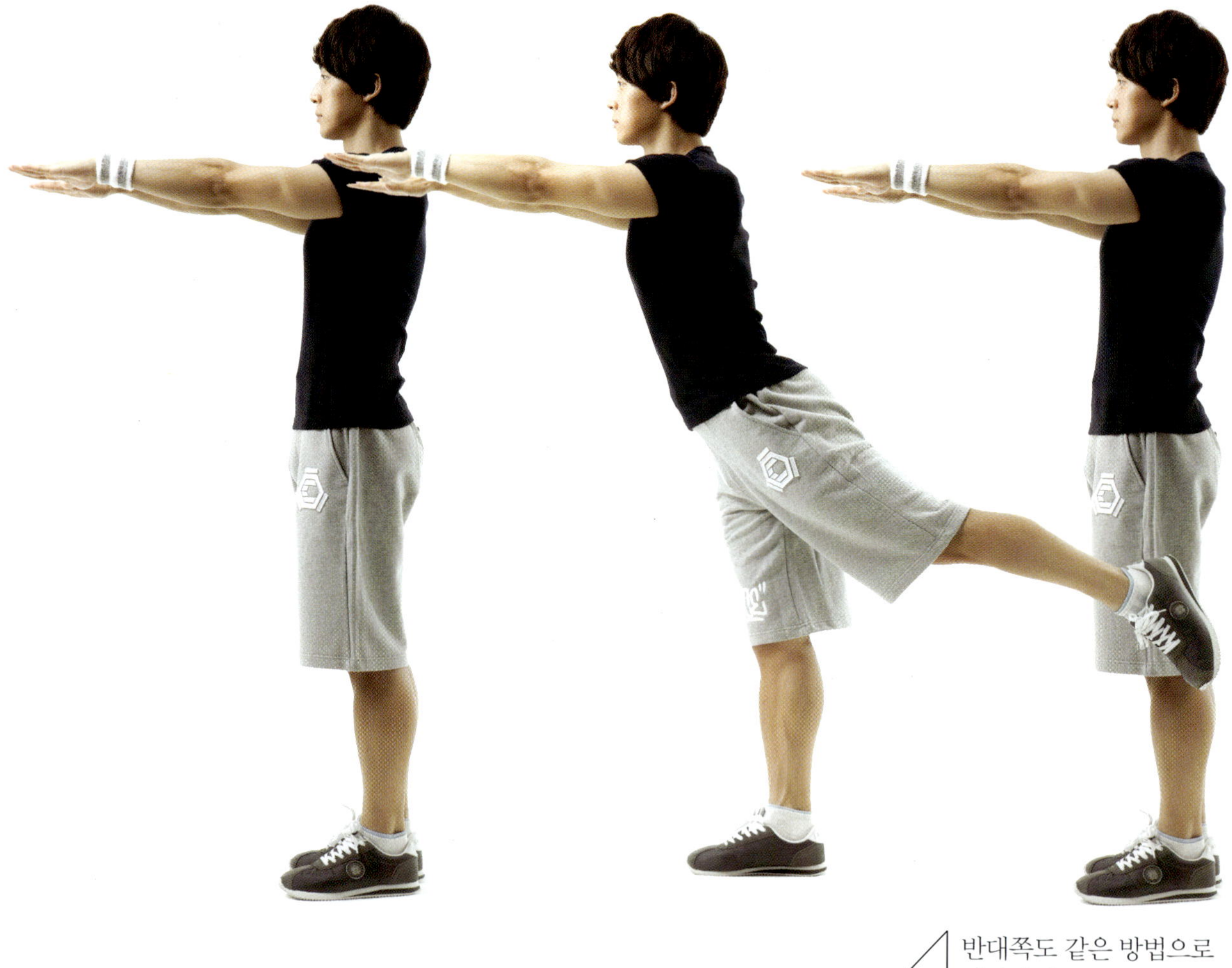

4 반대쪽도 같은 방법으로 반복한다.

5 프런트 레이즈
Front Raise

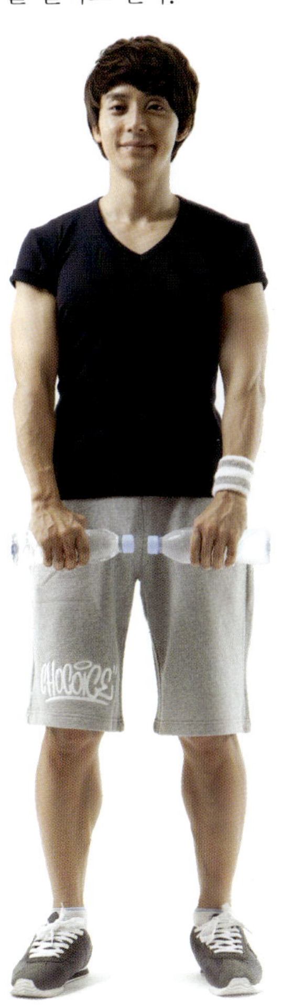

1 손등이 정면을 향하도록 물통을 들고 어깨 너비로 양발을 벌리고 선다.

2 물통을 어깨 높이까지 들어 올린다.

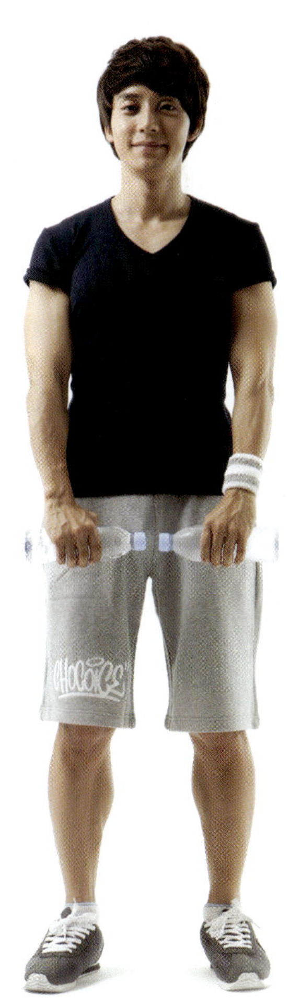

3 어깨에 자극을 느끼며 허벅지 앞쪽으로 물통을 내린다.

6 래터럴 사이드 셔플

Lateral Side Shuffle

1 양손을 깍지 낀 채로 머리 뒤에 댄다.

2 오른쪽 무릎을 90°가 되도록 뒤로 굽힌다.

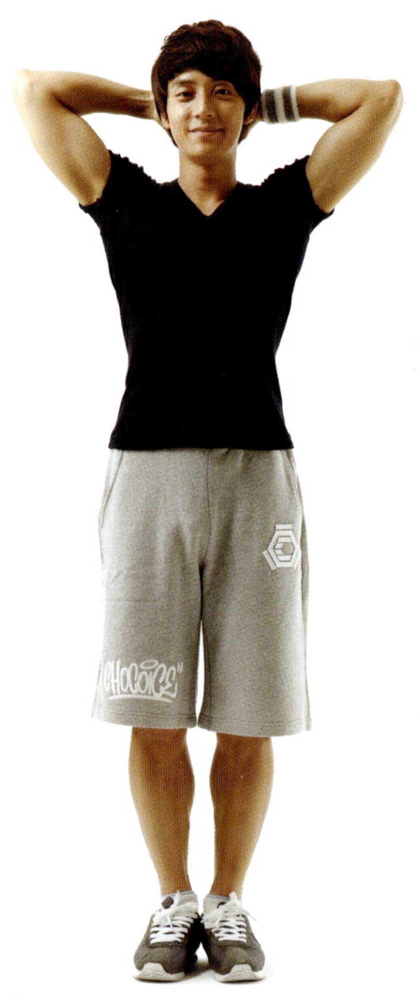

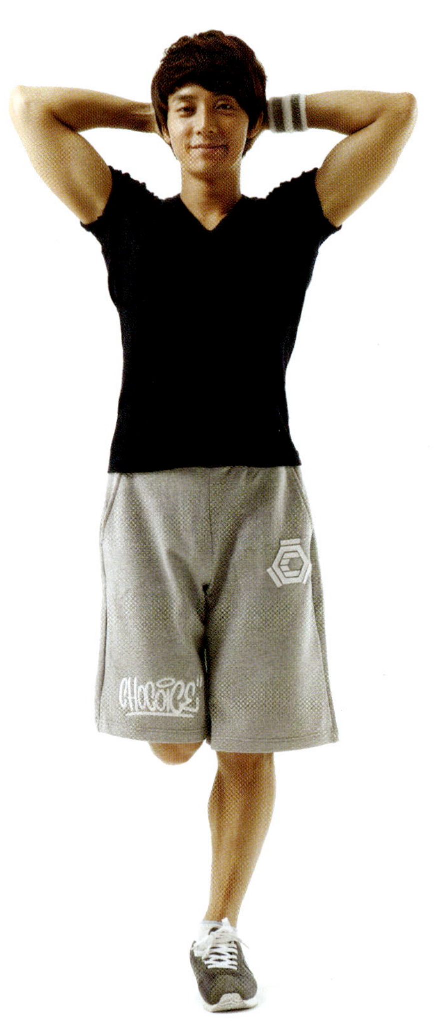

3 골반을 축으로 하여 다리를 오른쪽으로 45°
가량 벌렸다가 원위치로 돌아온다.

4 반대쪽도 같은 방법으로 반복한다.

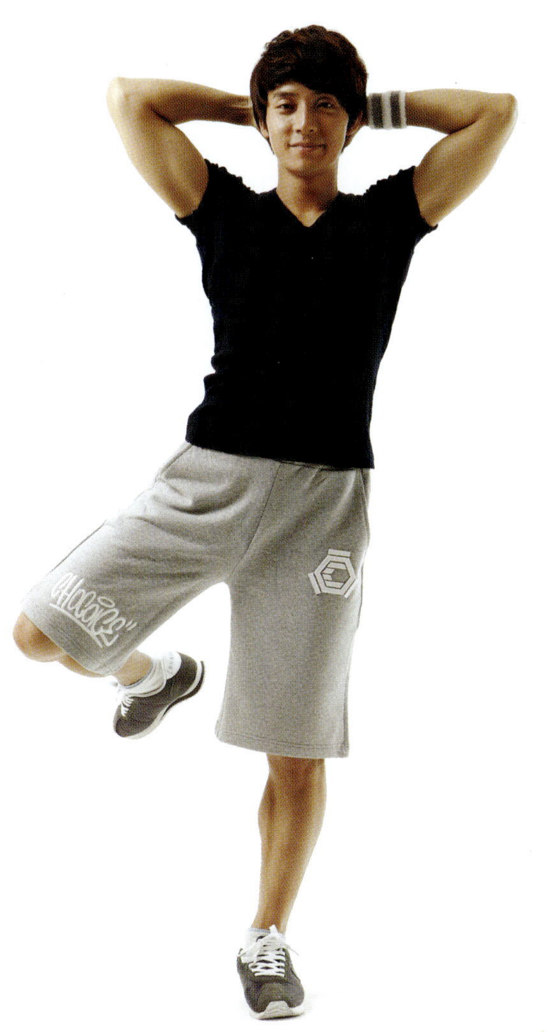

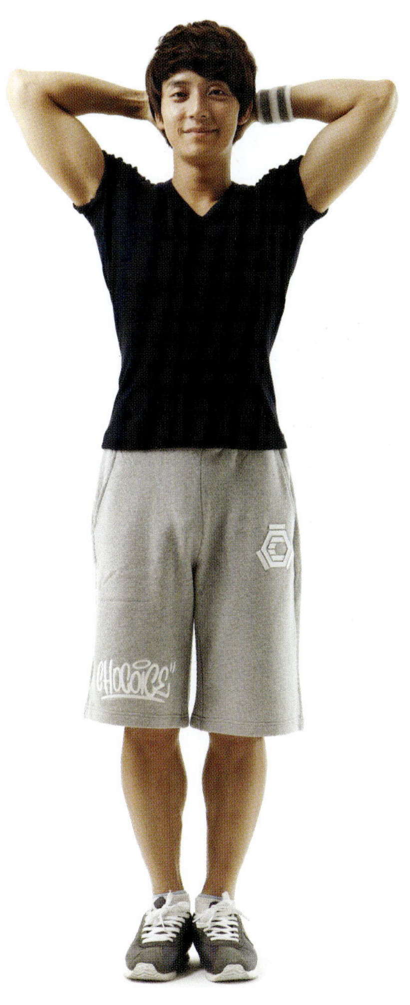

7 스쿼트
Squat

1 양팔을 겹쳐 안으로 접고 양발을 어깨 넓이로 벌리고 선다.

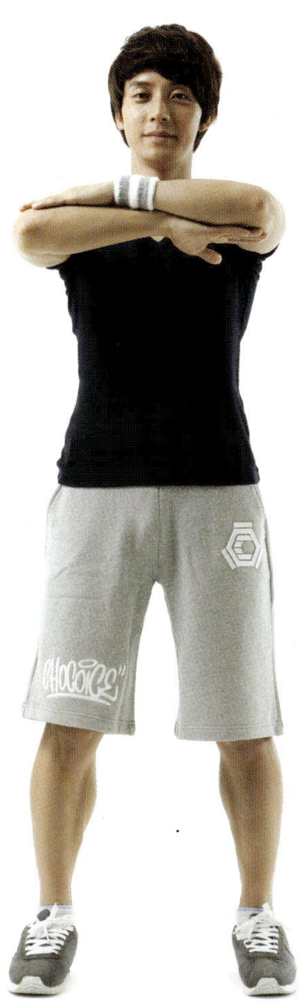

2 엉덩이가 발뒤꿈치에 닿는다는 느낌으로 내려온다.

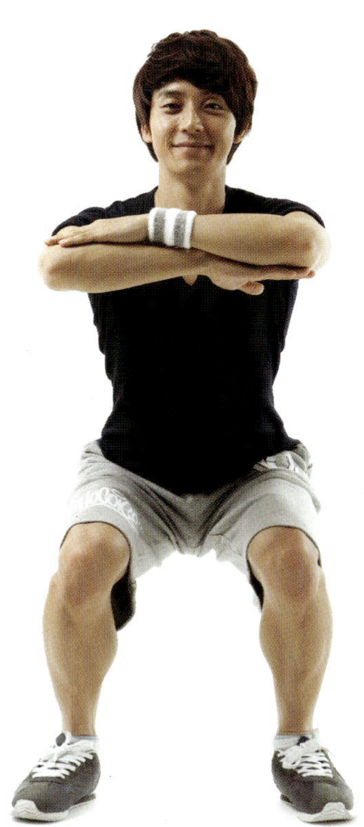

3 발뒤꿈치로 민다는 느낌으로 허벅지에 힘을 주면서 일어선다.

tip. 무릎이 과도하게 앞으로 나오지 않게 주의한다(엄지 발가락 방향으로 무릎이 과도하게 나오지 않도록 주의한다).

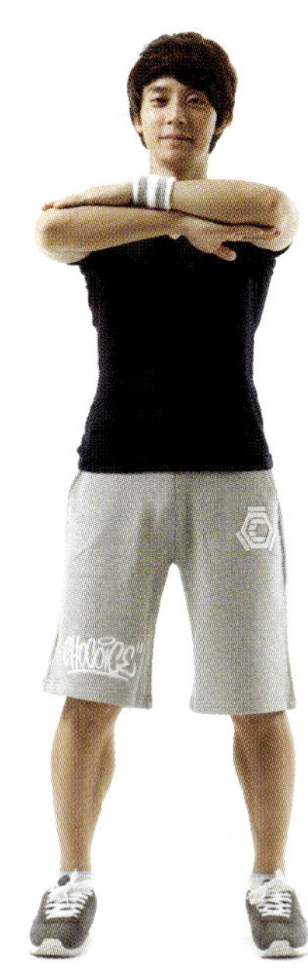

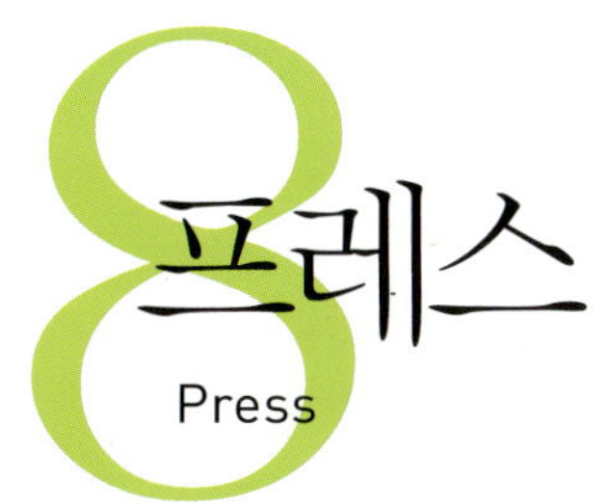

8 프레스
Press

2 팔꿈치가 귀에 닿는 느낌으로 물통을 머리 위로 들어 올린다.

1 물통이 귀와 수평이 되도록 팔꿈치를 직각으로 굽힌다.

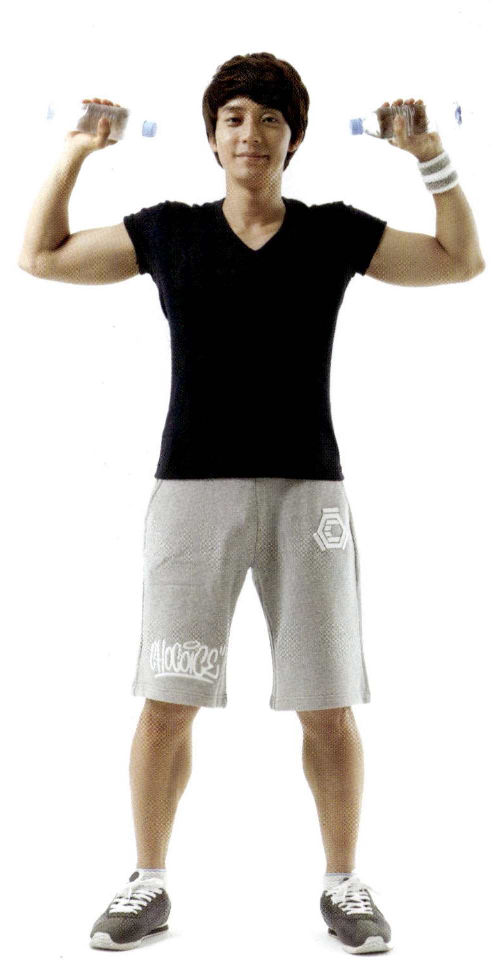

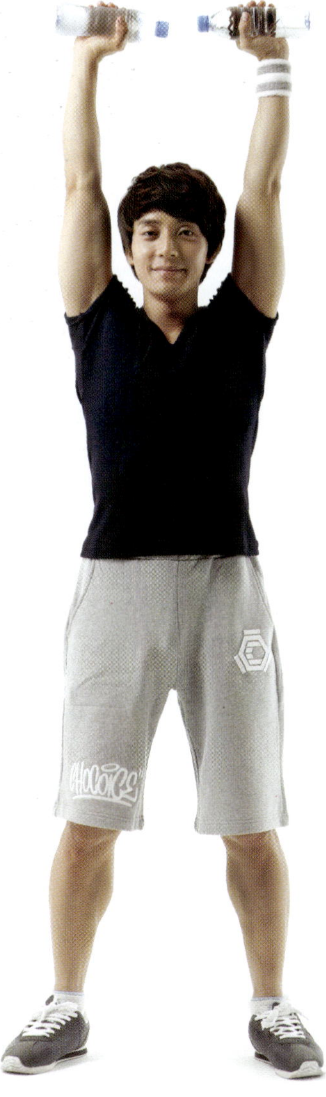

3 천천히 저항을 느끼며 시작 자세로 돌아온다.

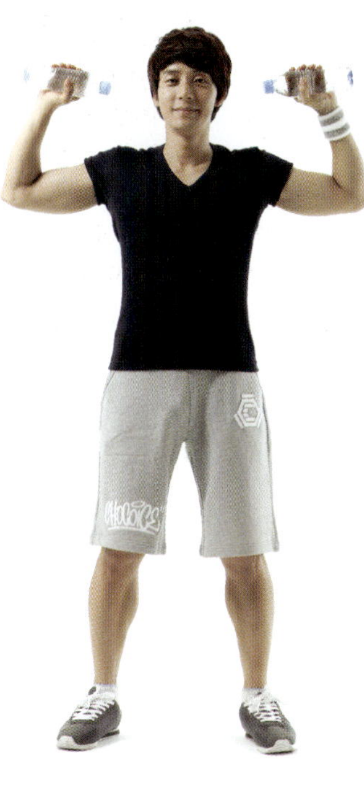

9 사이드 레이즈
Side Raise

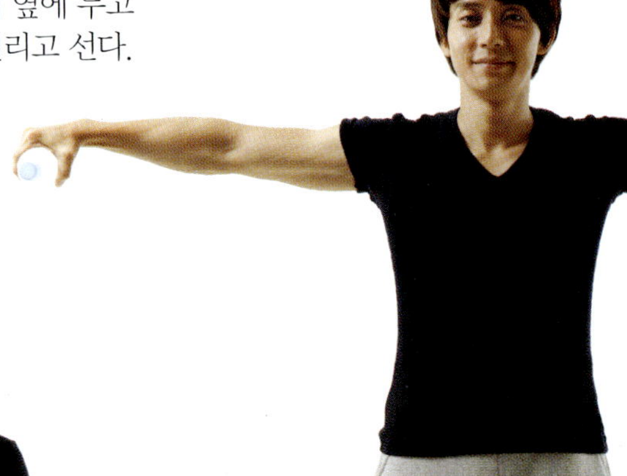

1 물통을 들어 허벅지 옆에 두고
어깨 너비로 발을 벌리고 선다.

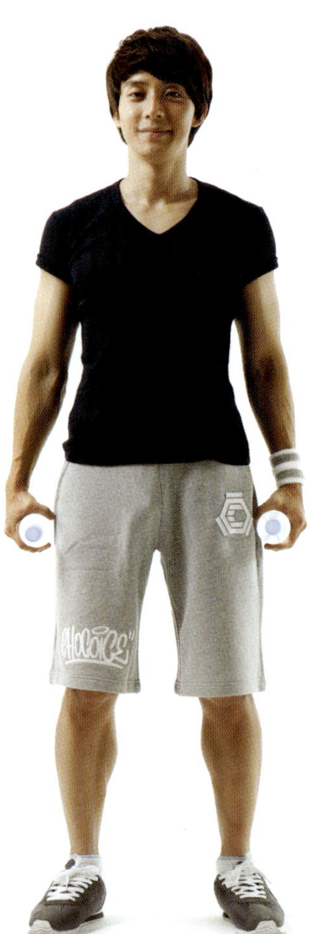

2 팔꿈치가 어깨와 평행이
될 때까지 물통을
들어 올린다.

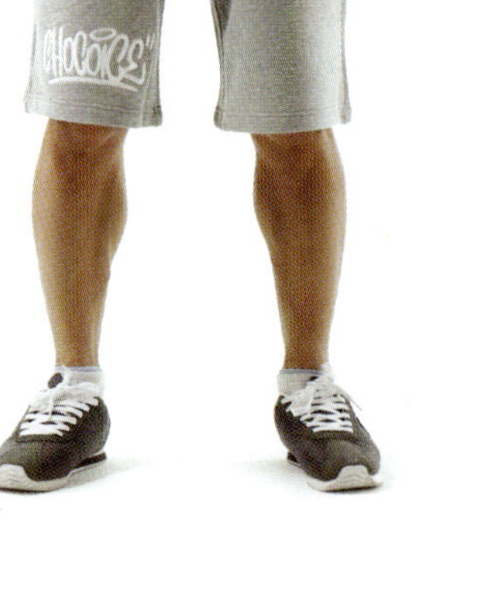

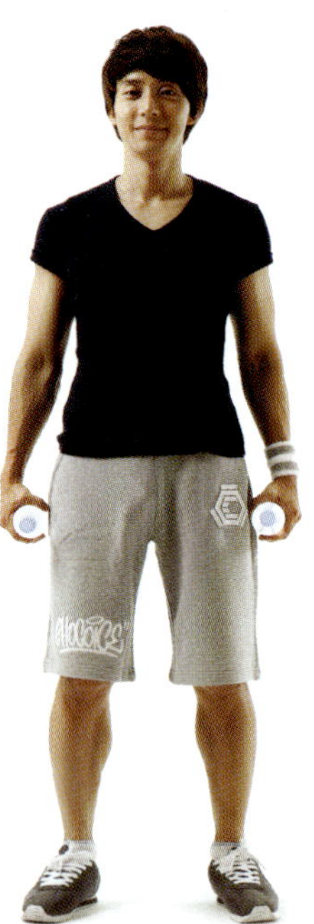

3 저항을 느끼면서
천천히 물통을
허벅지 옆으로 내린다.

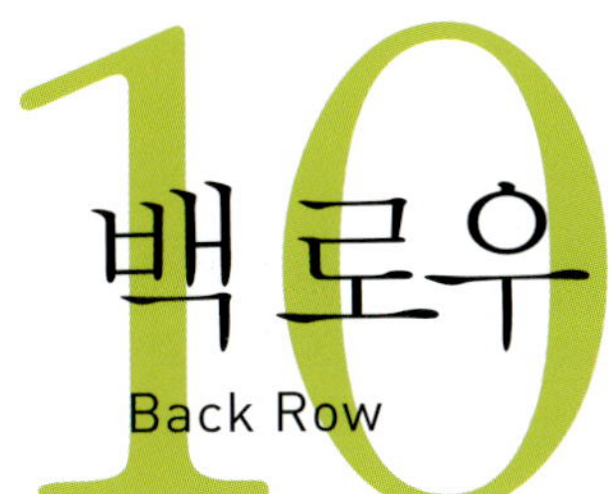

10 백 로우
Back Row

1 양손에 물통을 쥐고 허리를
굽혀 아치형을 만든다.

tip. 무릎은 약간 굽힌다.

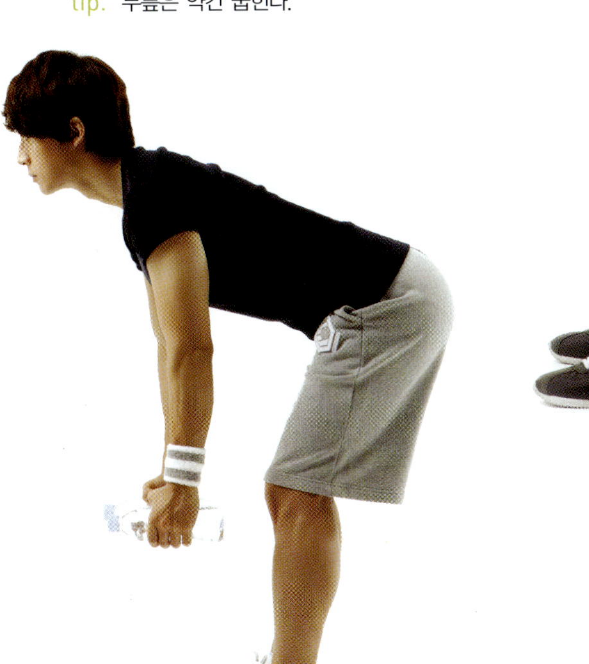

2 물통을 들어 올려 등에 자극을 준다.

tip. 등근육에 힘을 주는 느낌으로 한다.

3 등에 저항을 느끼며
천천히 물통을 내려
처음 자세로 돌아온다.

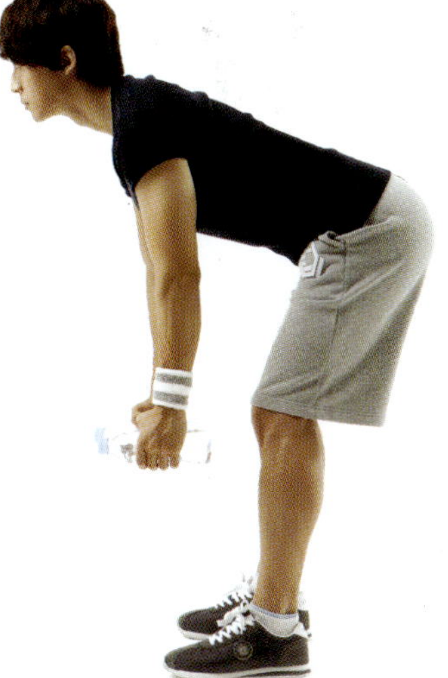

11 킥백
Kick Back

운동 부위
팔 뒤쪽 삼두 운동으로, 매끈한 팔라인을 만들어 준다

횟수
1세트당 20~30회 시행, 3~4세트 반복

호흡
처음 자세에서 숨을 들이쉬고, 팔을 뻗으며 내쉰다

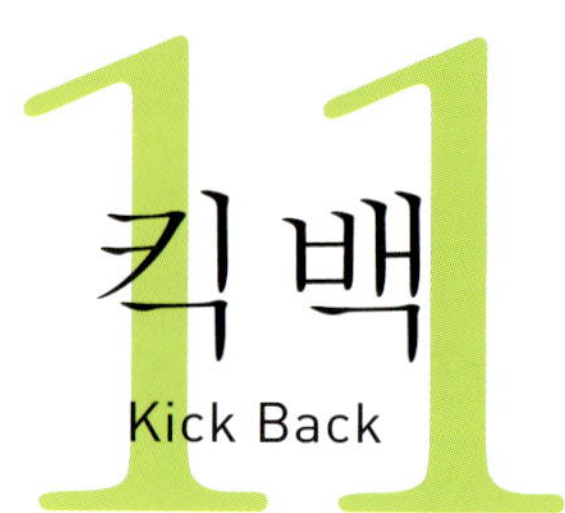

1 양손에 물통을 쥐고 물통이 등과 수평이 되게 한다.

2 팔꿈치를 축으로 팔을 뒤쪽으로 편다.

3 다시 제자리로 돌아온다.

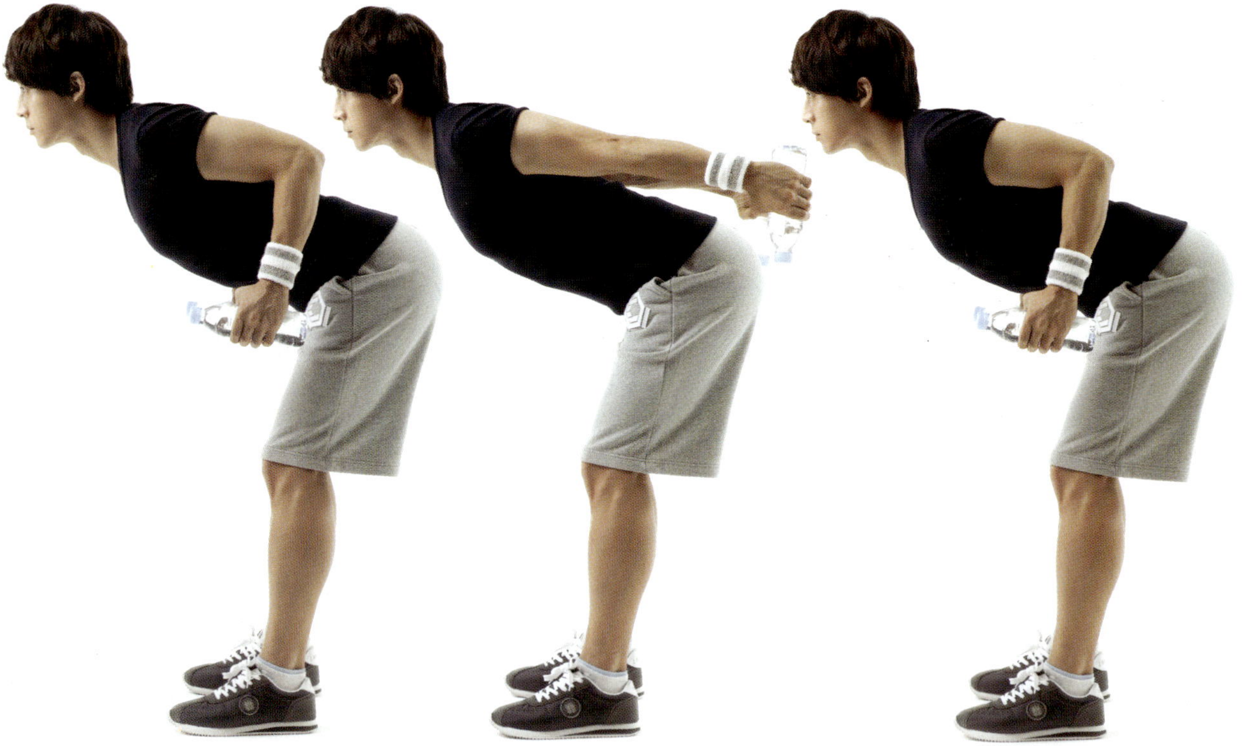

12 스쿼트 점프
Squat Jump

1 양발을 어깨 너비로
벌리고 선다.

2 엉덩이를 뒤로 빼며
무릎을 90° 정도까지 굽혔다가
바닥을 힘차게 차며 점프한다.

tip. 점프한 후 착지할 때는 발바닥이
먼저 바닥에 닿게 한다.

3 착지 시 무릎을 90°로
굽혀 다시 점프한다.

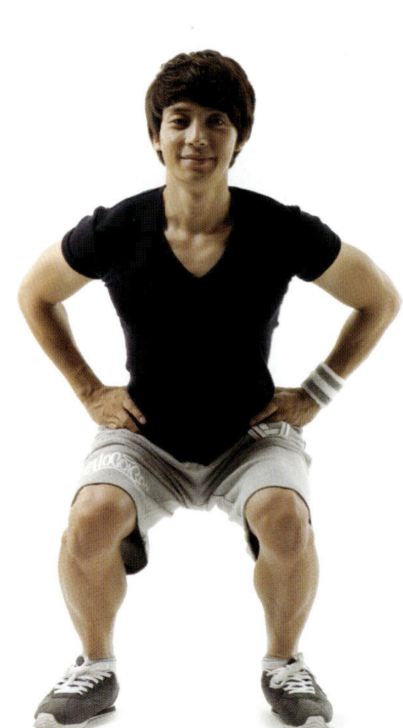

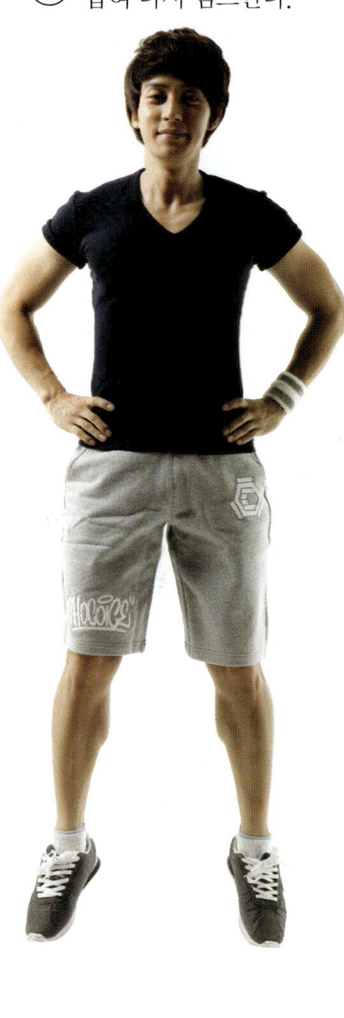

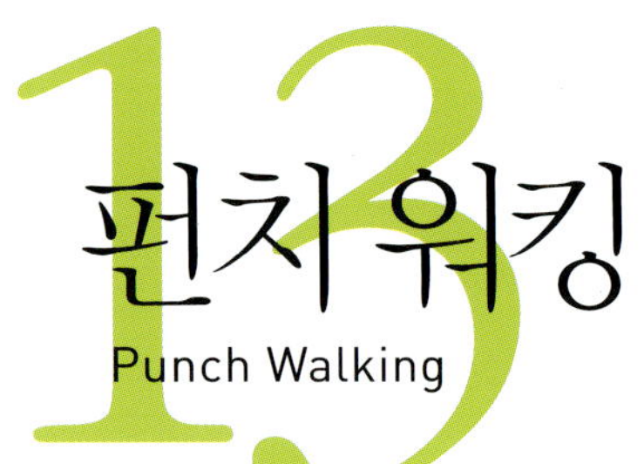

13 펀치 워킹
Punch Walking

운동 부위
전신 운동으로 체지방 감소 효과와 전체적인 팔근육을 강화한다

횟수
1세트당 20~30회 시행, 3~4세트 반복

호흡
팔에 긴장감을 주며 자연스럽게 호흡한다

1 양손에 물통을 들고 가슴 앞으로 모은다.

2 무릎을 한쪽씩 굽히며 힘차게 한손을 뻗는다.

3 반대쪽도 실행하며 반복한다.

tip. 팔을 뻗을 때 정확하게 어깨와 수직이 되도록 뻗는다.

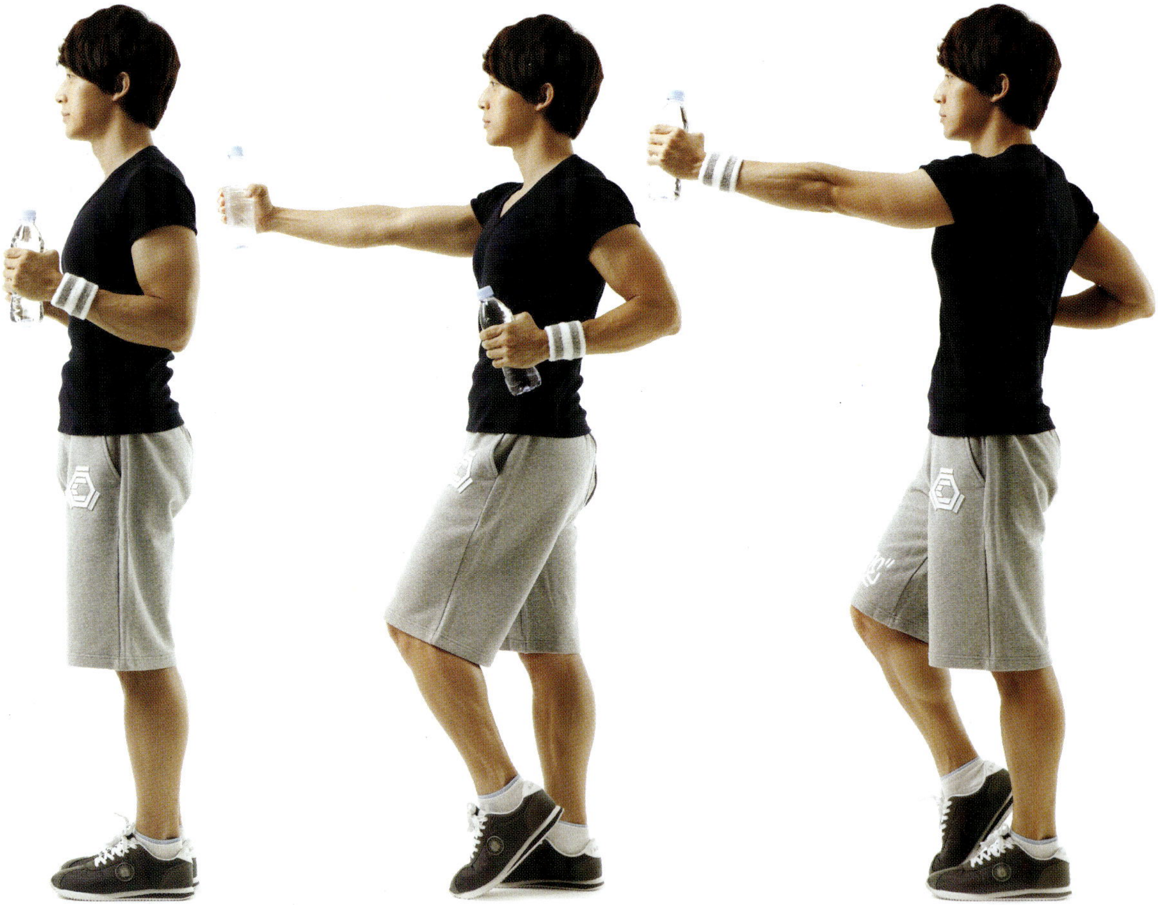

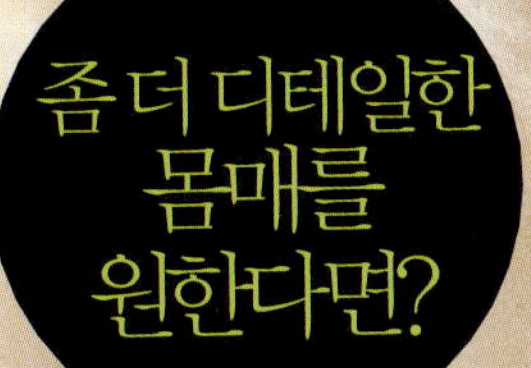

4

허경환의
홈 트레이닝 어드밴스트

홈 트레이닝의 가장 큰 장점은 지루하고 하기 싫은 근력 운동과 어려운 동작을 버리고 효과가 좋은 운동만을 선별하여 부분별 동작을 만들었다는 점이다. 홈 트레이닝 어드밴스트(Home Training Advanced) 과정은 이 열세 가지 기본 동작을 마스터한 중급자들이 강도 높은 응용·복합 동작을 통해 상체와 하체의 근육을 동시에 사용하여, 보다 빠른 시간 내에 체지방을 태우며 탄력 있는 몸매를 유지할 수 있도록 구성하였다.

1 푸시 업+플랭크

Push Up+Plank

운동 부위
상체 근육+복부 강화+전신

횟수
1세트당 20~30회 시행, 3~4세트 반복

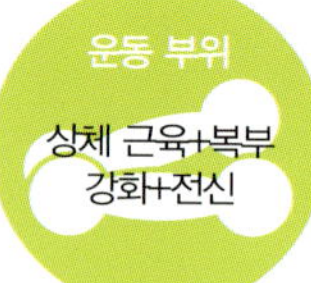

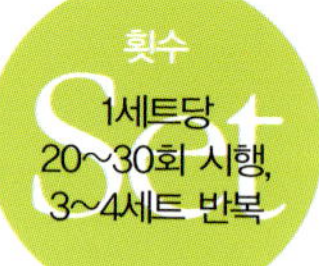

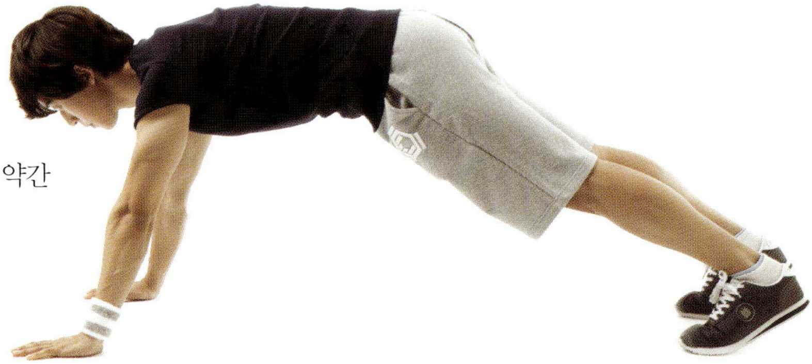

1 양손을 어깨 너비보다 약간 넓게 벌리고 엎드린다.

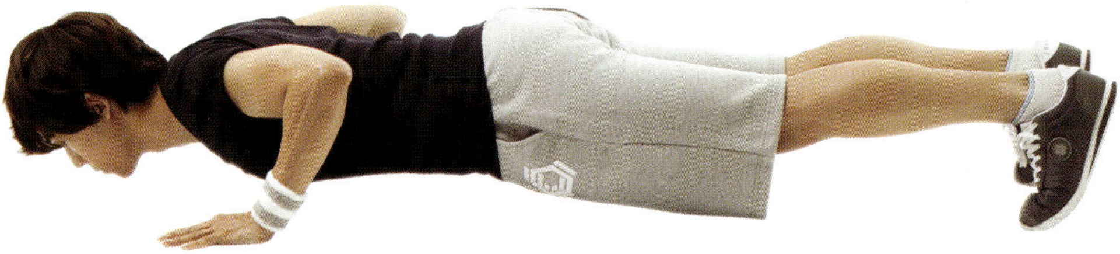

2 팔꿈치를 굽혀 바닥에 닿기 전까지 몸을 숙인다.

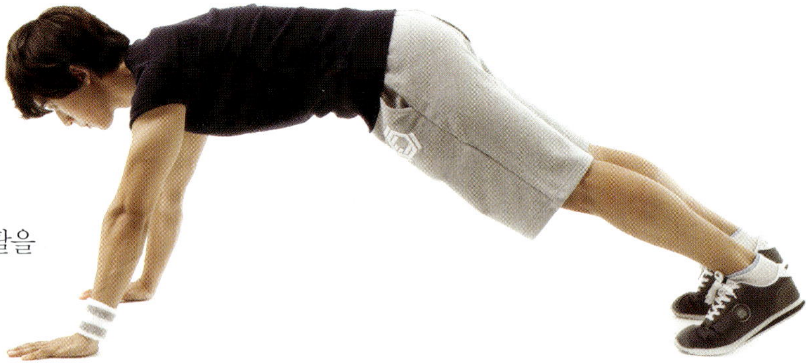

3 가슴에 힘을 준 상태로 팔을 펴면서 올라온다.

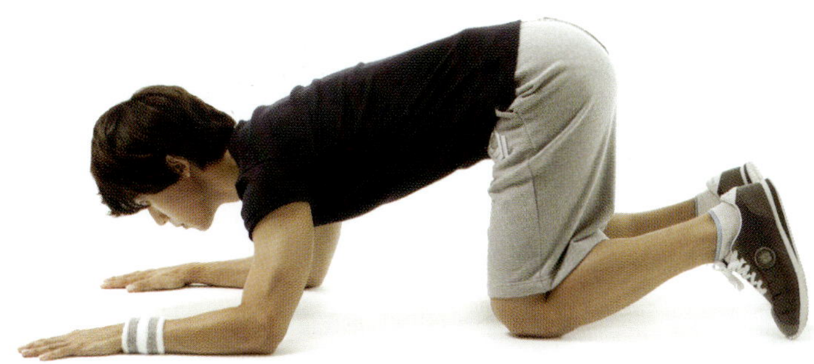

4 팔꿈치와 무릎이 바닥에 닿게 엎드린다.

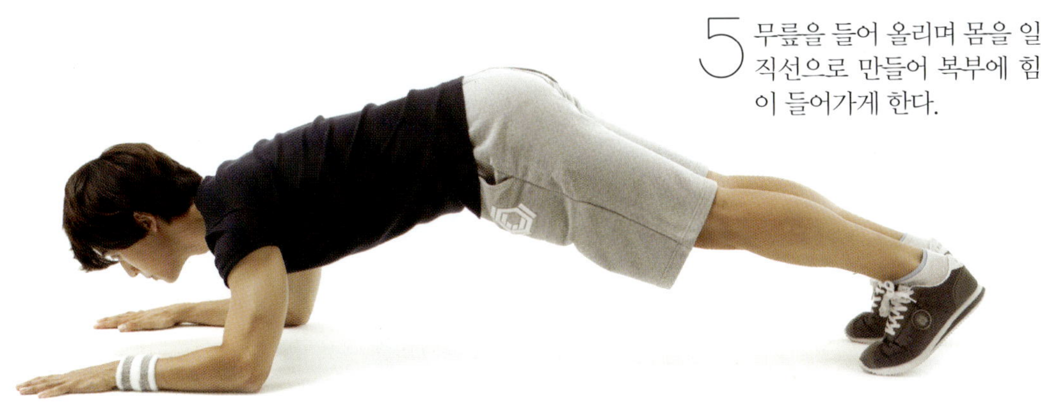

5 무릎을 들어 올리며 몸을 일직선으로 만들어 복부에 힘이 들어가게 한다.

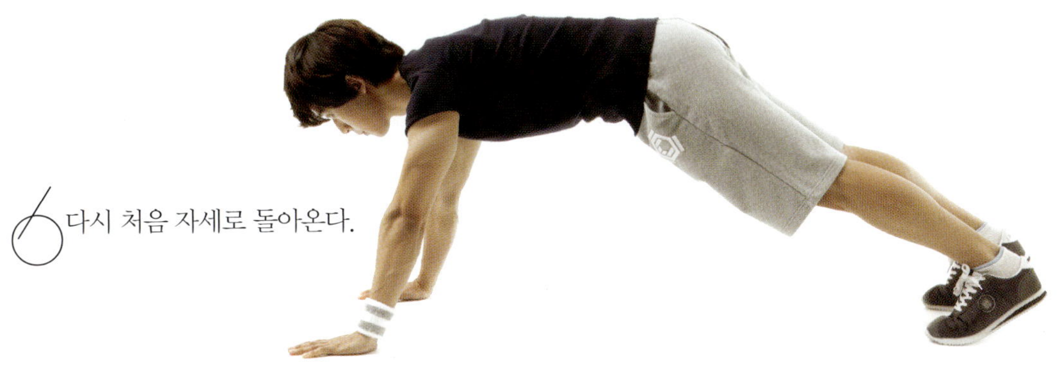

6 다시 처음 자세로 돌아온다.

2 리버스 런지+킥
Reverse Lunge+Kick

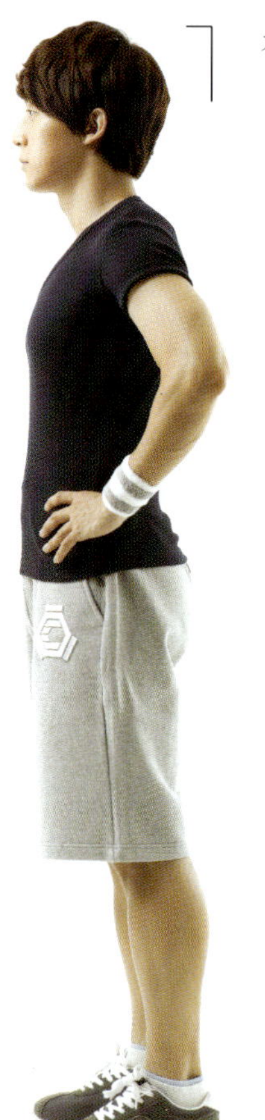

1 정면을 보고 바르게 선다.

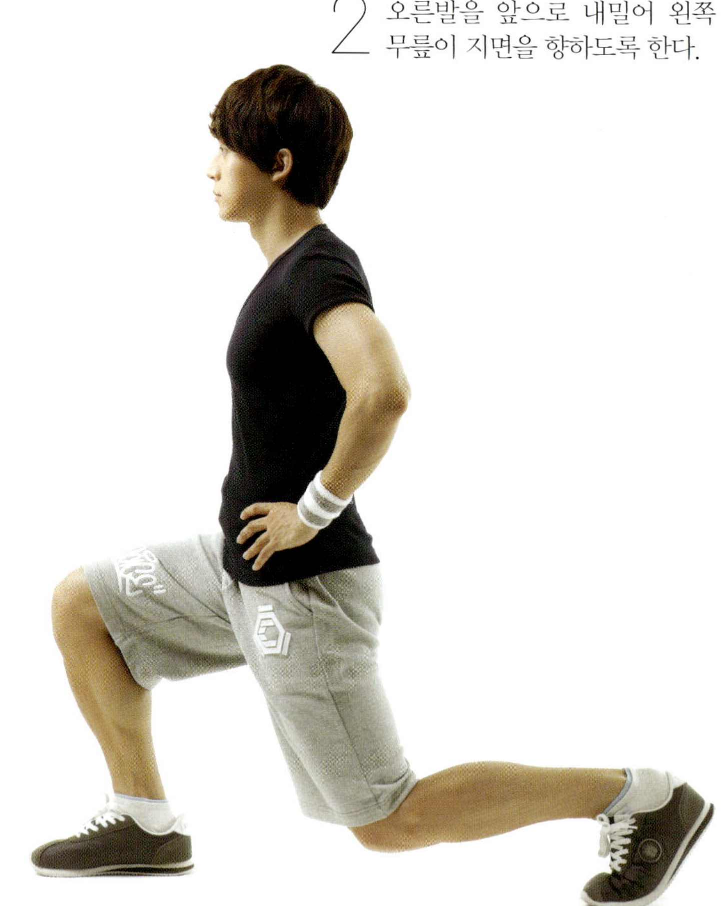

2 오른발을 앞으로 내밀어 왼쪽 무릎이 지면을 향하도록 한다.

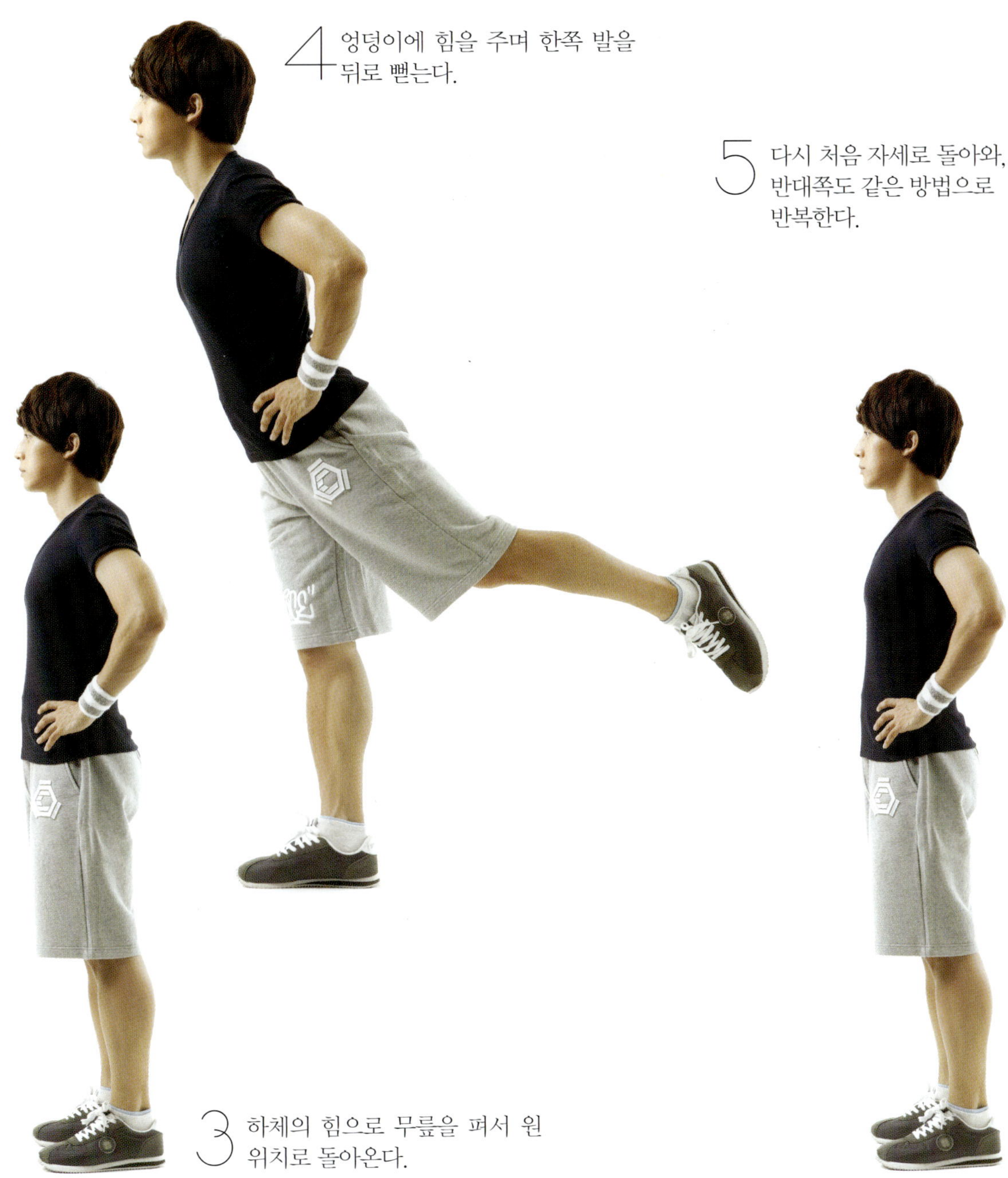

4 엉덩이에 힘을 주며 한쪽 발을
뒤로 뻗는다.

5 다시 처음 자세로 돌아와,
반대쪽도 같은 방법으로
반복한다.

3 하체의 힘으로 무릎을 펴서 원
위치로 돌아온다.

3 리버스 런지+프런트 레이즈
Reverse Lunge+Front Raise

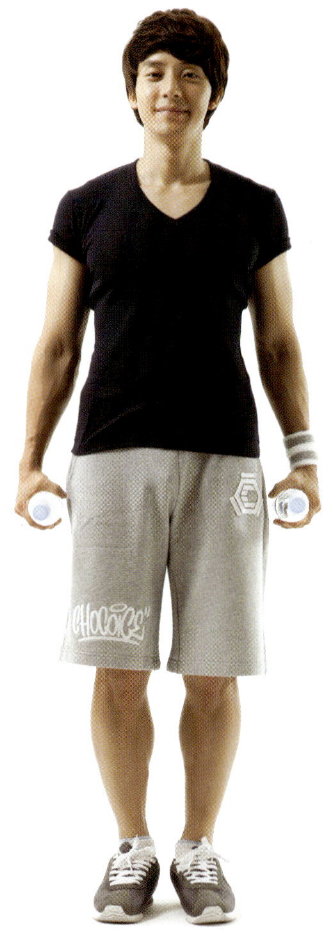

1 양손에 물통을 들고 정면을
향해 바르게 선다.

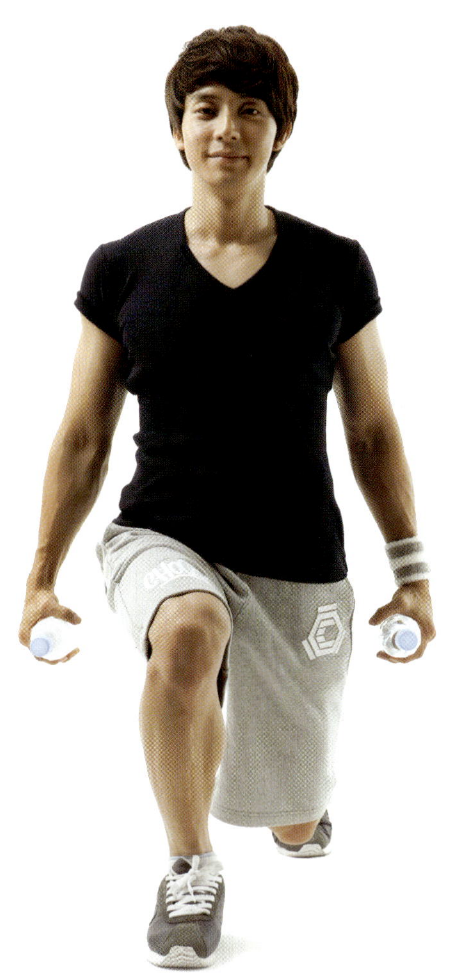

2 오른발을 앞으로 내밀어
왼쪽 무릎이 지면을 향하도록 한다.

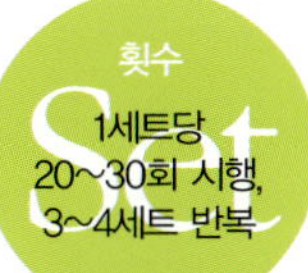

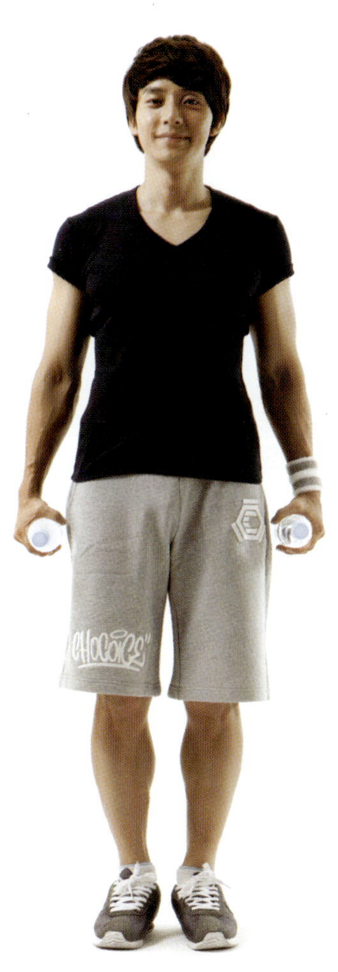

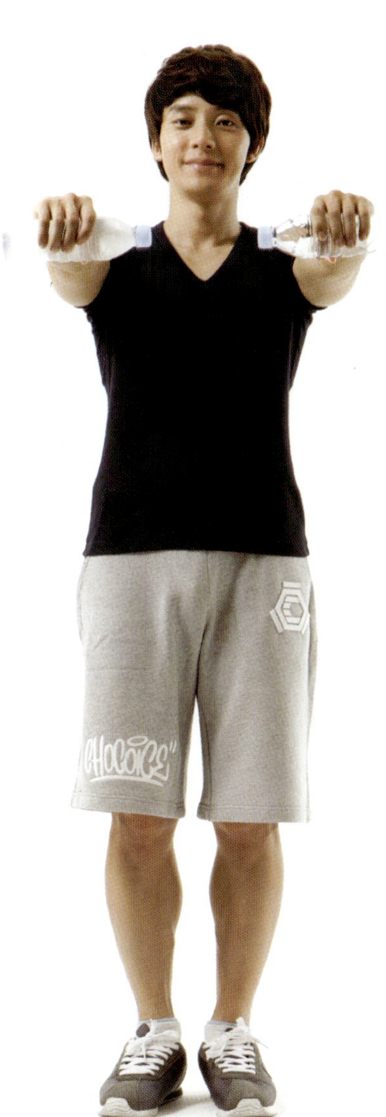

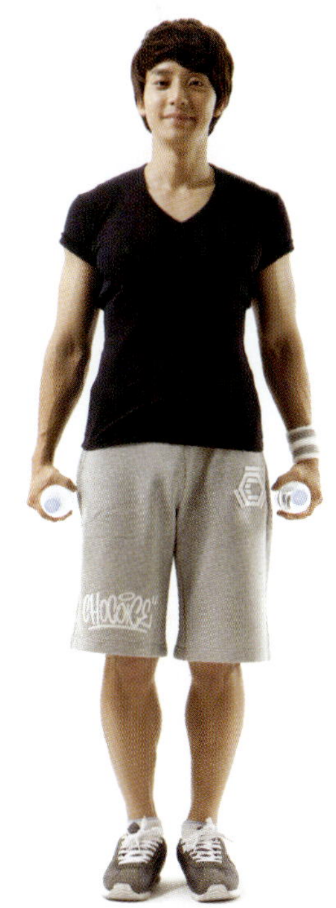

3 하체의 힘으로 무릎을 펴서
원위치로 돌아온다.

5 어깨에 자극을 느끼며 처음
자세로 돌아온다.

4 스쿼트+프레스
Squat+Press

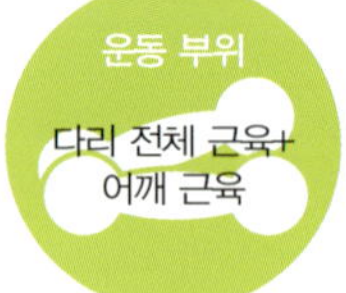

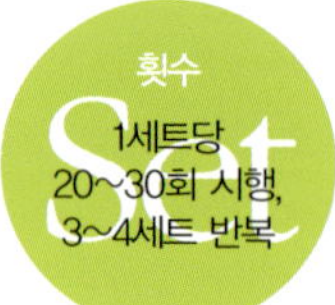

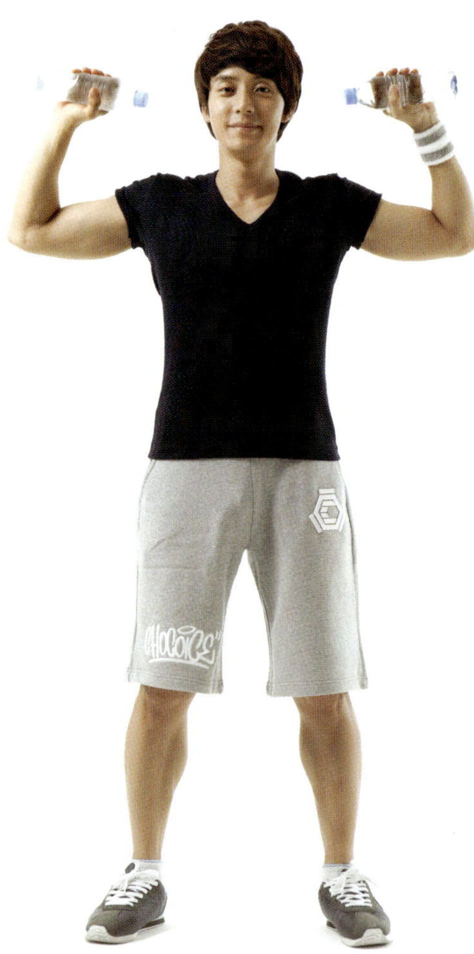

1 물통이 귀와 수평이 되도록 팔꿈치를 직각으로 굽힌다.

2 엉덩이가 발뒤꿈치에 닿는다는 느낌으로 내려온다.

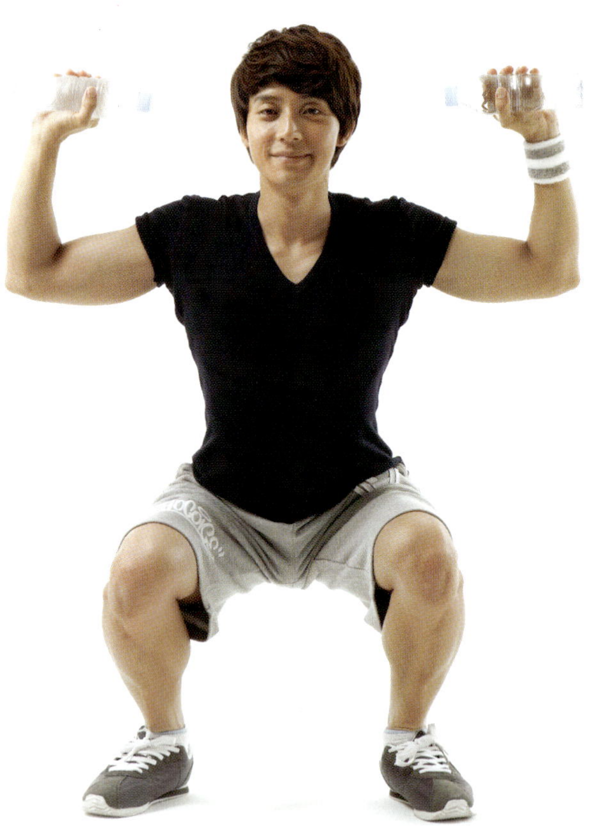

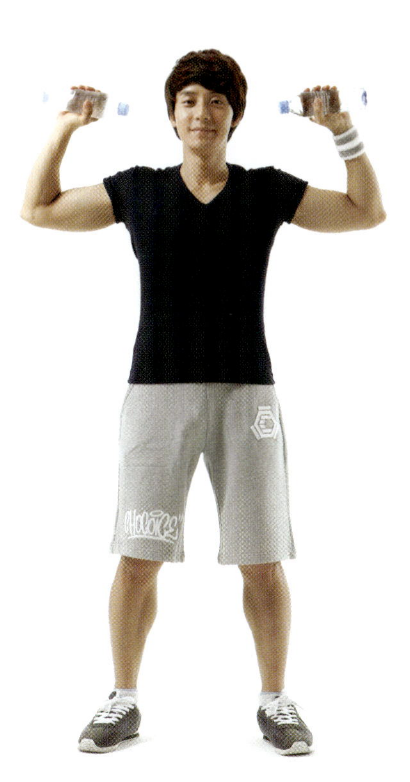

3 발뒤꿈치로 민다는 느낌으로 허벅지에 힘을 주면서 일어선다.

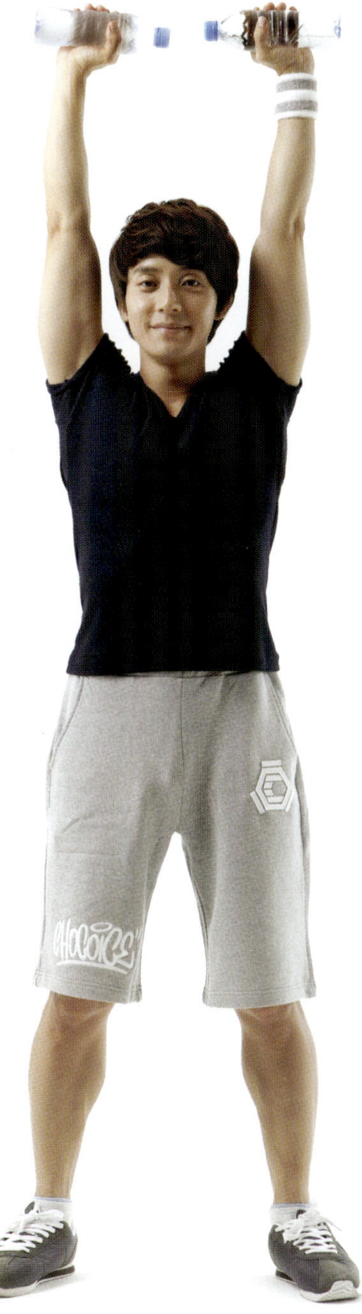

4 팔꿈치가 귀에 닿는 느낌으로 물통을 머리 위로 들어 올린다.

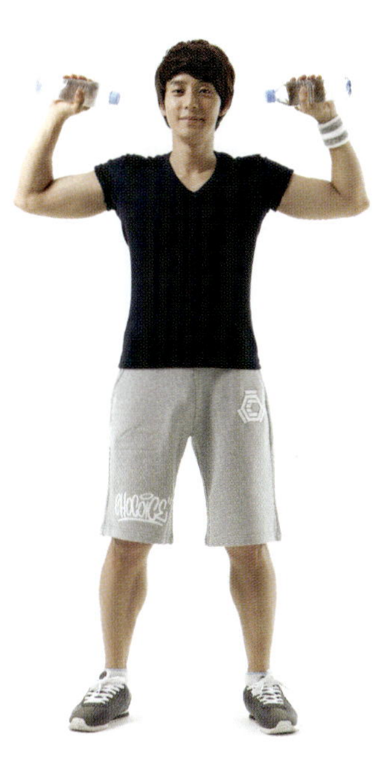

5 천천히 저항을 느끼며 처음 자세로 돌아온다.

5 스쿼트+사이드 레이즈
Squat+Side Raise

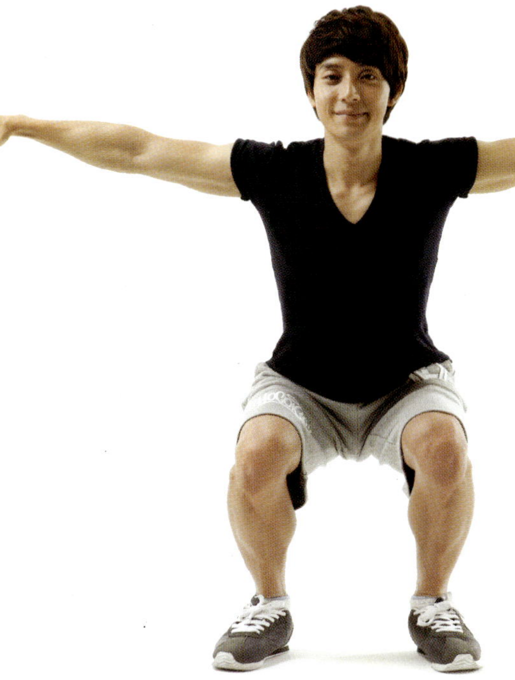

1 물통을 들어 허벅지 옆에 두고
어깨 너비로 발을 벌리고 선다.

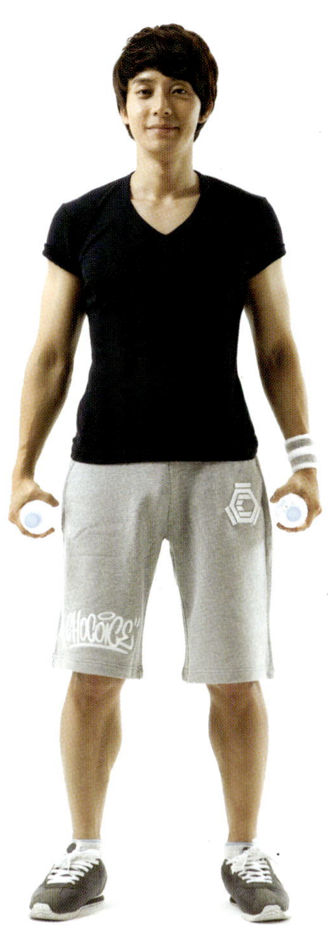

2 무릎이 직각이 되도록 내려오며,
팔꿈치가 어깨와 평행이 될 때까지
물통을 들어 올린다.

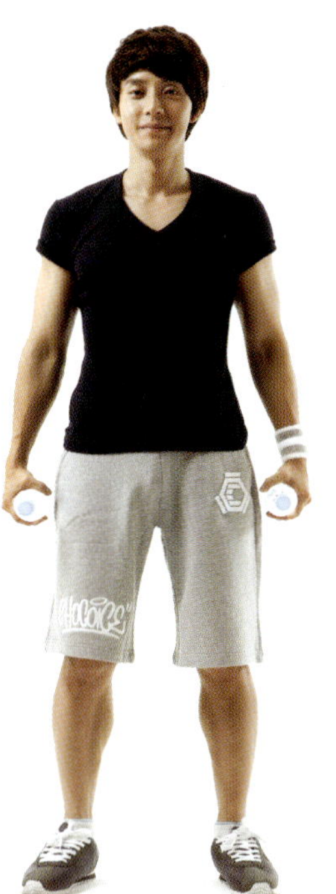

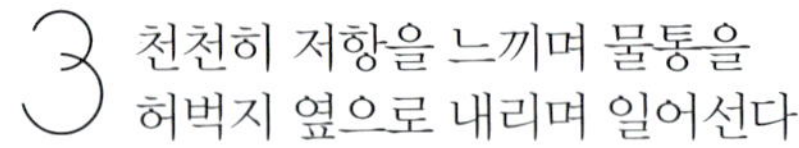

3 천천히 저항을 느끼며 물통을
허벅지 옆으로 내리며 일어선다.

6 백 로우+킥 백

Back Row+Kick Back

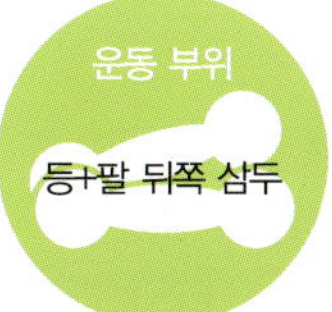

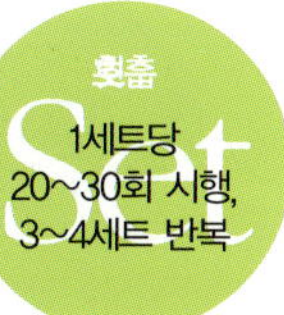

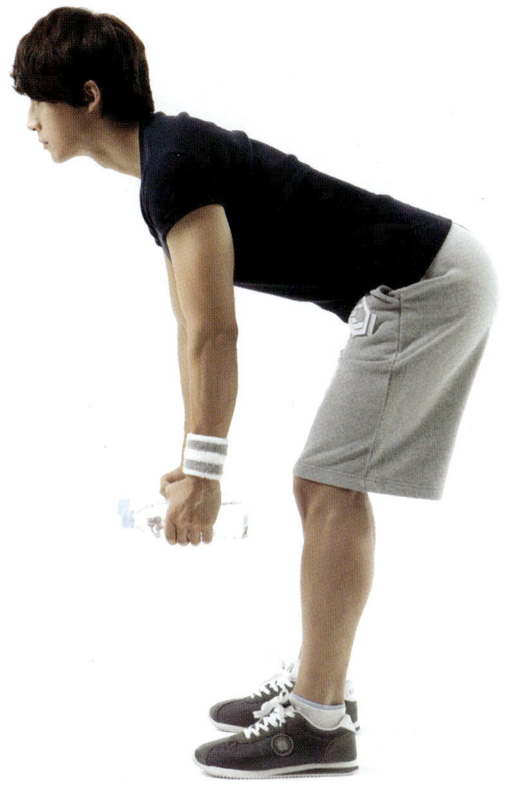

1 양손에 물통을 들고 허리를 굽혀 아치형을 만든다.

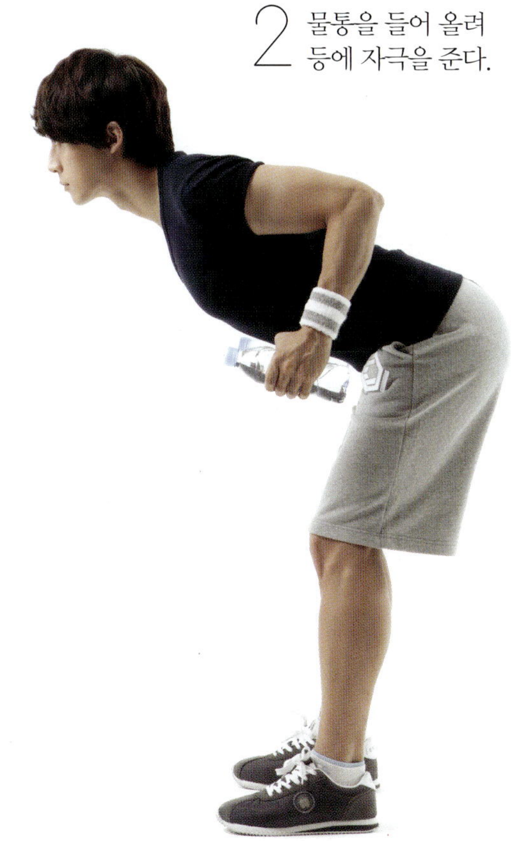

2 물통을 들어 올려 등에 자극을 준다.

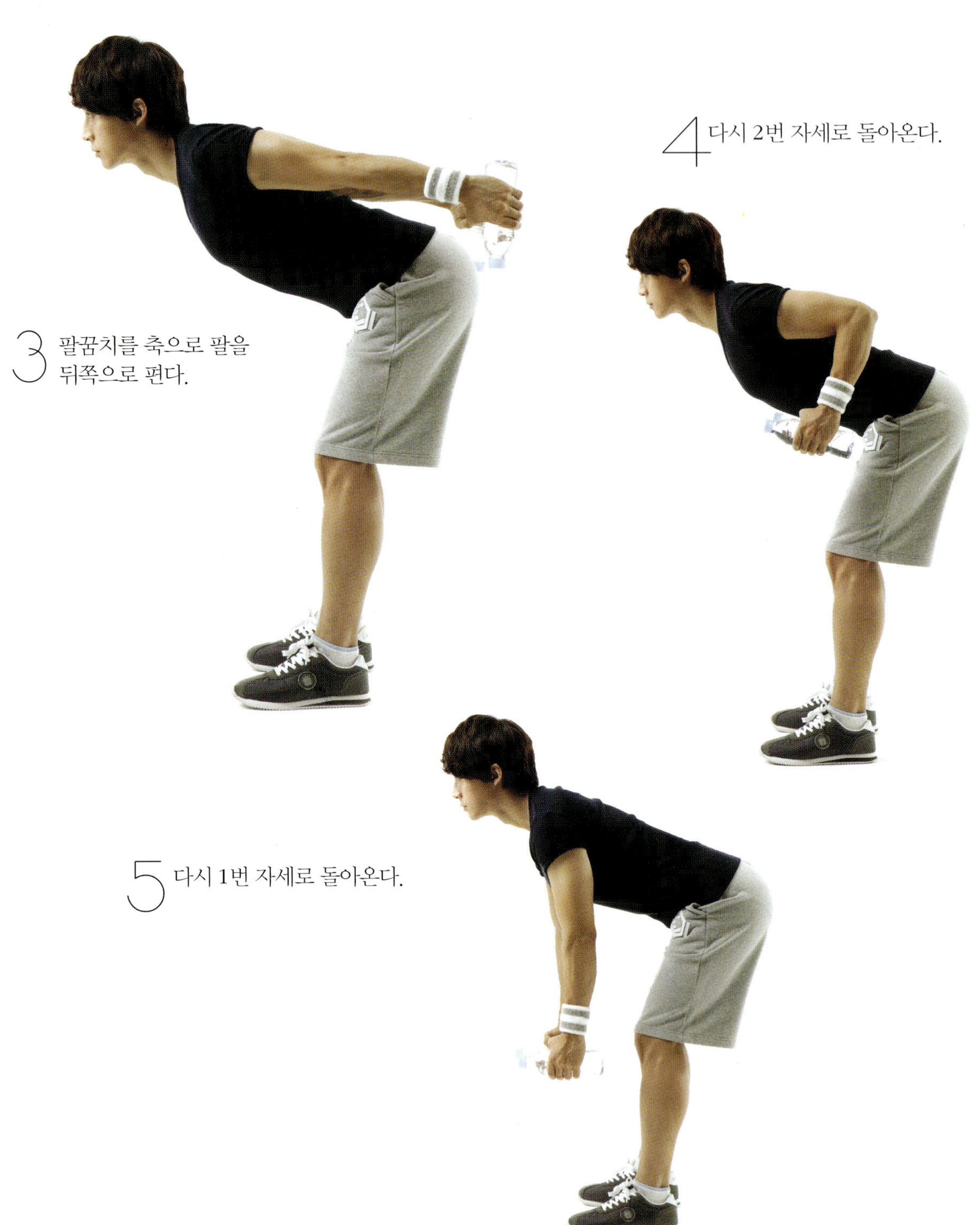

4 다시 2번 자세로 돌아온다.

3 팔꿈치를 축으로 팔을
뒤쪽으로 편다.

5 다시 1번 자세로 돌아온다.

7 열 가지 초간단 스피드 홈 트레이닝 스케줄링

하루에 30분, 허경환의 홈 트레이닝 복합운동으로 빠르게 몸매 만들기를 실천해 보자! 단 열 가지 운동만으로 자신의 몸이 빠르게 변한다는 것을 느낄 수 있는 강력한 운동법이다. 부분 동작을 확실하게 익힌 후 복합동작으로 들어가는 것이 포인트!

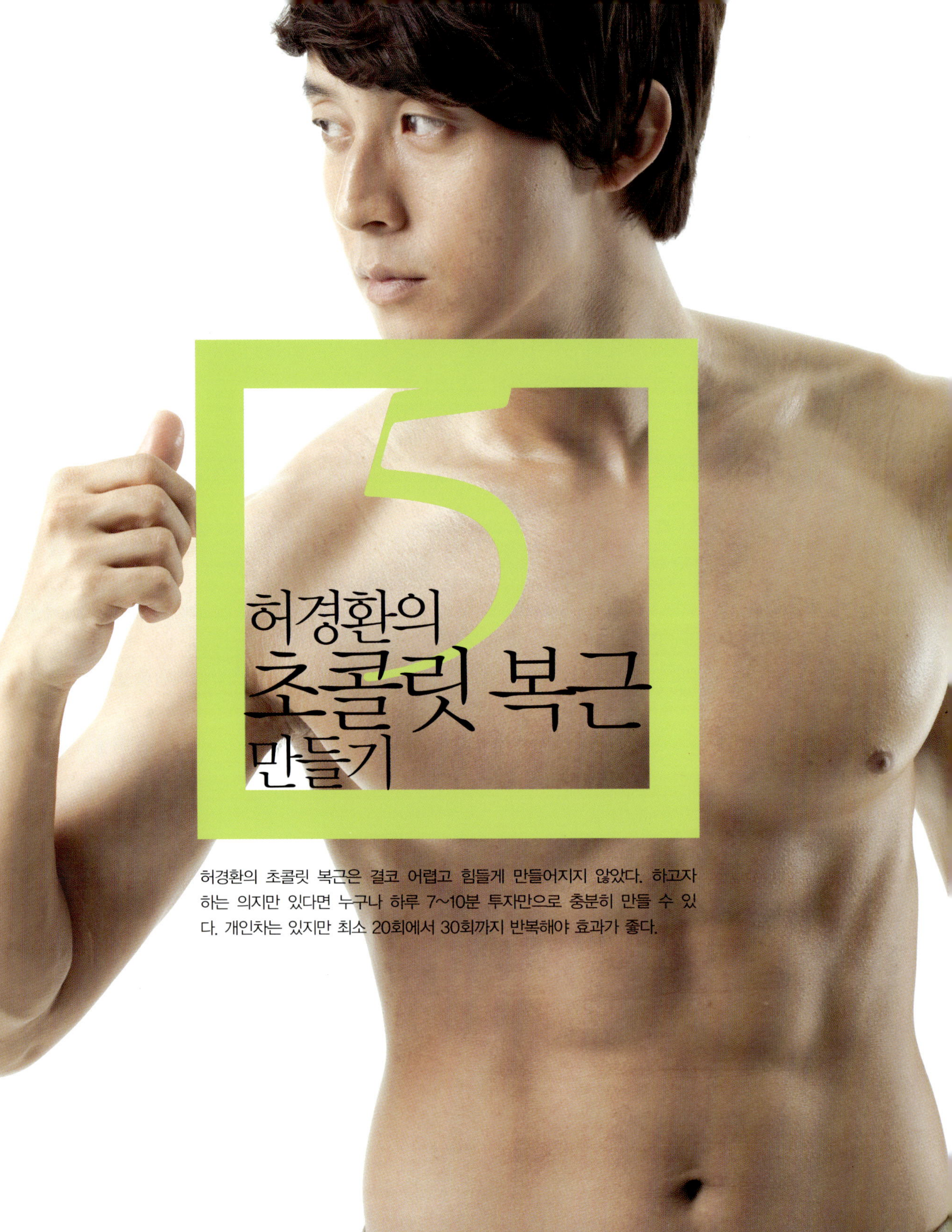

허경환의 초콜릿 복근은 결코 어렵고 힘들게 만들어지지 않았다. 하고자 하는 의지만 있다면 누구나 하루 7~10분 투자만으로 충분히 만들 수 있다. 개인차는 있지만 최소 20회에서 30회까지 반복해야 효과가 좋다.

1 레그 레이즈
Leg Raise

1 매트에 누워 양손을 엉덩이 옆에 둔다.

2 다리를 들어 올린 후 무릎을 살짝 굽힌다.

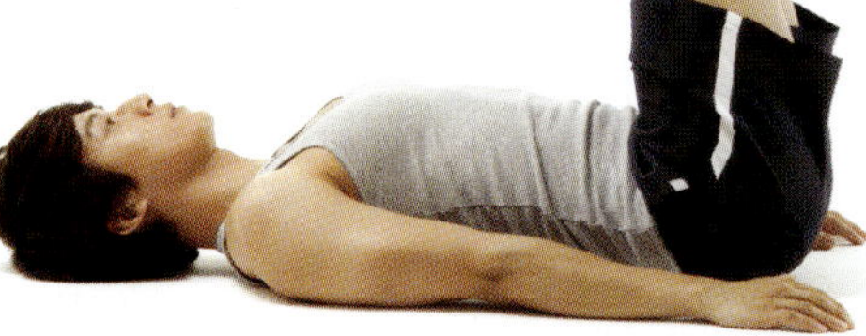

3 아랫배에 힘을 주며 내린다.

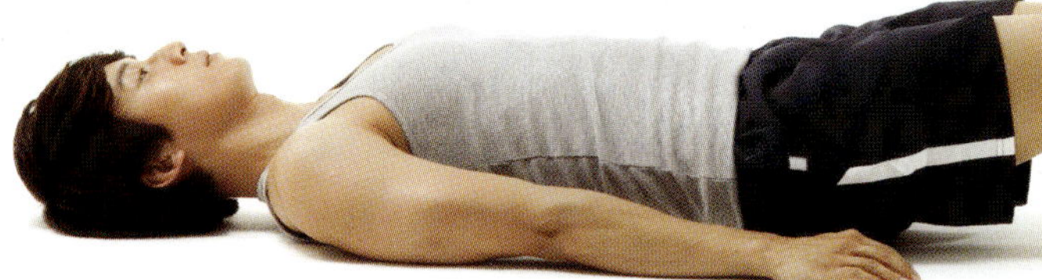

4 저항을 느끼며 다시 원위치로 돌아온다.

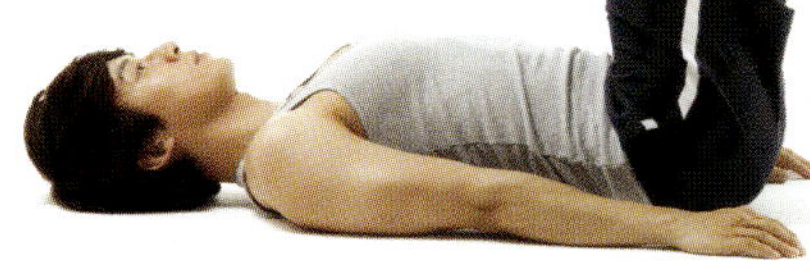

2 리버스 크런치
Reverse Crunch

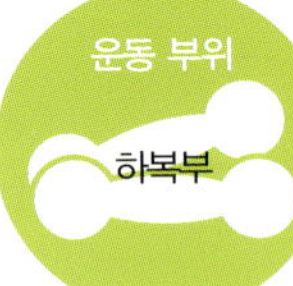

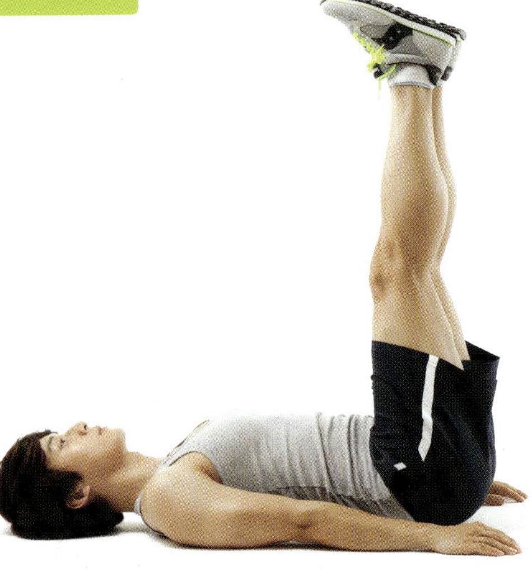

1 매트에 누워 양손을 엉덩이 옆에 두고 다리를 들어 올린다.

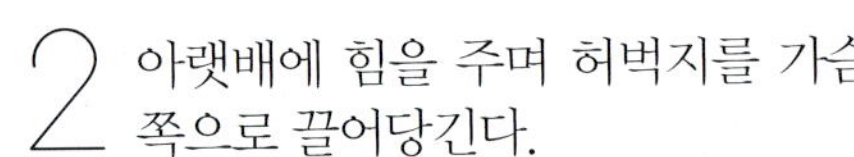

2 아랫배에 힘을 주며 허벅지를 가슴 쪽으로 끌어당긴다.

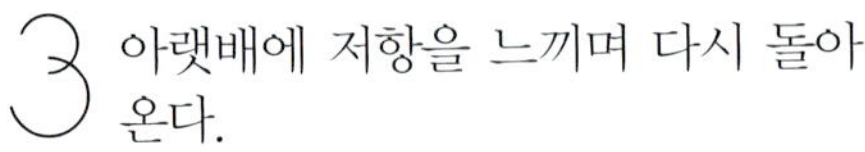

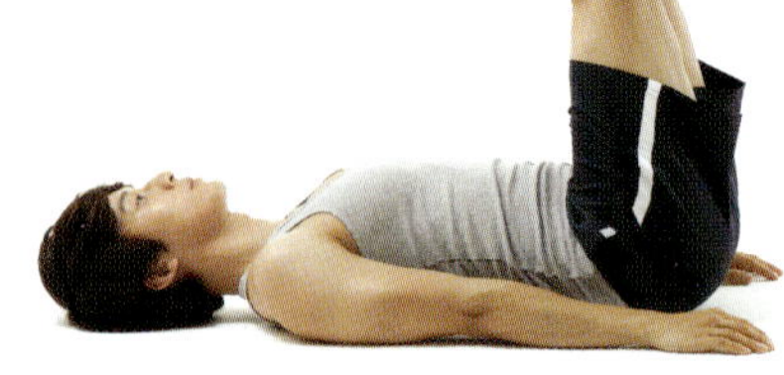

3 아랫배에 저항을 느끼며 다시 돌아온다.

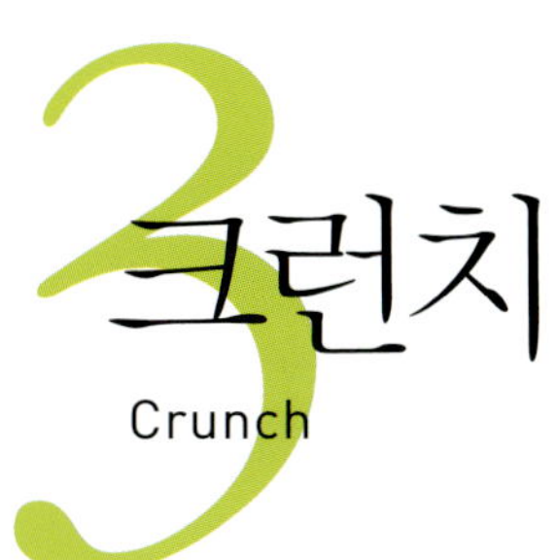 3 크런치

Crunch

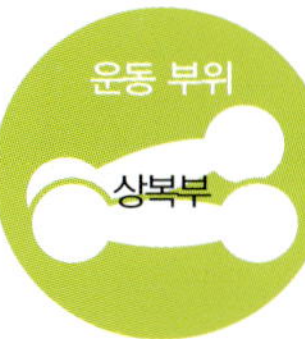

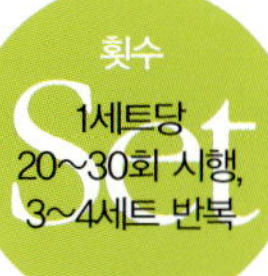

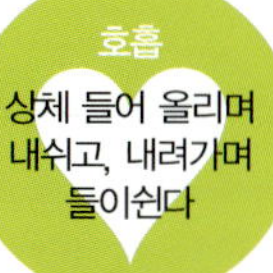

1 바닥에 누워 무릎을 세우고, 발이
바닥과 떨어지지 않도록 한다.

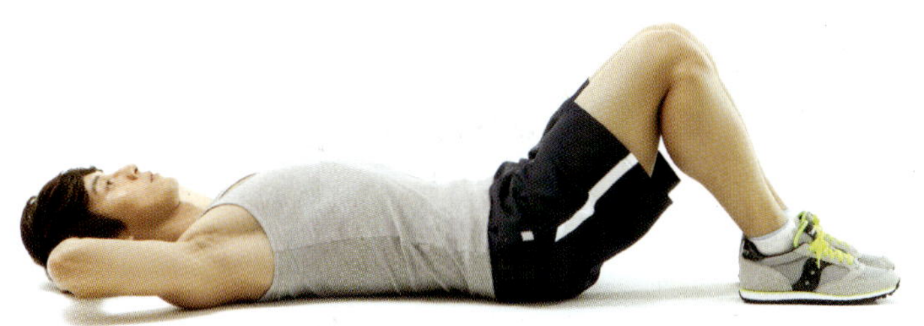

2 양손을 귀에 대고 복부에 힘을 주면
서 고개를 살짝 든다.

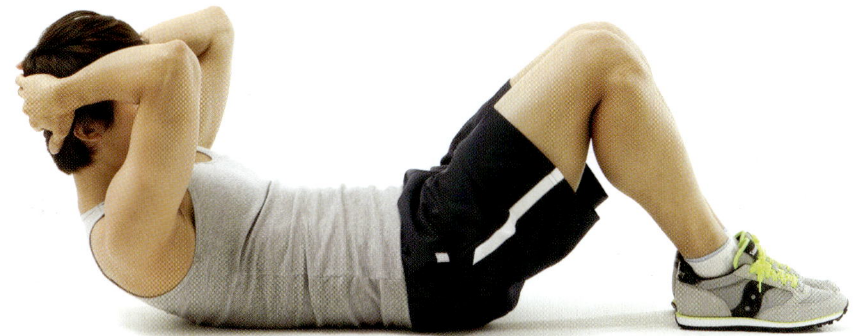

3 일정 시간 이후 다시 원위치로 돌아
온다.

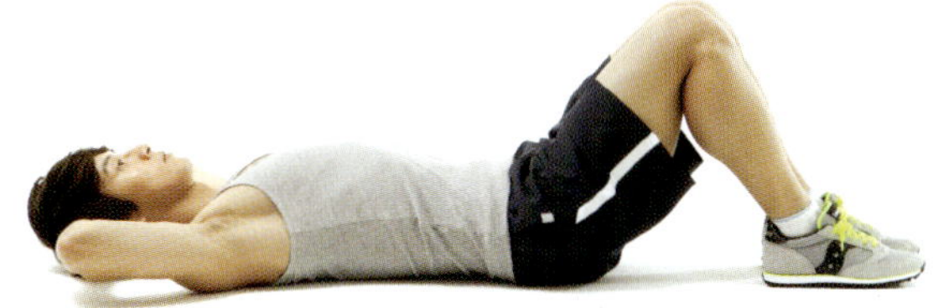

4 크로스 크런치
Cross Crunch

1 바닥에 누워 양쪽 무릎을 세운다.

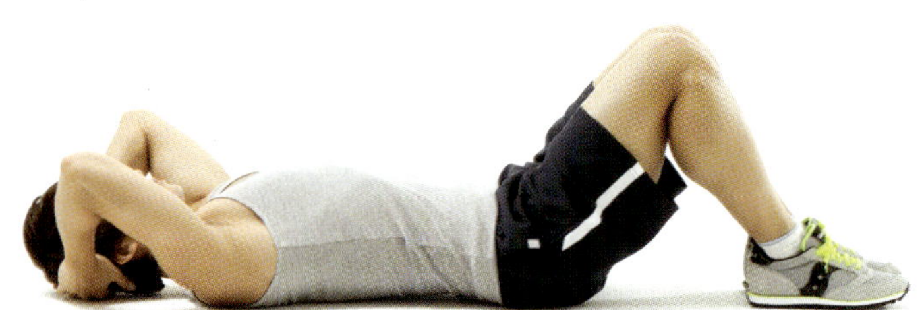

2 왼쪽 팔꿈치가 오른쪽 무릎을 향하
도록 상체를 들어 올려 옆구리를 최
대한 수축한다.

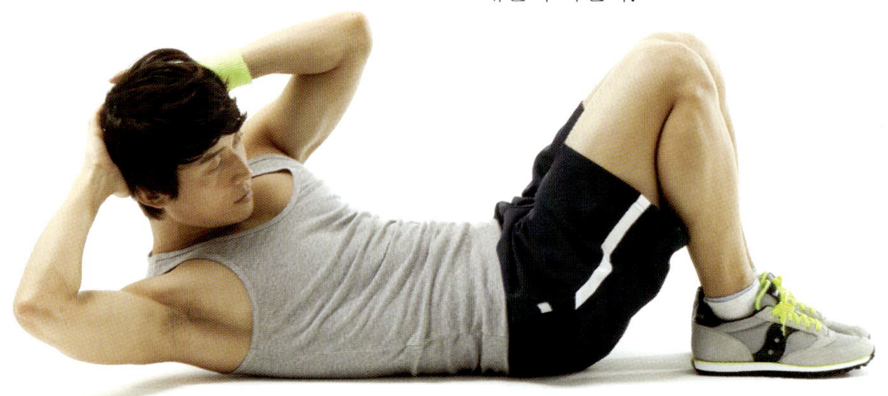

3 천천히 저항을 느끼며 원위치로 돌
아온다.

4 반대쪽도 반복 실행한다.

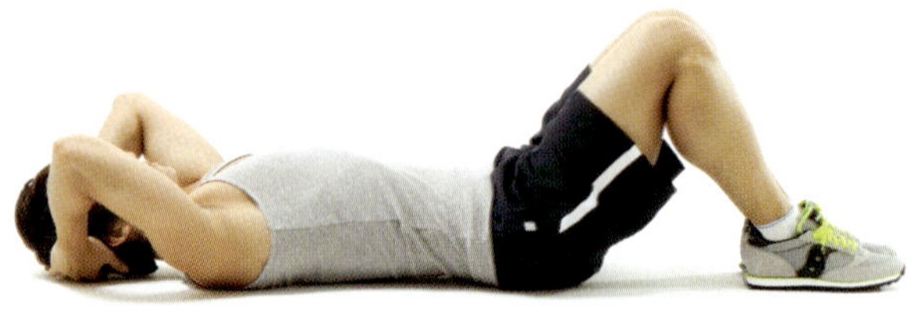

5 사이드 크런치
Side Crunch

1 오른팔을 뻗어 바닥에 대고 왼발은 세워 지탱한 채 눕는다.

2 왼손으로 귀를 감싸고 몸을 옆으로 45° 정도 틀며 머리를 들어 올린다.

tip. 왼쪽 팔꿈치와 왼쪽 무릎이 닿는 느낌으로 옆구리를 수축한다.

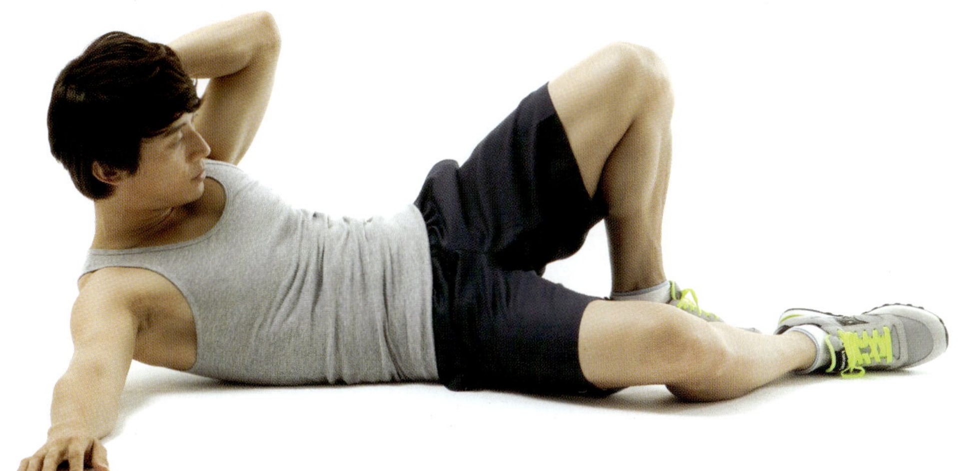

3 천천히 저항을 느끼며 원위치로 돌아온다.

4 반대쪽도 반복 실행한다.

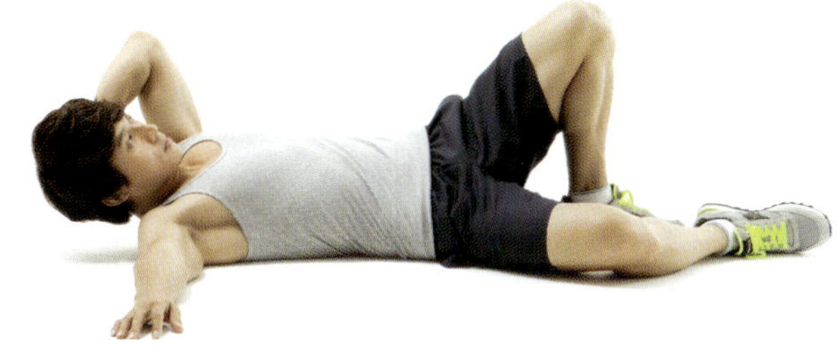

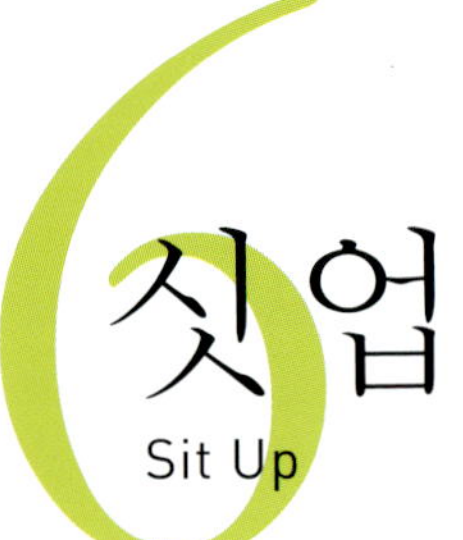

6 씻업
Sit Up

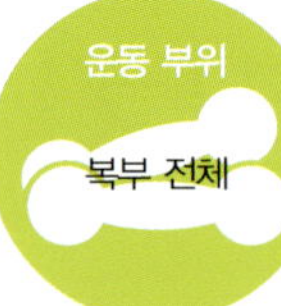

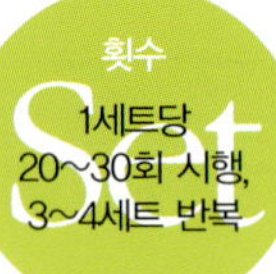

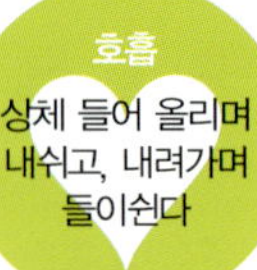

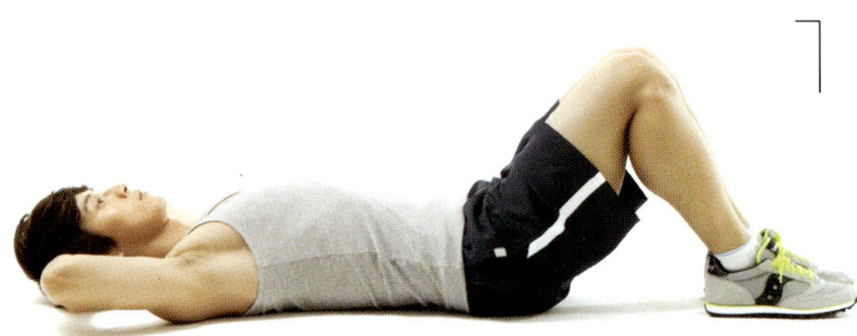

1 깍지를 베개 삼아 무릎을 세우고 눕는다.

tip. 발이 바닥과 떨어지지 않도록 한다. 발을 고정할 틈새가 있다면 발을 틈새에 끼우고 시행해도 좋다.

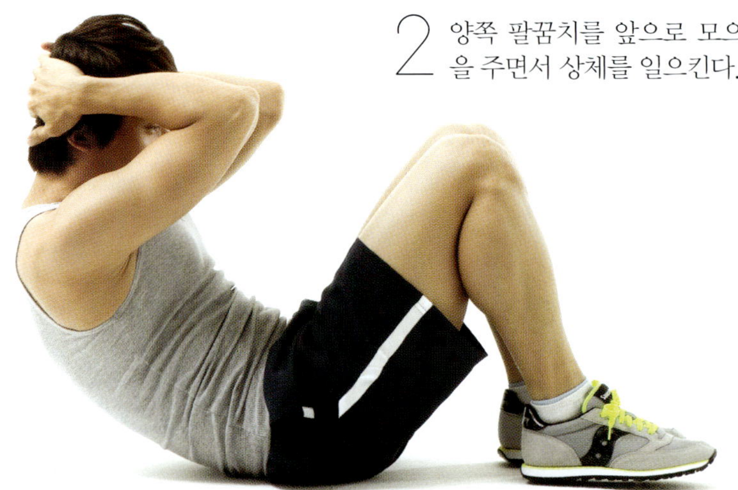

2 양쪽 팔꿈치를 앞으로 모으고 복부에 힘을 주면서 상체를 일으킨다.

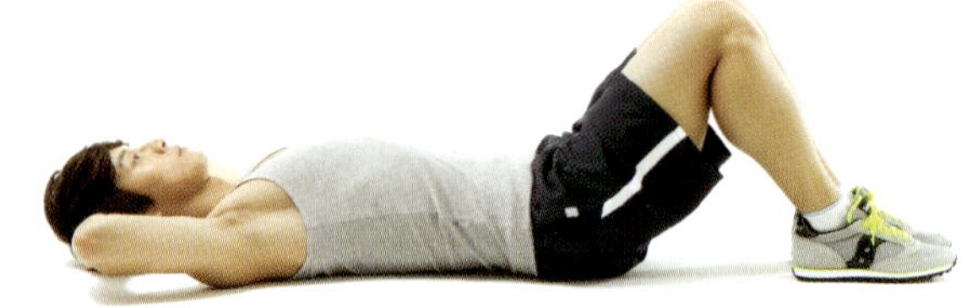

3 복근에 힘이 풀어지지 않도록 긴장하며 천천히 처음 위치로 돌아온다.

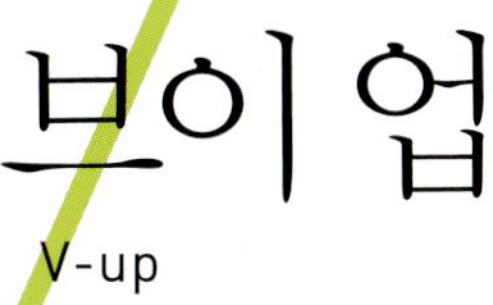

7 브이 업
V-up

1 바른 자세로 누워 양손은 머리 위로 편다.

2 복부에 힘을 주며 힘껏 팔과 다리를 위로
뻗는다.

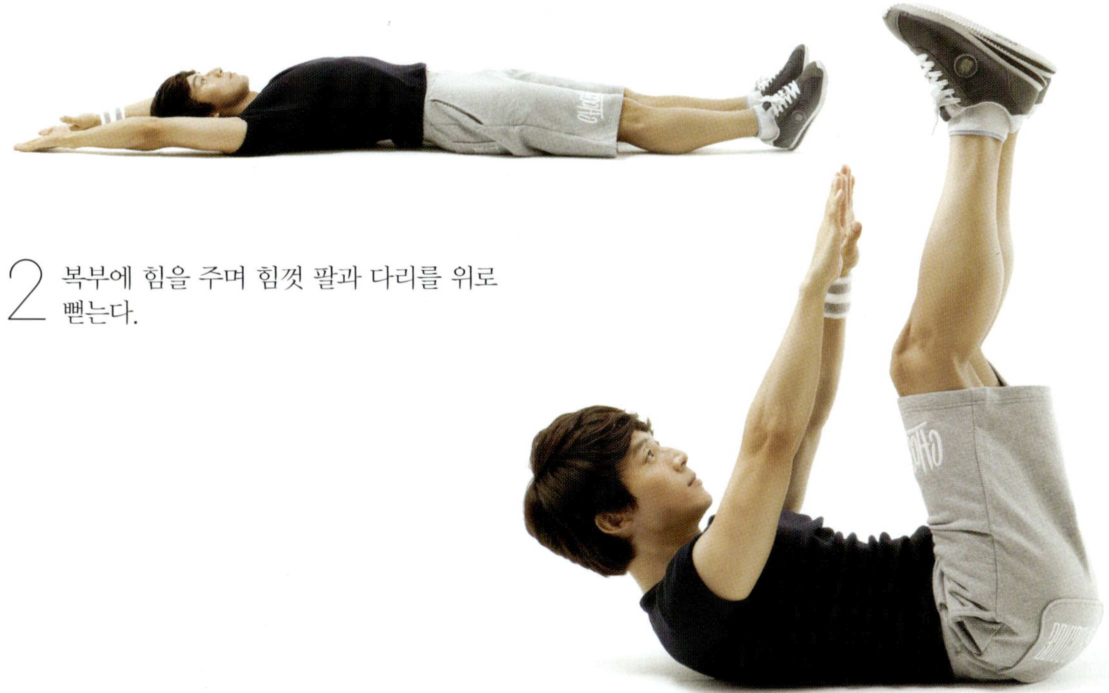

3 천천히 처음 자세로 돌아온다.

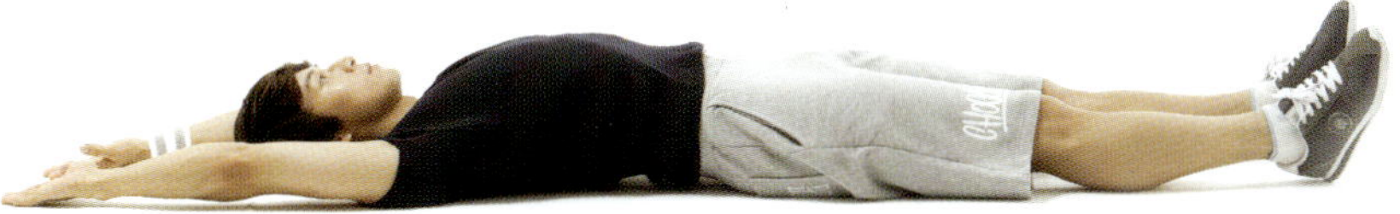

주의 반동을 이용해 동작을 시행하지 말고, 복부에 자극을 느끼며 천천히 시행한다.

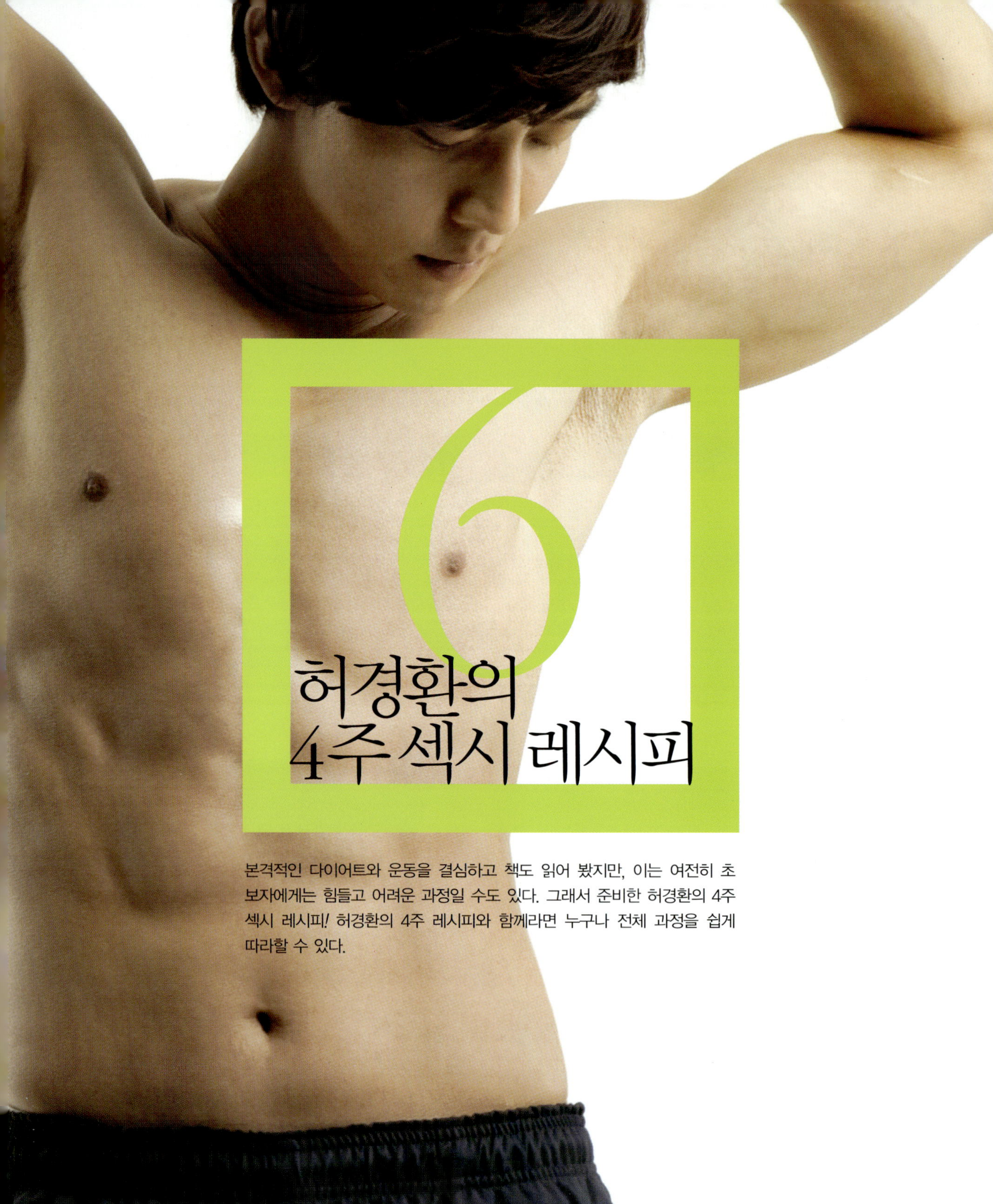

본격적인 다이어트와 운동을 결심하고 책도 읽어 봤지만, 이는 여전히 초
보자에게는 힘들고 어려운 과정일 수도 있다. 그래서 준비한 허경환의 4주
섹시 레시피! 허경환의 4주 레시피와 함께라면 누구나 전체 과정을 쉽게
따라할 수 있다.

4주 섹시 레시피 트레이닝

1~2주 동안은 기본 동작을 익히며 운동에 서서히 재미를 붙이는 기간이다. 3주차부터 본격적인 트레이닝에 돌입하며, 홈 트레이닝 어드밴스트 과정의 복합동작을 통해 짧은 시간 내에 효율적이고 효과적인 운동을 할 수 있다. 4주 스케줄링이 무리인 극초보자인 경우에는 1주씩 반복하여 8주 스케줄로 시행해도 무방하다.

유산소 운동은 기본적인 걷기, 조깅, 수영 등을 번갈아가면서 실행하면 되지만, 이 또한 시간과 장소의 제한이 있을 경우에는 인터벌 트레이닝이나 허경환의 서킷 트레이닝 7을 통해서 보완할 수 있다. 어느 정도 다이어트에 성공한 상태이거나 처음부터 몸매 유지 및 보강을 염두에 둔 경우에는 4주차 운동을 꾸준히 하면서 허경환의 서킷 트레이닝 7과 초콜릿 복근 만들기를 주3~6일 정도 꾸준히 실행하면 항상 멋진 몸매를 유지할 수 있다.

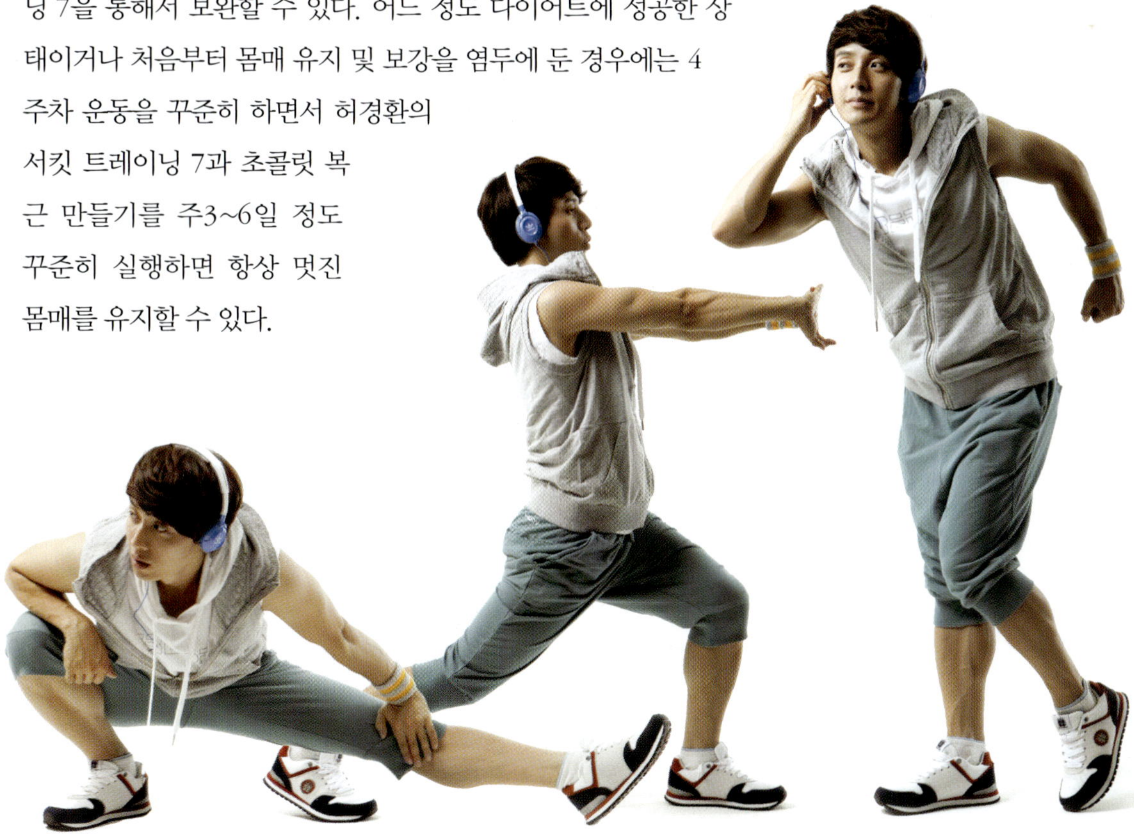

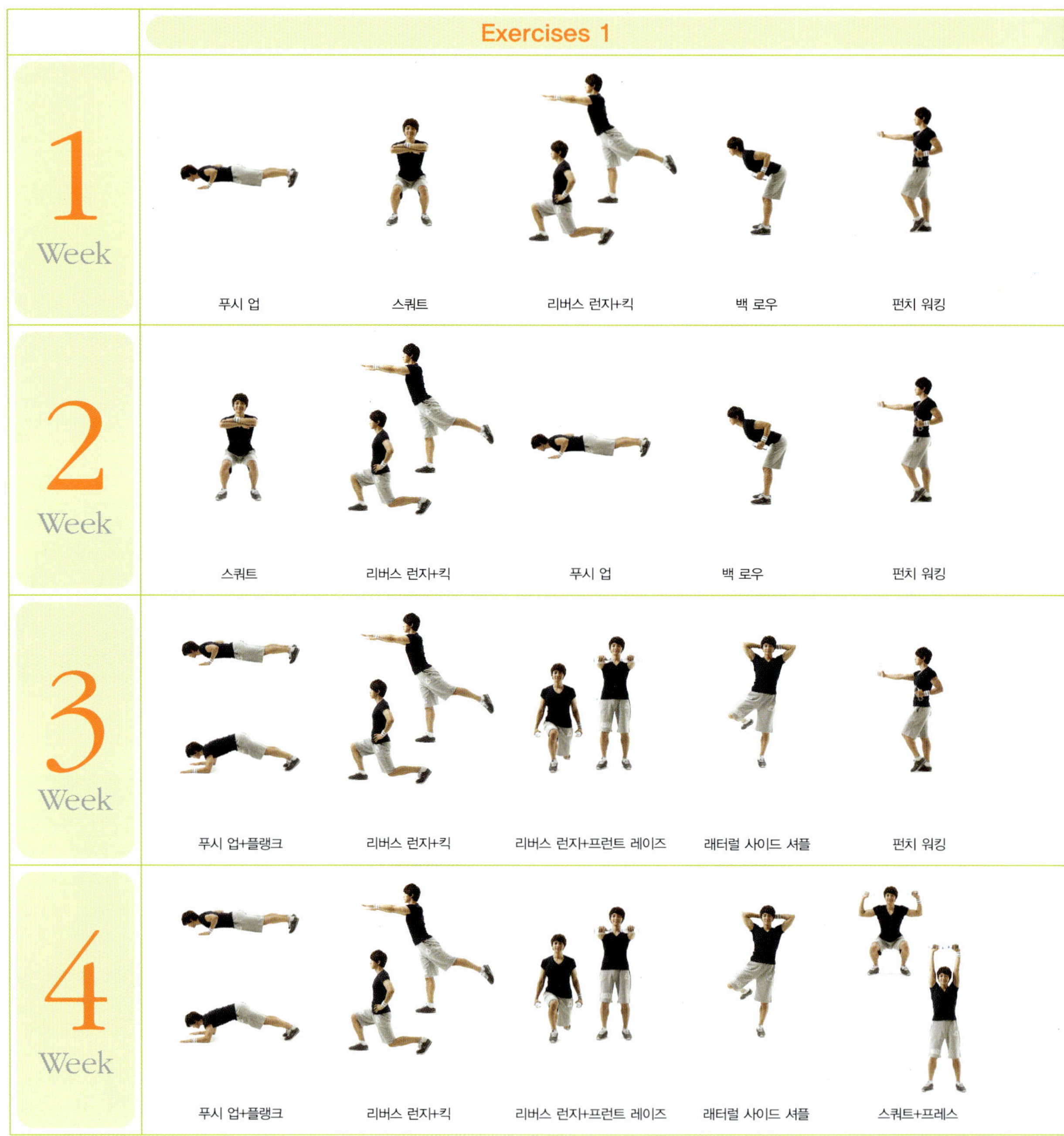

1 Week
푸시 업
스쿼트
리버스 런지+킥
백 로우
펀치 워킹

2 Week
스쿼트
리버스 런지+킥
푸시 업
백 로우
펀치 워킹

3 Week
푸시 업+플랭크
리버스 런지+킥
리버스 런지+프런트 레이즈
래터럴 사이드 셔플
펀치 워킹

4 Week
푸시 업+플랭크
리버스 런지+킥
리버스 런지+프런트 레이즈
래터럴 사이드 셔플
스쿼트+프레스

<table>
<tr><td colspan="5" align="center">Exercises 2</td><td align="center">유산소</td><td align="center">비고</td></tr>
<tr><td colspan="5"></td><td align="center">40
~
60
분</td><td align="center">주6일
하루도
빠짐없이
종목당
50회 반복</td></tr>
<tr><td align="center"> 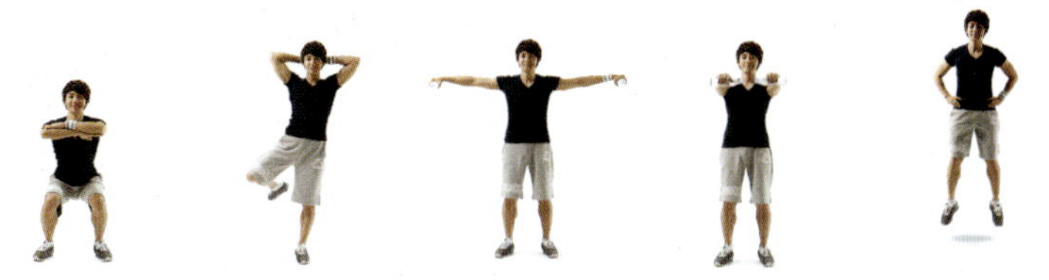스쿼트</td><td align="center">래터럴 사이드 셔플</td><td align="center">사이드 레이즈</td><td align="center">프런트 레이즈</td><td align="center">스쿼트 점프</td><td align="center">40
~
60
분</td><td align="center">주6일
월수금
Exercises 1
화목토
Exercises 2
20회씩
3세트</td></tr>
<tr><td align="center"> 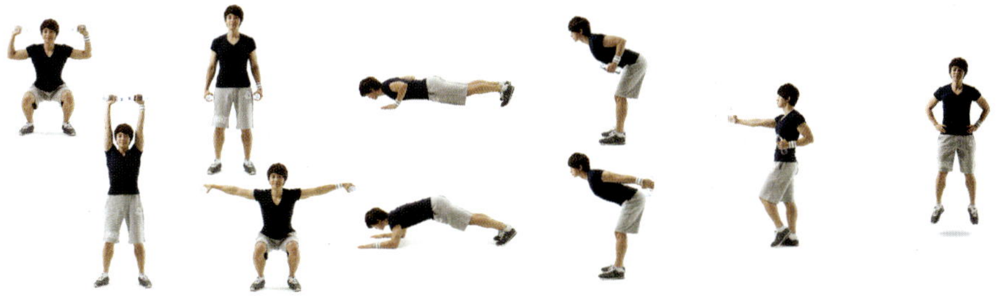스쿼트+프레스</td><td align="center">스쿼트+사이드 레이즈</td><td align="center">푸시 업+플랭크</td><td align="center">백 로우+킥 백</td><td align="center">펀치 워킹</td><td align="center">40
분</td><td align="center">주6일
월수금
Exercises 1
화목토
Exercises 2
20회씩
3세트</td></tr>
<tr><td align="center" colspan="5">스쿼트 점프</td></tr>
<tr><td align="center"> 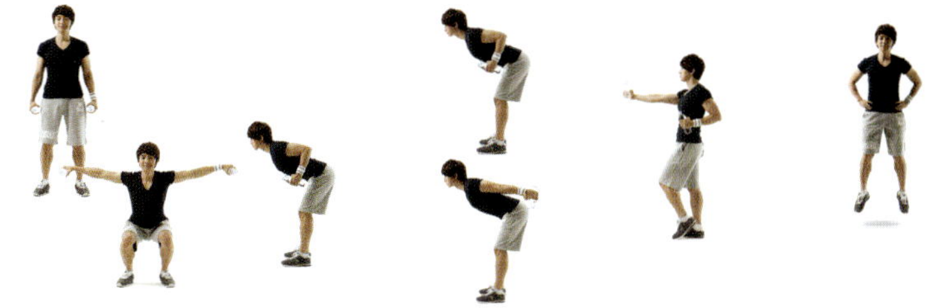스쿼트+사이드 레이즈</td><td align="center">백 로우</td><td align="center">백 로우+킥 백</td><td align="center">펀치 워킹</td><td align="center">스쿼트 점프</td><td align="center">30
분</td><td align="center">주6일
1~10번
3회 반복</td></tr>
</table>

허경환의 맛있는 다이어트

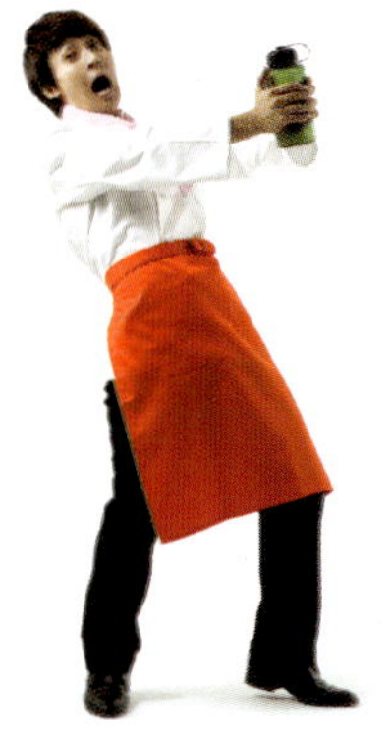

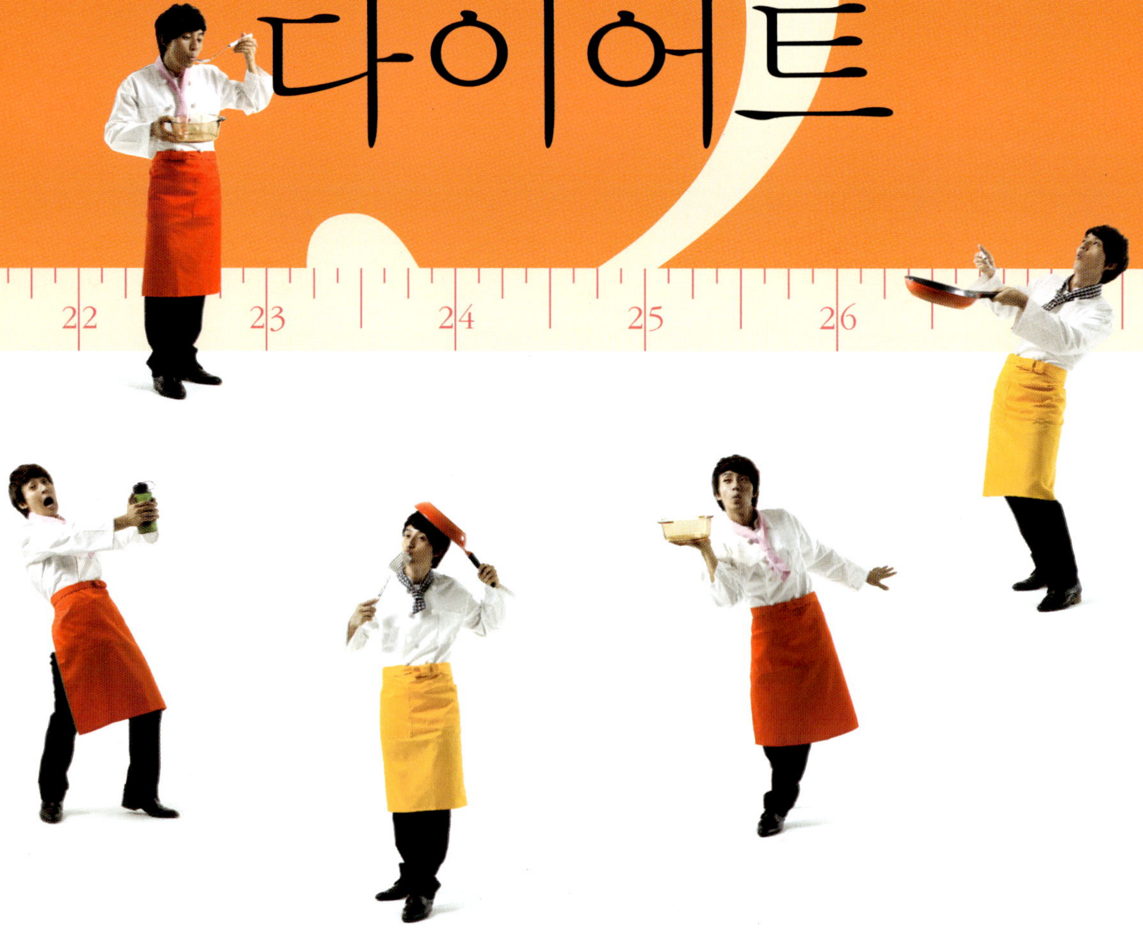

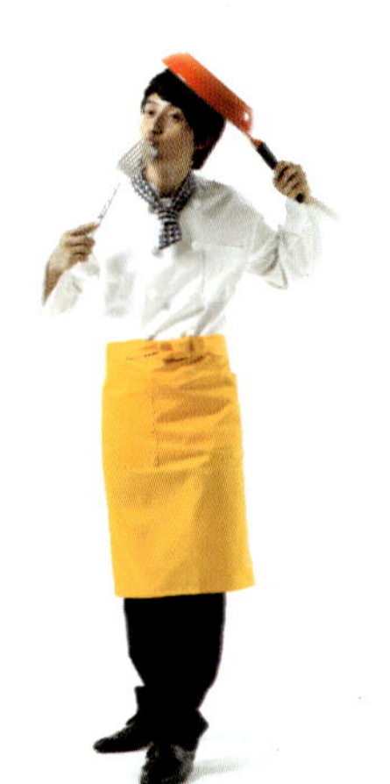

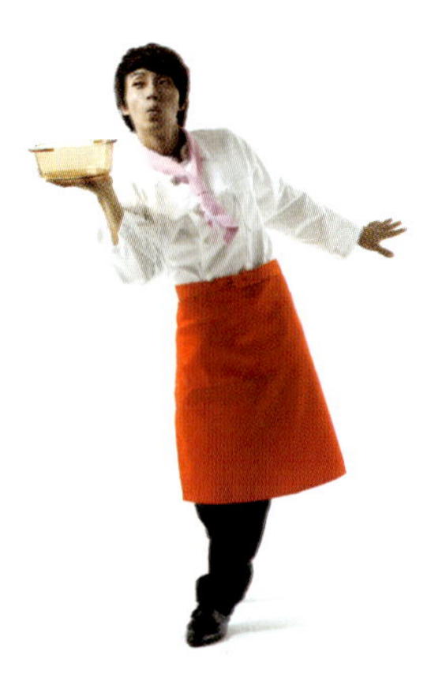

Recipe

지금으로부터 5년 전, 몸짱이 되고 싶었던 허경환. 닭가슴살과 필연적인 만남을 하는데……. 그때부터 질리게 먹어 온 닭가슴살이 지금의 식스팩의 근원이렷다!

하지만 퍽퍽한 닭가슴살이 마냥 맛있을 수만은 없었으니, 그래서 닭가슴살 요리에 나섰다! 다이어트에 좋다는 재료라는 재료는 모두 써 봤다. 그러나 이 맛도 아니요, 저 맛도 아니요. 입맛만 버리기 어언 5년! 결국 본인이 먹고 싶은 닭가슴살 레시피를 54가지 만들었으니, 그것이 바로 지금부터 공개할 허경환의 맛있는 다이어트!

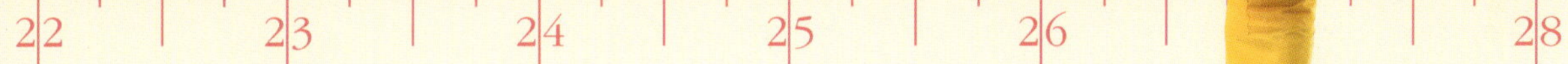

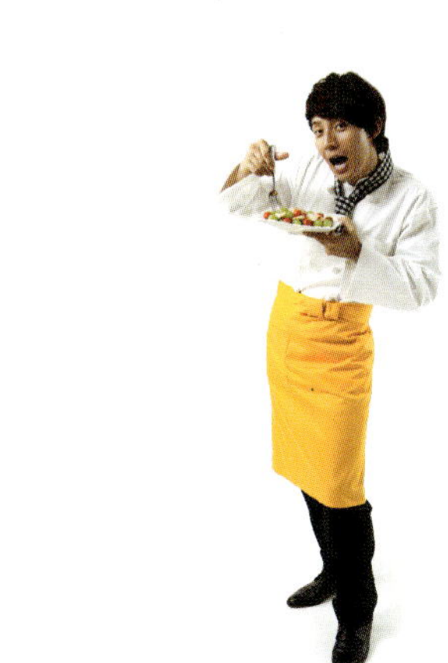

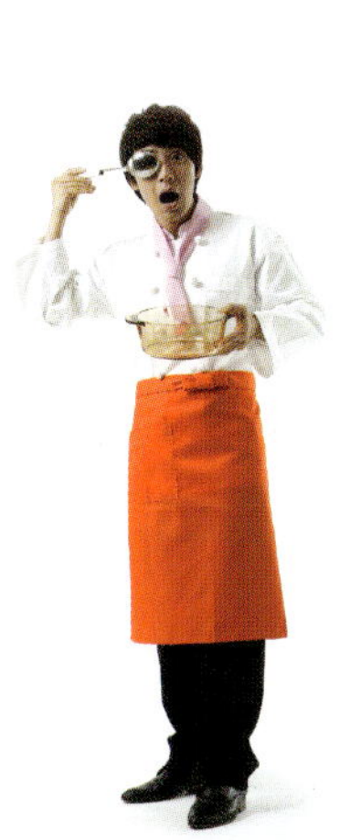

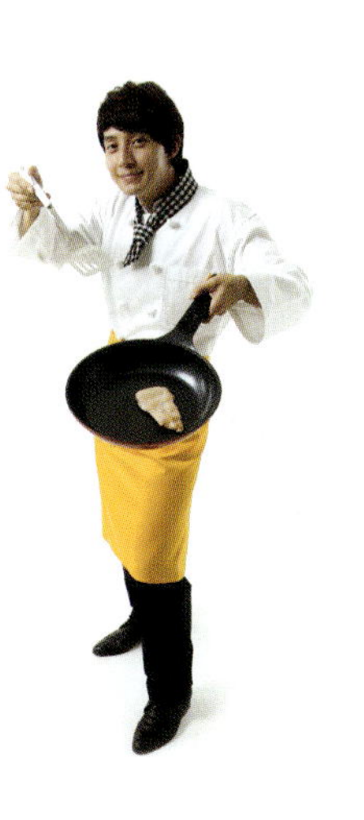

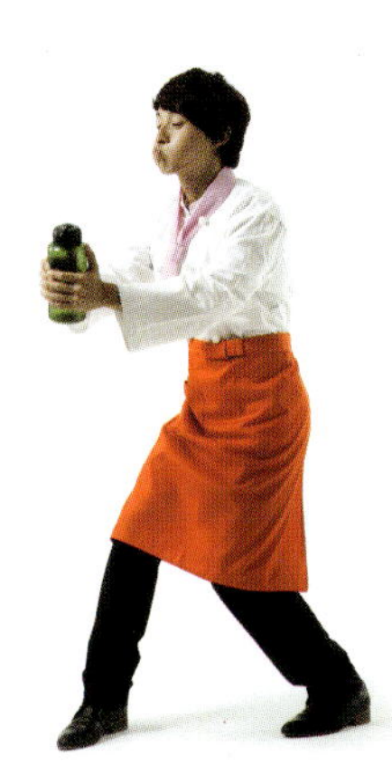

허경환의 닭가슴살 이야기

내 이야기 한번 들어 볼래?

난 일단 하얗고 매끈하게 잘생겼어.

근데 사람들이 날 그다지 좋아하지는 않았지.

왜냐고? 내가 퍽퍽하대…….

알고 보면 영양가 만점인데.

다들 나를 몰라본 거지.

그래서 그동안 난 미운 오리 새끼 대접을 받았어.

사람들은 나보다는 느끼한 내 친구를 좋아하더라?

하긴, 인기 있을 만하지.

게다가 그 친구는 아주 오랫동안 특정 팬층도 있었어.

백년손님인 사위라나 뭐라나…….

아무튼 한동안은 그 친구가 만인의 사랑을 독차지했지.

그런데 말이야, 지금은 내 인기를 따라올 자가 없어.

지금 나는 요즘 대세인 걸그룹부터

잘나가는 탤런트, 영화배우 등의 유명인사는 물론,

전 세계인의 사랑을 한 몸에 받고 있거든.

이쯤 되면 내가 누군지 짐작이 가지?

그래. 난 다이어트의 황제, 닭가슴살이라고 해.

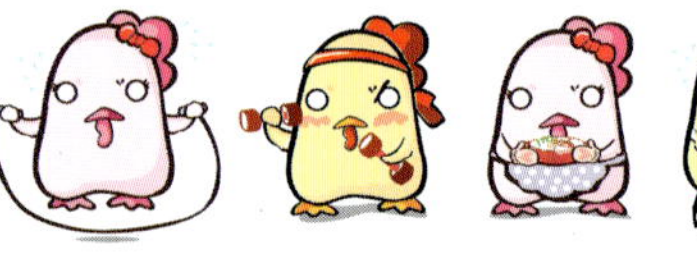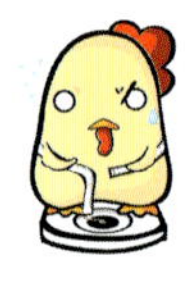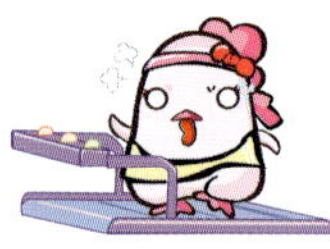

닭가슴살의 재발견

부위 중 가장 맛없기로 소문난 닭가슴살이 갑자기 화제를 모은 것은 얼마 되지 않은 이야기다. 사실 닭가슴살은 옛날, 고기 먹기 힘든 시절 부드럽고 기름기 있는 비싼 고기 대신 서민들의 단백질을 보충해 주던 대체식품으로 통했다. 그런데 요즘, 기름기 없는 퍽퍽한 살집 때문에 인기 없던 이 닭가슴살이 다이어트 열풍과 함께 황금기를 맞이했다.

닭가슴살 다이어트는 닭가슴살 요리로 단백질을 충분히 섭취하면서 체지방을 줄이는 것이 핵심이다. 닭가슴살은 부족한 단백질을 보충할 뿐 아니라, 우리 몸에 필요한 필수 아미노산까지 들어 있어서 단백질 부족으로 인한 근육량 감소, 탈모, 피부 이상 등을 예방하는 효과가 탁월하다. 이는 닭가슴살이 동물성 단백질임에도 불구하고 각광받는 이유이기도 하다. 이 때문에 소위 잘나간다는 몸짱 연예인들의 다이어트 식단에는 닭가슴살이 빠지지 않는다.

다이어트뿐 아니라 닭가슴살은 단백질이 풍부해서 수술 후 회복기 환자나 출산 후 산모에게도 좋다. 또한 뇌신경 전달물질의 활동을 촉진시켜 두뇌발달에도 좋아, 성장기 어린이의 뇌발달에도 효과적이라고 알려져 있다.

그러나 여전히 닭가슴살은 퍽퍽하고 기름기가 없어 먹기 불편하다. 그렇다고 닭가슴살을 다이어트와 건강을 위해 억지로 먹고 있다면 그럴 필요는 없다. 닭가슴살의 재발견! 지금부터 닭가슴살의 화려한 변신을 만나 보자.

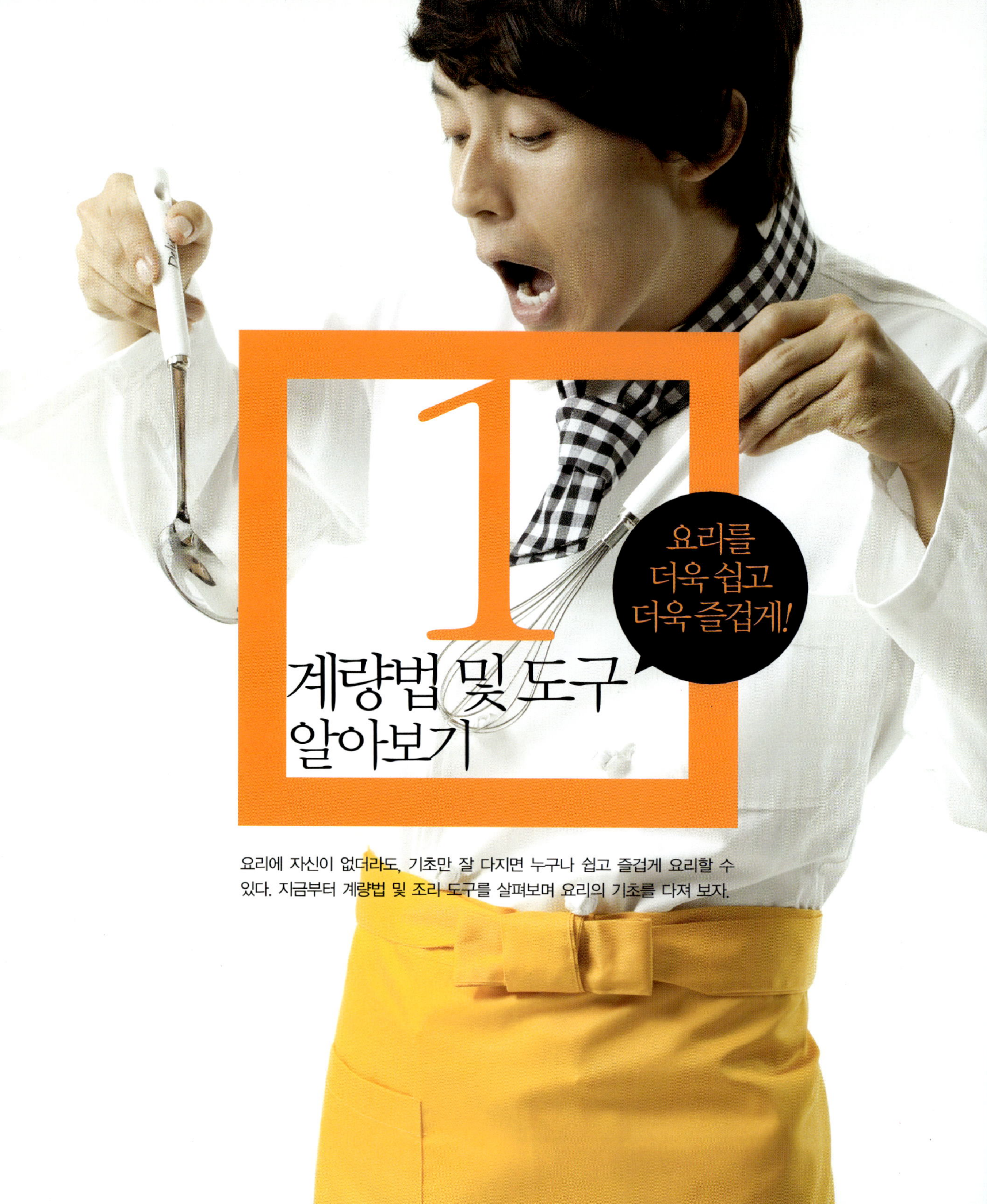

요리에 자신이 없더라도, 기초만 잘 다지면 누구나 쉽고 즐겁게 요리할 수 있다. 지금부터 계량법 및 조리 도구를 살펴보며 요리의 기초를 다져 보자.

이 책에서 사용한 계량법

전문적인 계량도구를 일반 가정에서 구비하기는 쉽지 않다. 그러나 어느 곳에서든 손쉽게 구할 수 있는 기본 도구로도 얼마든지 계량할 수 있다.

큰술

밥숟가락으로 가득 담은 양

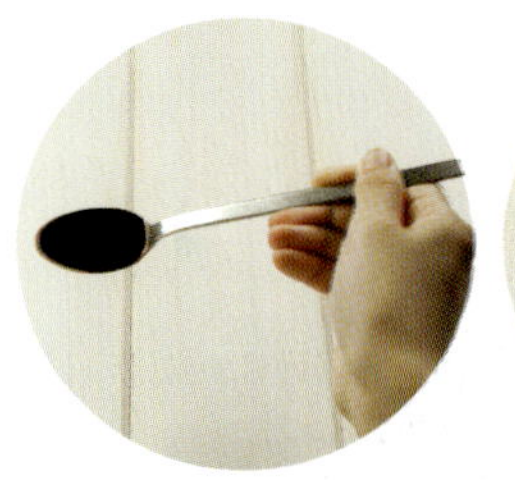
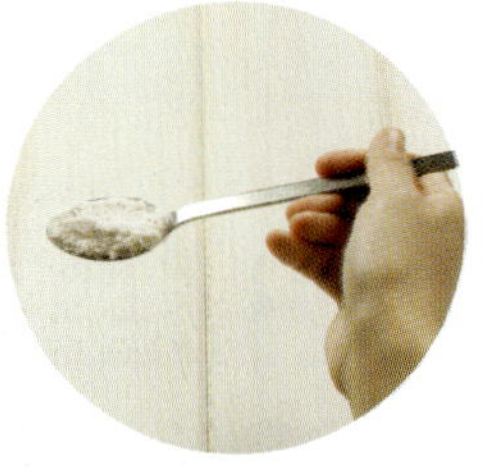

작은술

어린이 숟가락으로 가득 담은 양

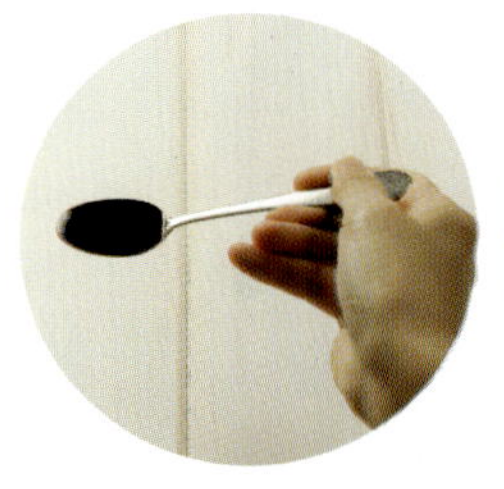
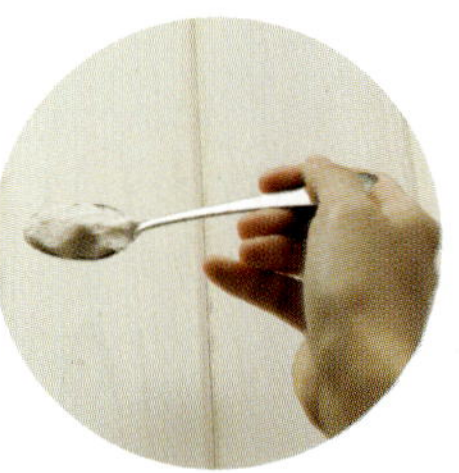

1컵

종이컵에 가득 담은 양

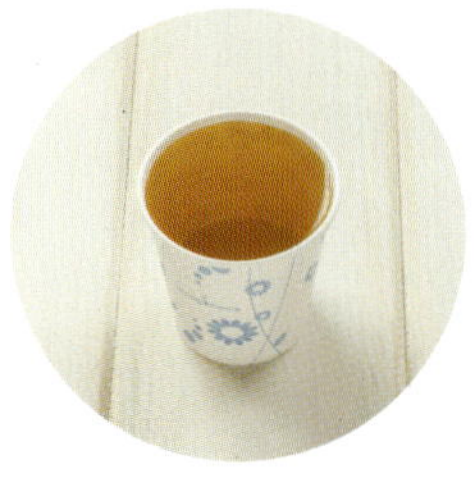

한줌

손에 한 번 잡히는 양

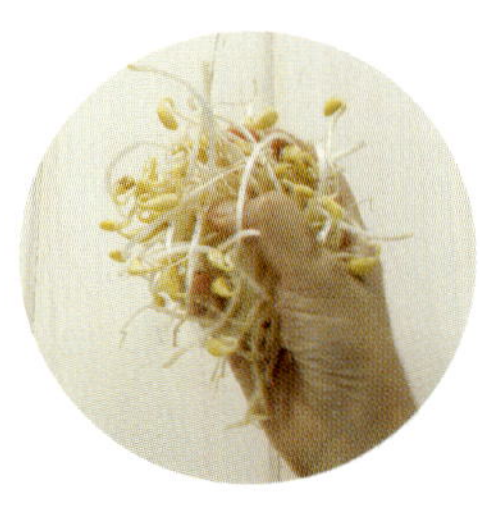

알아 두면 편리한 조리도구

스마트하고 현명한 다이어트 식단을 위해 참고할 만한 조리도구를 알아보자. 조리도구만 잘 활용해도 칼로리를 낮추고 영양손실을 최소화할 수 있다.

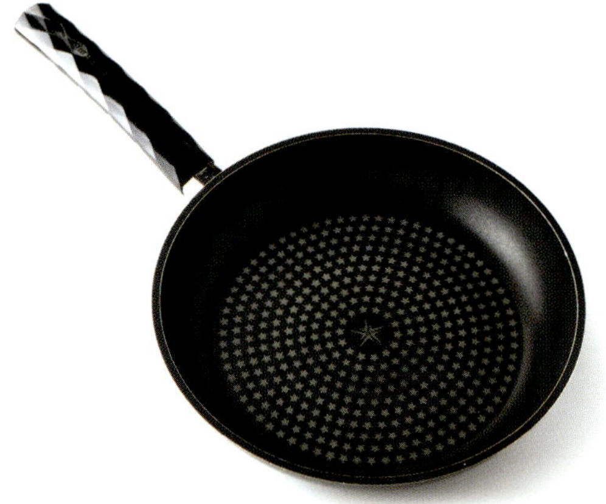

코팅 프라이팬

코팅이 잘되어 있는 프라이팬은
기름을 조금만 둘러도 요리가 가능하기 때문에,
기름으로 인한 칼로리 상승을 낮출 수 있다.

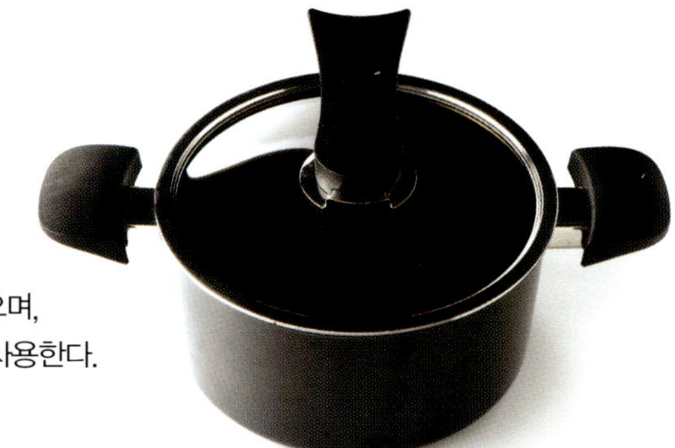

냄비

식품을 데칠 때 사용하면 영양손실을 최소화할 수 있으며,
주로 음식을 끓이거나 삶는 데 사용한다.

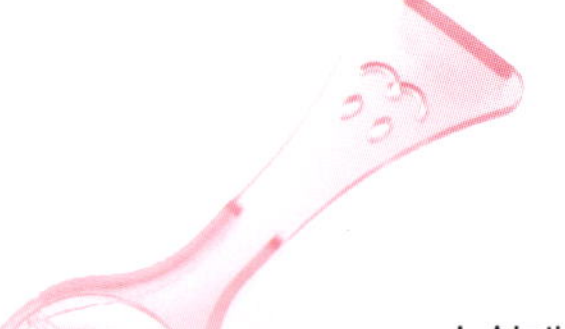

필러

무, 당근, 고구마, 감자 등 채소의 껍질을
손쉽게 벗기는 데 사용하며,
얇게 저밀 때 쓸 수 있어 요리에 없어서는 안 될 도구이다.

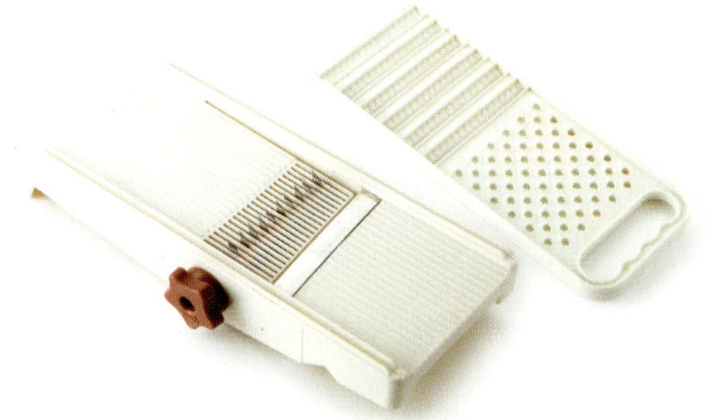

채칼

무, 당근, 오이 등의 채소를 가지런하게
채썰 수 있는 칼로,
칼질이 서툴다면 더욱 유용하게 사용할 수 있다.

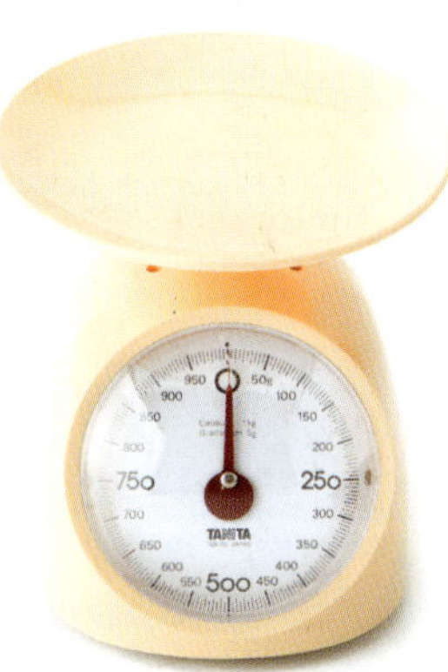

저울

재료의 무게를 정확히 잴 때 사용하며,
주방에 하나쯤 있으면 편리하다.

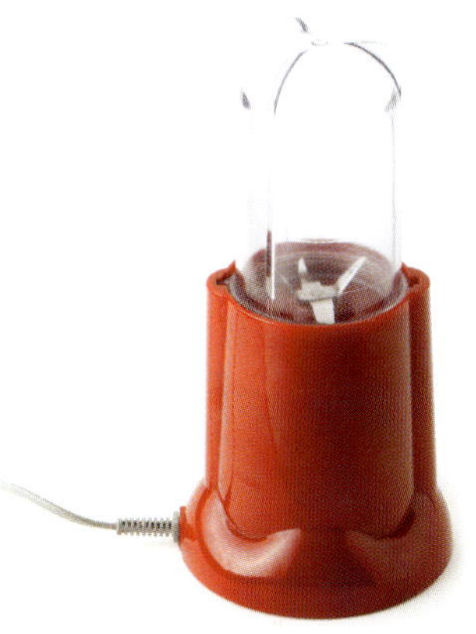

미니믹서

소량의 재료를 갈거나 적은 양의 음료를 만들 때 유용하다.

이 책에서 사용한 닭가슴살

어디서나 손쉽게 구할 수 있는 생닭가슴살과 간편하게 섭취할 수 있도록 이미 한 번 조리된 시판 제품을 함께 사용하였다.

생닭가슴살

우유에 30분가량 담가 놓았다가 끓는 물에 마늘, 파, 후춧가루 등의 향신료를 넣고 함께 삶으면 비린내를 없앨 수 있다.

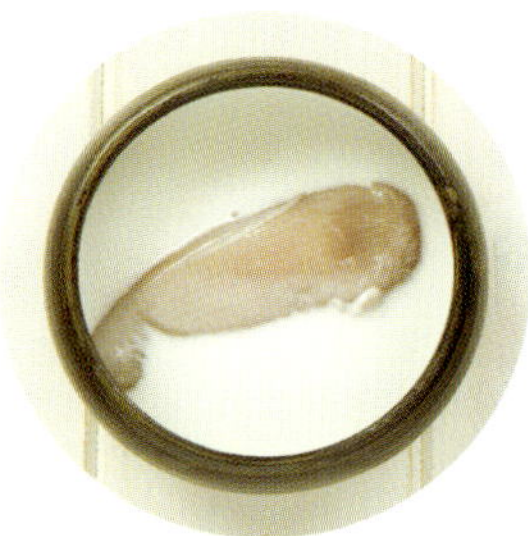
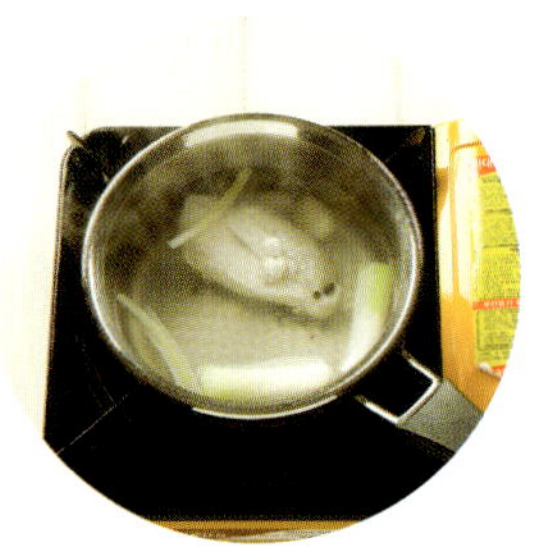

조리된 훈제맛, 마늘맛, 칠리맛 닭가슴살

이미 한번 조리되어 냉동된 식품으로, 해동하여 바로 먹거나 전자레인지에 익히거나 프라이팬에 살짝 구워 먹어도 좋다.

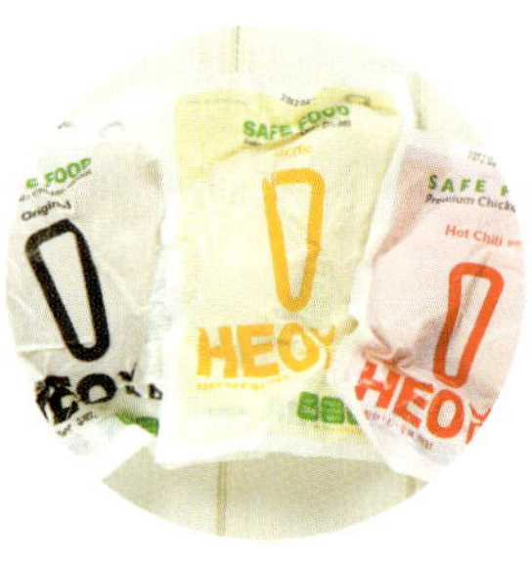
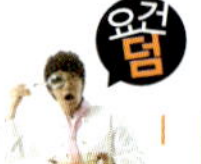

이 책의 레시피는 1인분 또는 2인분 기준이며, 다이어트 건강식이므로 덜 짜고 덜 달게 조리하였다.

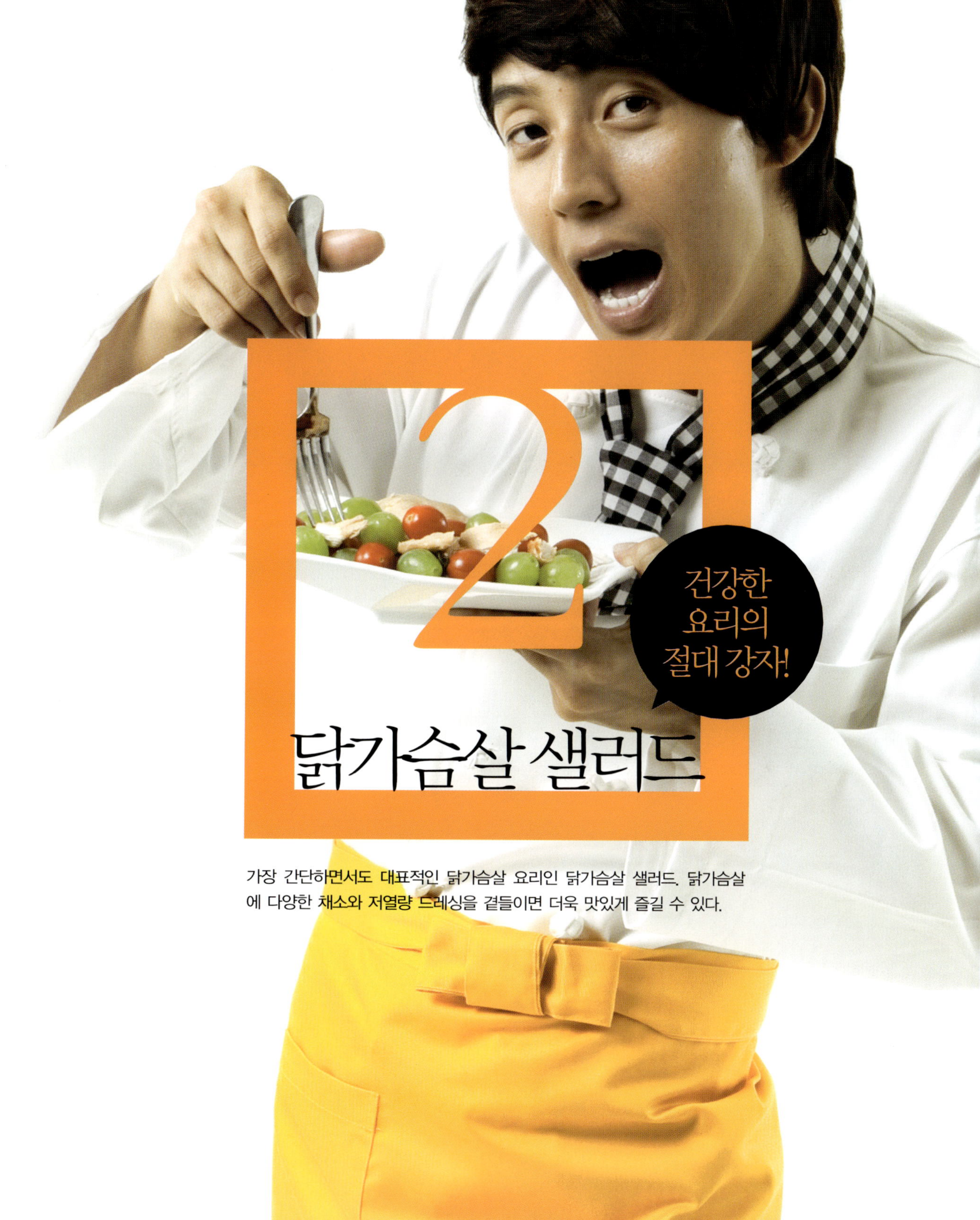

가장 간단하면서도 대표적인 닭가슴살 요리인 닭가슴살 샐러드. 닭가슴살
에 다양한 채소와 저열량 드레싱을 곁들이면 더욱 맛있게 즐길 수 있다.

141
KCAL
1인분 기준

닭가슴살
요구르트 드레싱 샐러드
(1인분)

운동 시간
27
min

운동 강도
5
METs

소모 칼로리
141
kcal

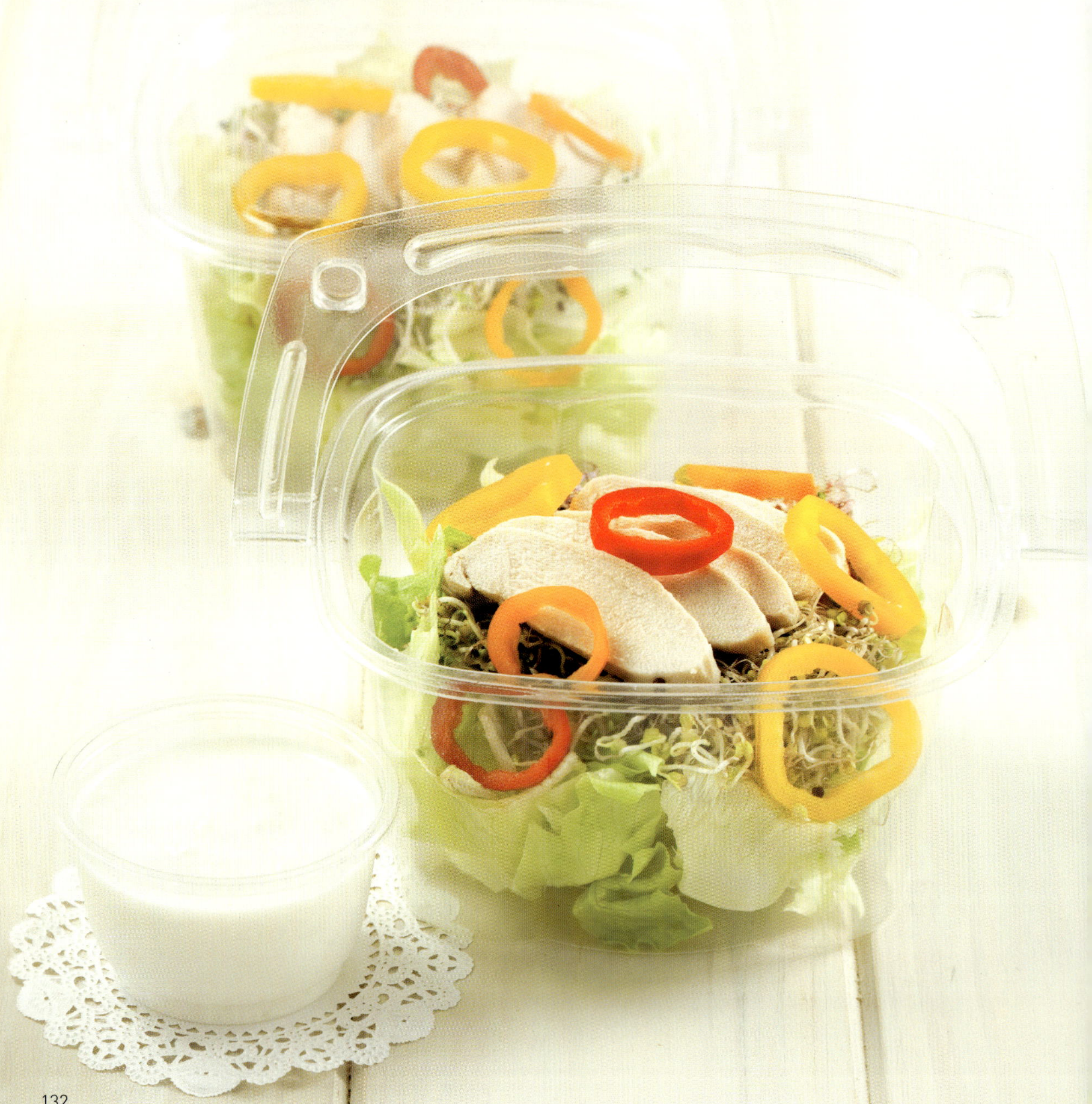

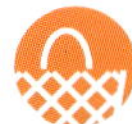 **재 료**

생닭가슴살(50g),
양상추(한줌),
빨강/노랑 미니 파프리카
(1개씩),
새싹(반줌)

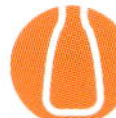 **드 레 싱**

무지방 요구르트(1개),
레몬즙(1큰술),
사과 간 것(2큰술),
소금(약간)

1. 닭가슴살은 가로로 편썬다.

2. 양상추는 한입 크기로 뜯어 얼음물에 담갔다가 건져 내 물기를 털어 낸다. 미니 파프리카는 씻어 물기를 제거하고 단면으로 얇게 썬다. 새싹은 체에 넣고 흐르는 물에 씻어 물기를 뺀다.

3. 준비한 위의 재료를 접시에 담고 드레싱을 만들어 곁들인다.

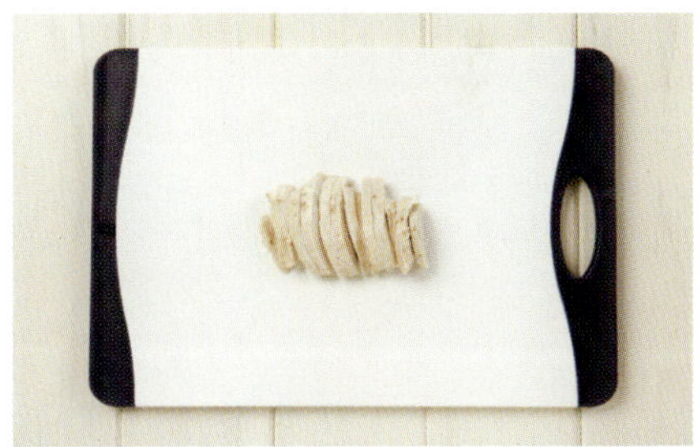

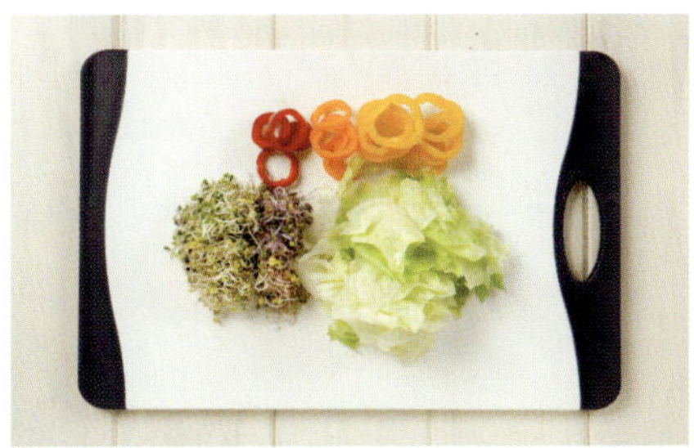

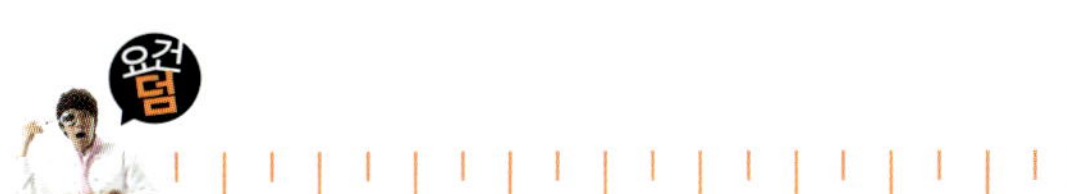

무지방 요구르트는 지방 0%, 약 55kcal의 저열량 제품으로, 대형마트에서 손쉽게 구할 수 있다.

135
KCAL
1인분 기준

닭가슴살

구운야채 샐러드

(1인분)

운동 시간 26 min | 운동 강도 5 METs | 소모 칼로리 136 kcal

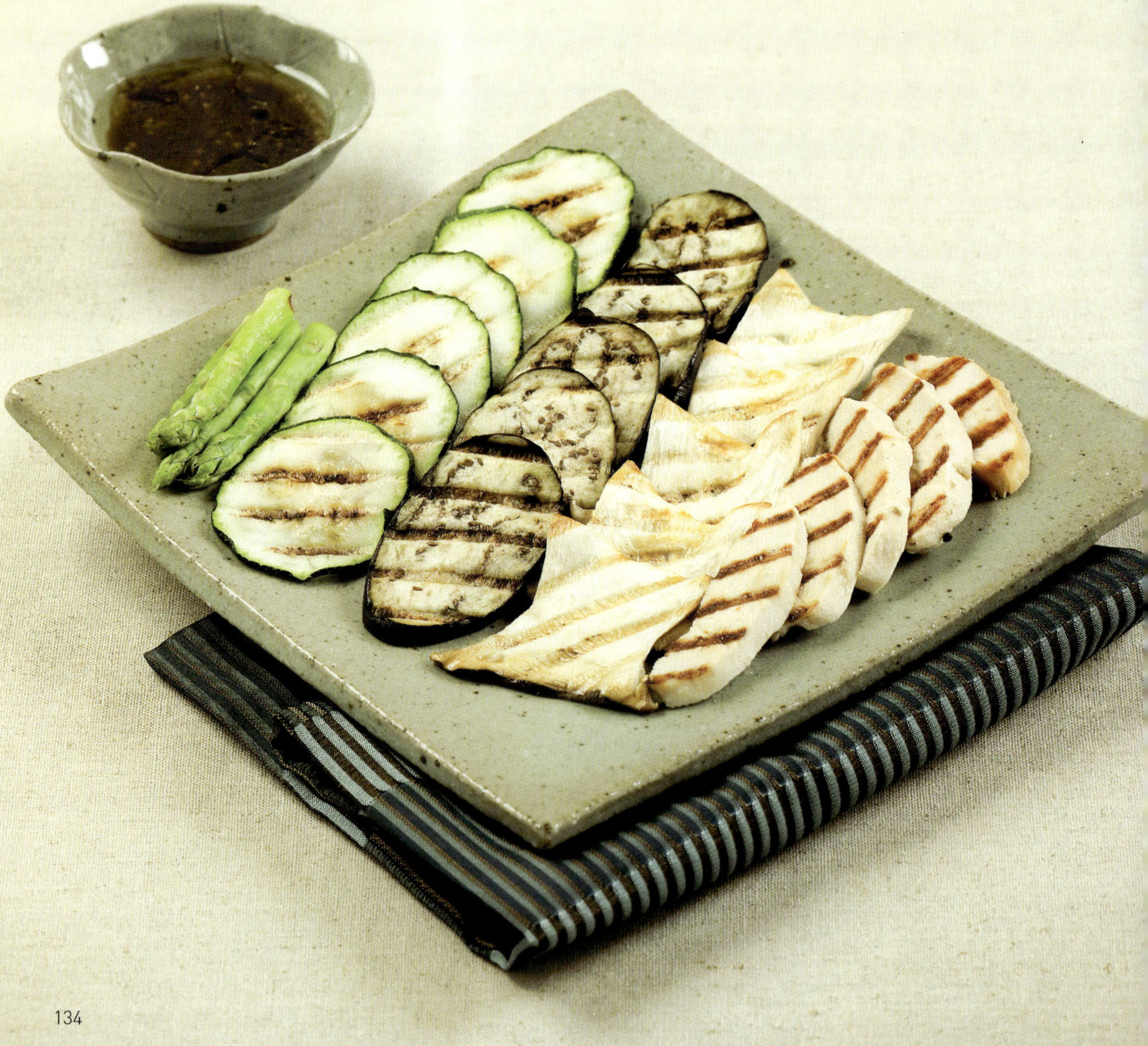

버섯, 가지, 호박 등의 채소는 주로
우리 밥상에 볶음으로 오르는데,
채소자체의 열량은 얼마 안 되지만
기름에 볶게 되면 전체 열량이 높아진다.
이럴 땐 버섯과 가지, 호박을 구워
발사믹 소스를 곁들인 샐러드에,
부족한 단백질은 닭가슴살로 보충하면
맛도 좋고 건강에도 좋다.

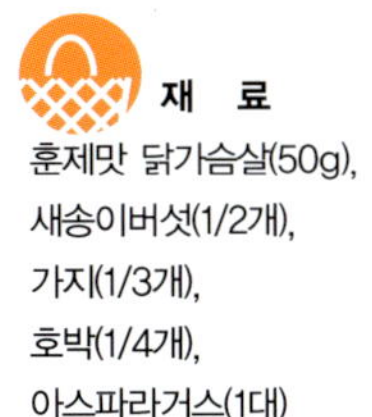

훈제맛 닭가슴살(50g),
새송이버섯(1/2개),
가지(1/3개),
호박(1/4개),
아스파라거스(1대)

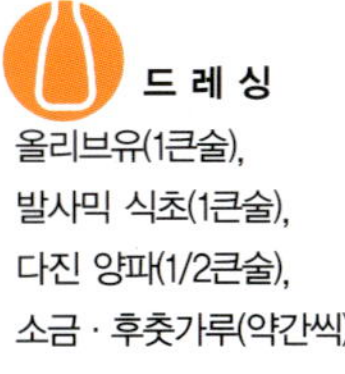

올리브유(1큰술),
발사믹 식초(1큰술),
다진 양파(1/2큰술),
소금 · 후춧가루(약간씩)

1. 훈제맛 닭가슴살은 가로로 편썬다.

2. 새송이버섯은 흐르는 물에 살짝 씻어 물기를 제거한 후, 도톰하게 저민다. 가지와 호박은 씻어 물기 제거 후 어슷하게 썰고, 아스파라거스는 씻어 딱딱한 밑동 부분은 잘라내고 껍질은 필러 등으로 살살 벗겨 한입 크기로 썬다.

3. 준비한 닭가슴살과 채소를 프라이팬이나 석쇠에 넣고, 소금과 후춧가루를 솔솔 뿌려 살짝 구워 낸다.

4. 구운 닭가슴살과 채소를 접시에 담고 드레싱을 만들어 곁들인다.

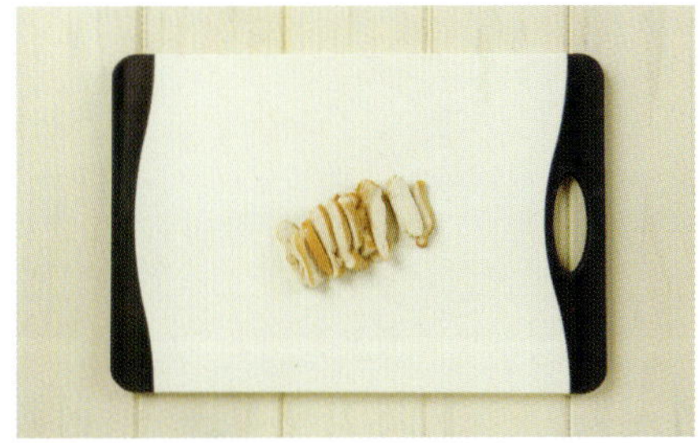

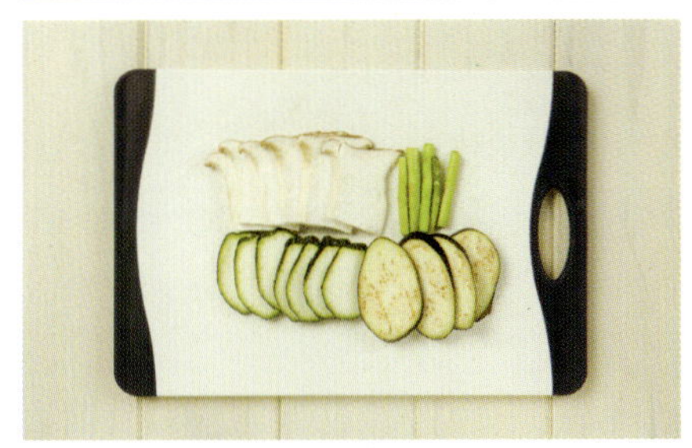

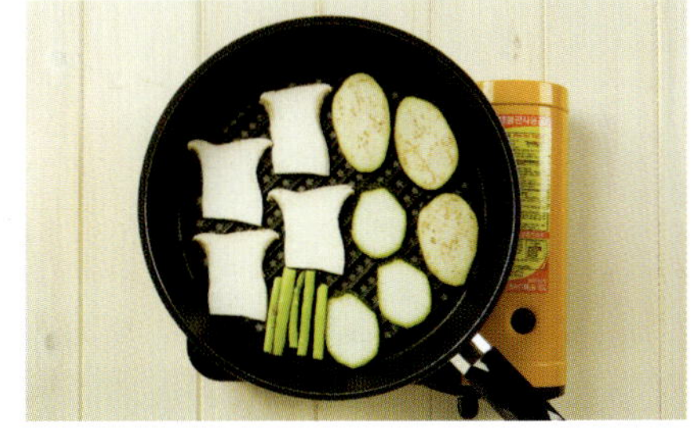

아스파라거스는 섬유소가 풍부하고 열량이 낮아 다이어트에 좋다. 줄기가 연하고 굵은 것, 잎의 녹색 부분이 진한 것, 줄기에 수염뿌리가 없는 것을 고른다.

준비한 재료를 구울 때 올리브유를 살짝 바르고 구우면 훨씬 맛이 좋아지지만, 칼로리를 생각한다면 그냥 굽는 것이 좋다.

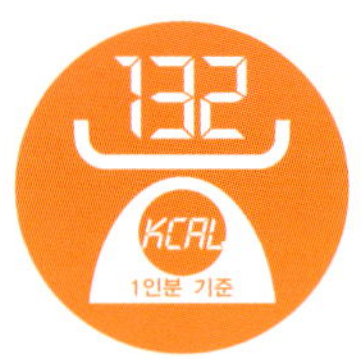

닭가슴살

그린야채 샐러드

(1인분)

운동 시간	운동 강도	소모 칼로리
26 min	**5** METs	**136** kcal

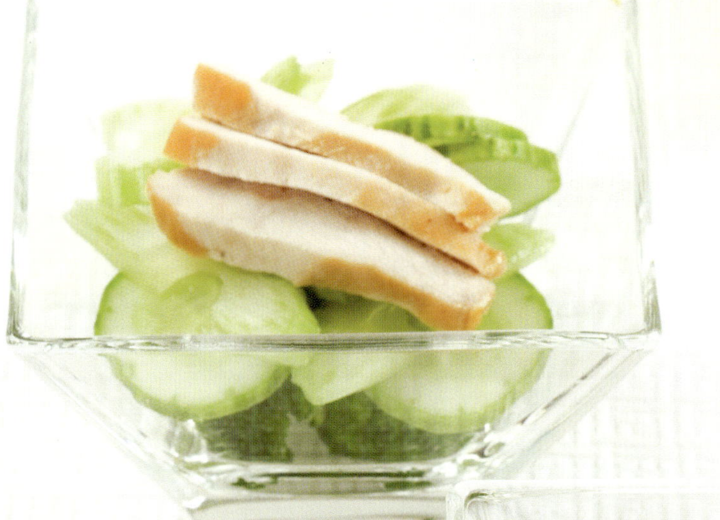

항암효과, 노화방지 등 여러 효과를 보이는
슈퍼푸드 브로콜리와 오이,
여기에 특유의 향과 맛을 내는 셀러리를 넣고
새콤한 드레싱을 뿌려
그린 야채샐러드를 만들어 보자.
이때 자칫 부족할 수 있는 단백질은
담백한 닭가슴살로 보충할 수 있다.

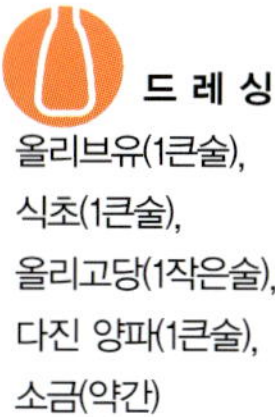

재 료
마늘맛 닭가슴살(50g),
셀러리(1대),
브로콜리(1/4송이),
오이(1/4개)

드 레 싱
올리브유(1큰술),
식초(1큰술),
올리고당(1작은술),
다진 양파(1큰술),
소금(약간)

1. 마늘맛 닭가슴살은 깍둑썬다.

2. 브로콜리는 작게 송이를 떼어 끓는 물에 소금을 약간 넣고 데친 후, 찬물에 살짝 헹구어 물기를 뺀다. 오이는 씻어 필러로 껍질을 벗긴 후 가로로 얇게 썰고, 셀러리는 씻어 단단한 심줄을 제거한 후 어슷하게 썬다.

3. 준비한 위의 재료를 접시에 담고 드레싱을 만들어 곁들인다.

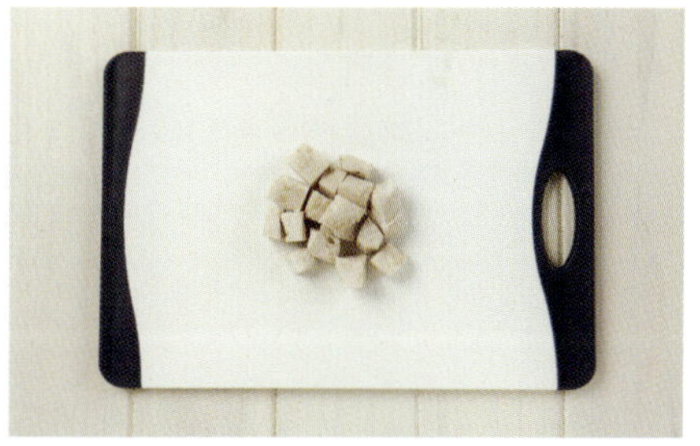

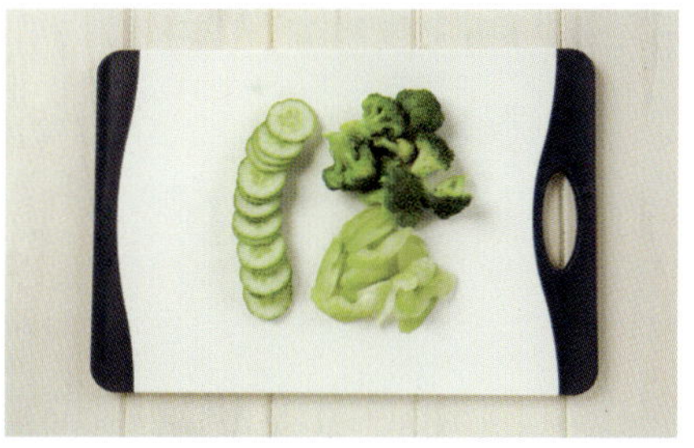

셀러리는 100g당 약 12kcal의 저열량 식품으로 당질과 지방을 함유하고 있지 않은 반면, 섬유질이 많아 다이어트 식품으로 좋다. 심줄 부분을 절대로 잡아당겨 제거해야 질기지 않다. 잎 부분에 영양 성분이 더 많으므로 잎도 버리지 말고 먹는 것이 좋다. 주로 샐러드나 피클요리에 이용한다.

124 KCAL 1인분 기준

닭가슴살

간장소스 샐러드

(1인분)

운동 시간	운동 강도	소모 칼로리
24 min	5 METs	126 kcal

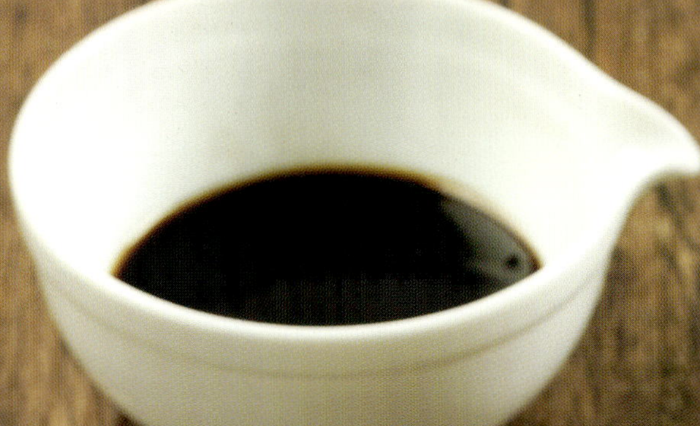

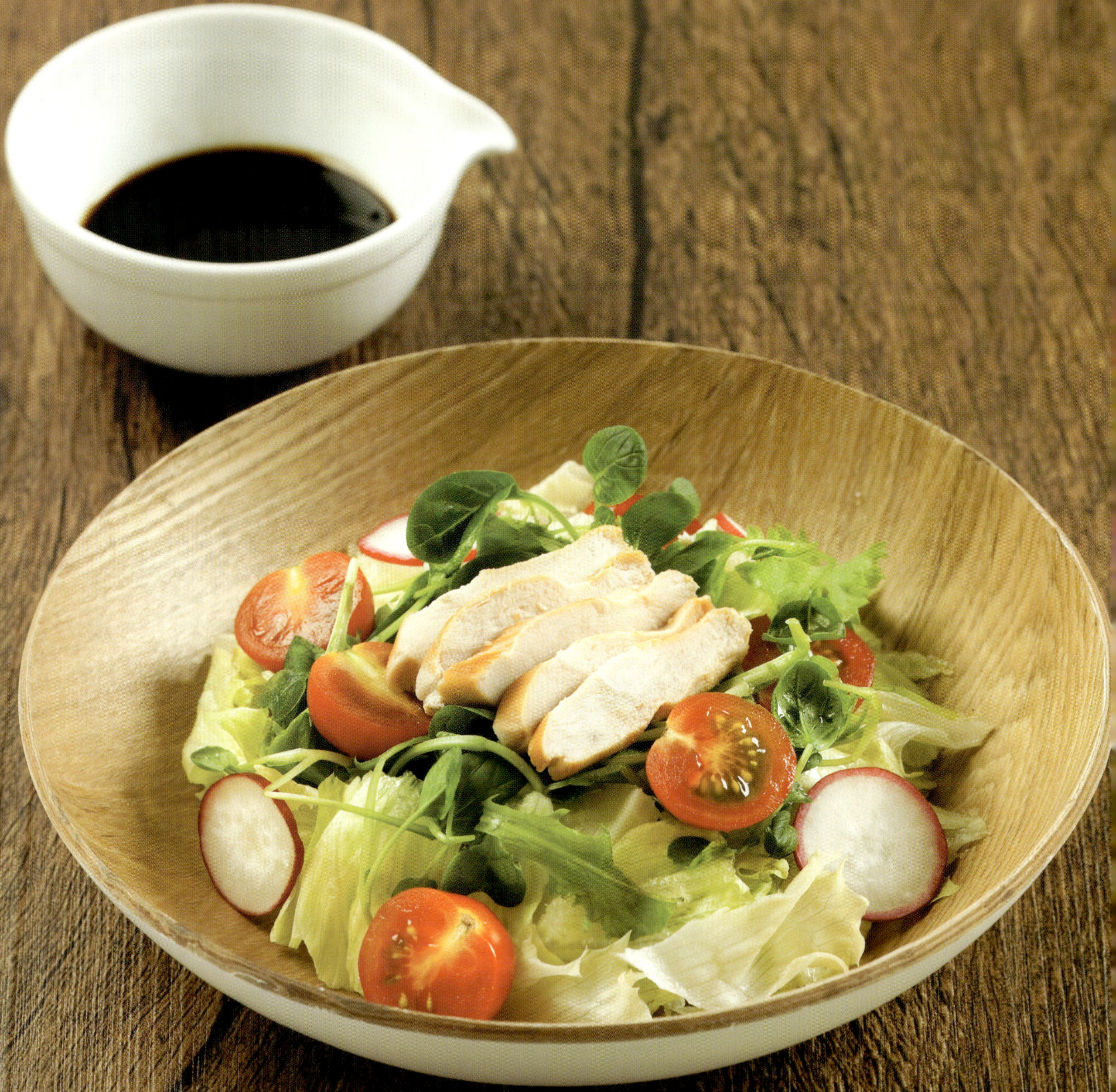

샐러드에 가장 많이 쓰이는
양상추, 베이비 채소, 방울토마토를 넣고
닭가슴살을 더해 샐러드를 만들어 보자.
래디시를 얇게 저며 넣으면 더욱 맛있을 뿐 아니라
시각적으로도 특별해 보인다.

재　료

훈제맛 닭가슴살(50g),
양상추(한줌),
베이비 채소(한줌),
방울토마토(5개),
래디시(1개)

드 레 싱

진간장(1큰술),
다진 마늘(1작은술),
식초(1큰술),
올리고당(1작은술),
레몬즙(1큰술),
다진 양파(1큰술),
참기름(1작은술)

1.　훈제맛 닭가슴살은 가로로 편썬다.

2.　양상추는 씻은 후 한입 크기로 뜯고, 베이비 채소는 흐르는 물에 씻어 얼음물에 담갔다 체에 밭쳐 물기를 뺀다. 방울 토마토는 씻어 반으로 자르고, 래디시는 잎과 줄기를 떼어 내고 깨끗하게 씻은 후 얇게 저민다.

3.　준비한 위의 재료를 접시에 담고 드레싱을 만들어 곁들인다.

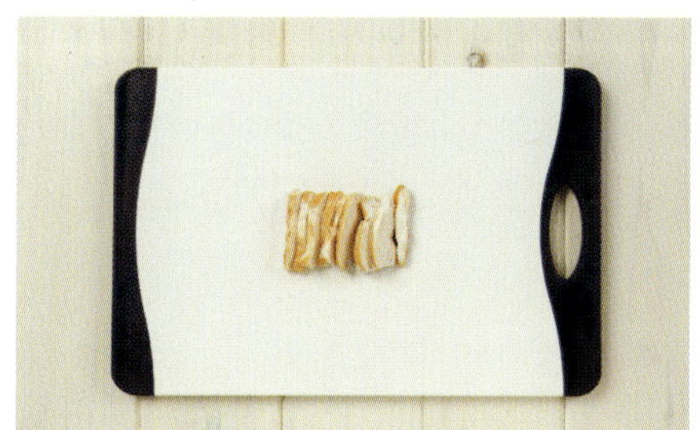

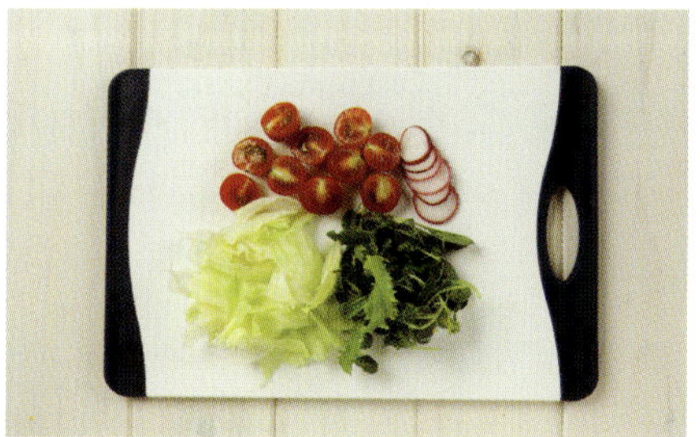

베이비 채소는 비타민 성분이 많아 이름이 붙여진 녹황색 채소로, 카로틴 함량이 시금치의 2배에 이른다.

117 KCAL
1인분 기준

닭가슴살
천사채 샐러드
(1인분)

운동 시간	운동 강도	소모 칼로리
23 min	5 METs	120 kcal

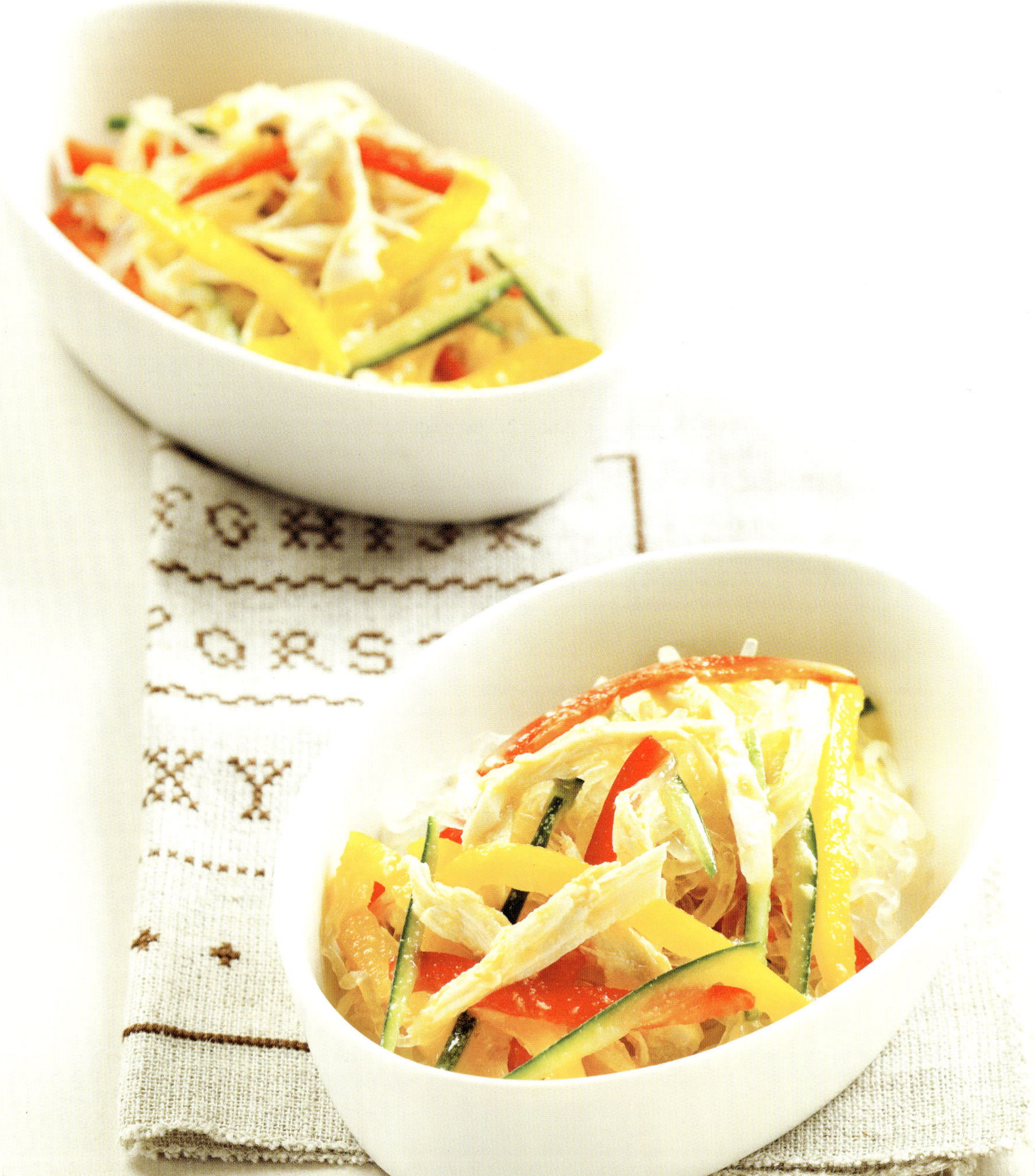

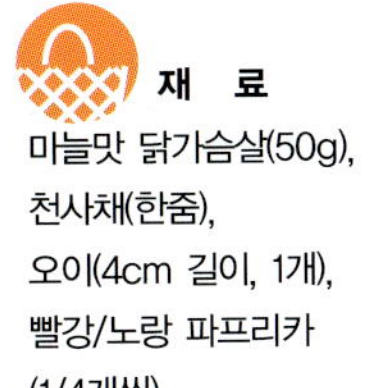

재 료

마늘맛 닭가슴살(50g),
천사채(한줌),
오이(4cm 길이, 1개),
빨강/노랑 파프리카
(1/4개씩)

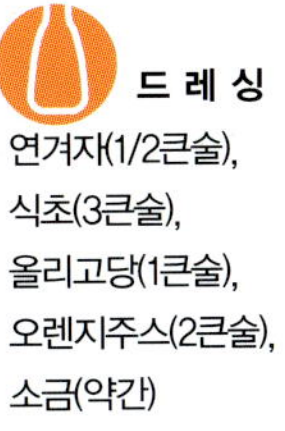

드 레 싱

연겨자(1/2큰술),
식초(3큰술),
올리고당(1큰술),
오렌지주스(2큰술),
소금(약간)

1. 마늘맛 닭가슴살은 결대로 잘게 찢어 놓는다.
2. 천사채는 체에 밭쳐 흐르는 물에 헹군 후 물기를 제거한다.
3. 오이는 4cm 길이로 토막 내어 돌려깎은 후 채썬다. 파프리카도 심과 씨를 제거한 후 채썬다.
4. 드레싱을 만든 후 준비한 위의 재료들과 잘 버무려 접시에 담아낸다.

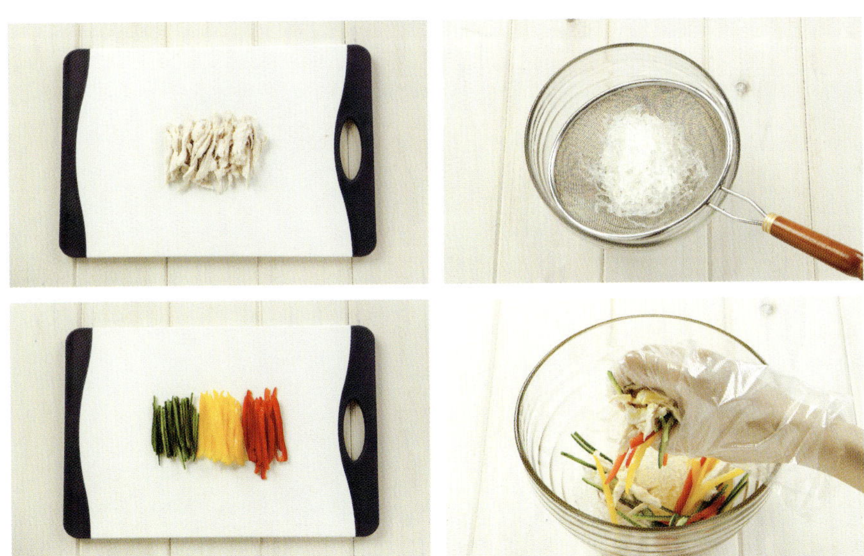

185
KCAL
1인분 기준

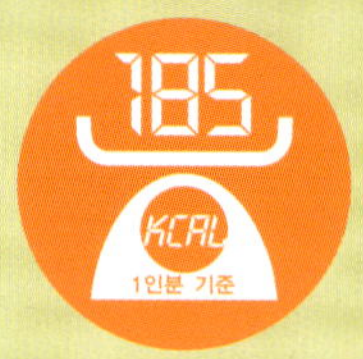

닭가슴살
감자 샐러드
(1인분)

운동 시간	운동 강도	소모 칼로리
36 min	5 METs	189 kcal

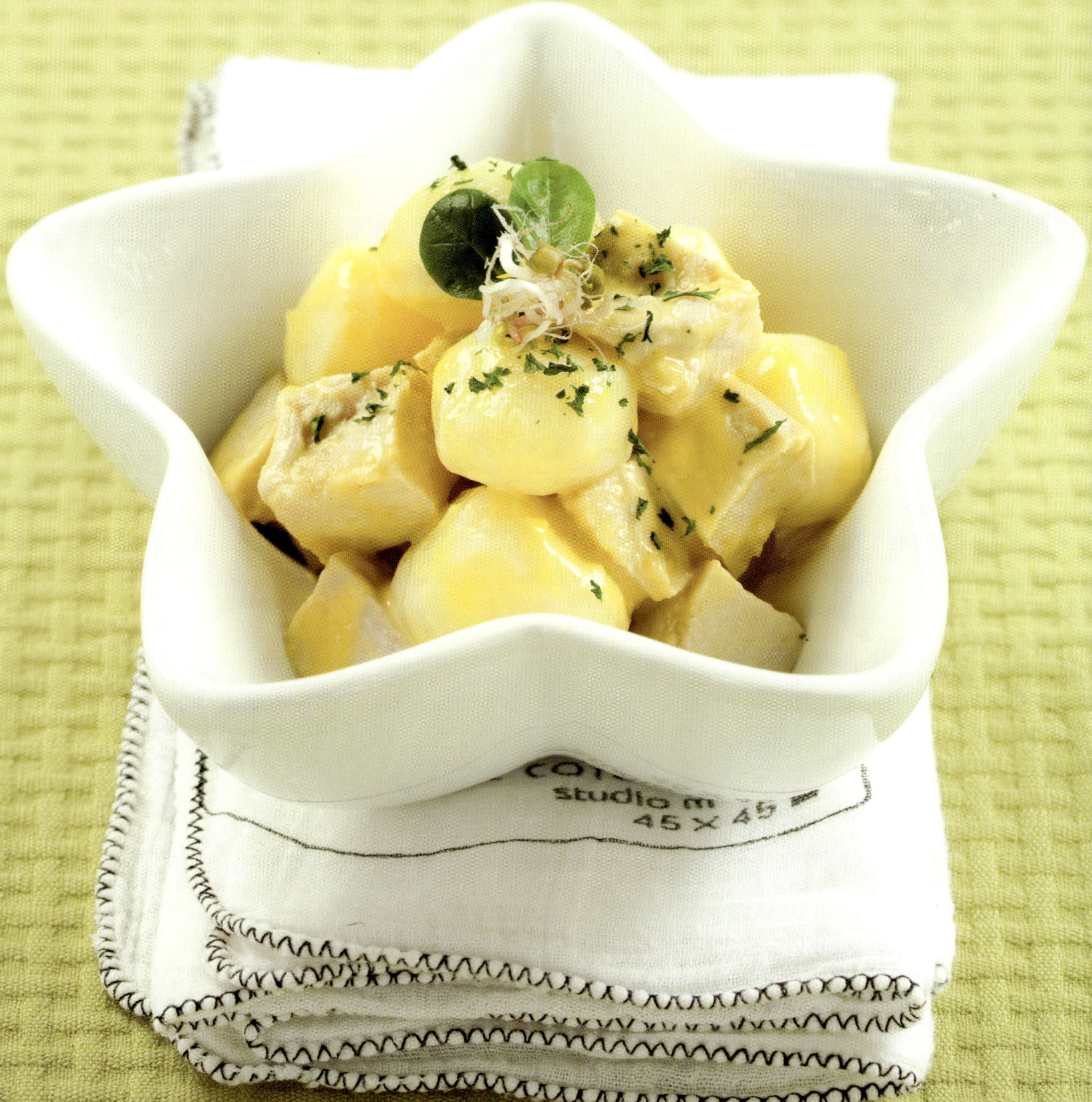

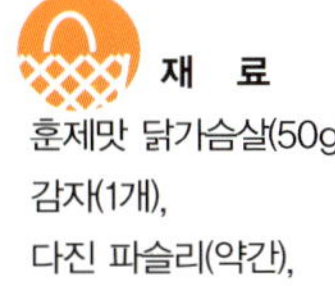

훈제맛 닭가슴살(50g),
감자(1개),
다진 파슬리(약간),
꽃소금(약간)

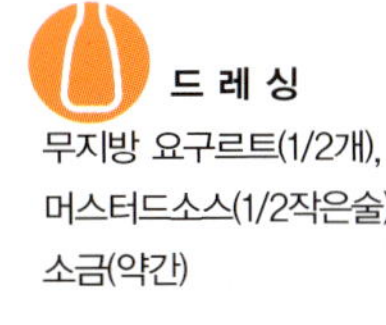

무지방 요구르트(1/2개),
머스터드소스(1/2작은술),
소금(약간)

1. 훈제맛 닭가슴살은 적당한 크기로 깍둑썬다.

2. 감자는 껍질을 필러로 벗긴 후 한입 크기로 깍둑썰고, 찬물에 5분 정도 담가 녹말기를 제거한다.

3. 냄비에 감자를 넣은 후 감자가 잠길 정도로 물을 붓고, 꽃소금을 약간 넣어 삶는다. 감자가 포슬포슬하게 삶아지면 물을 따라 버리고, 센불에서 남은 수분을 날려 보낸다.

4. 삶은 감자와 닭가슴살을 볼에 담고 드레싱을 만들어 넣은 후 골고루 버무린다. 파슬리를 넣어 한 번 더 버무린 후 그릇에 담아낸다.

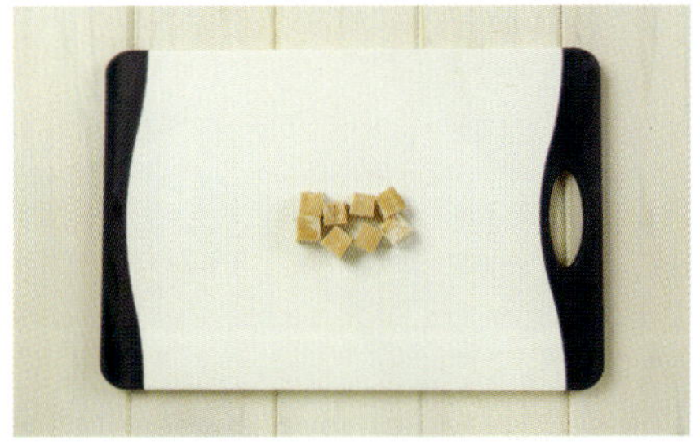

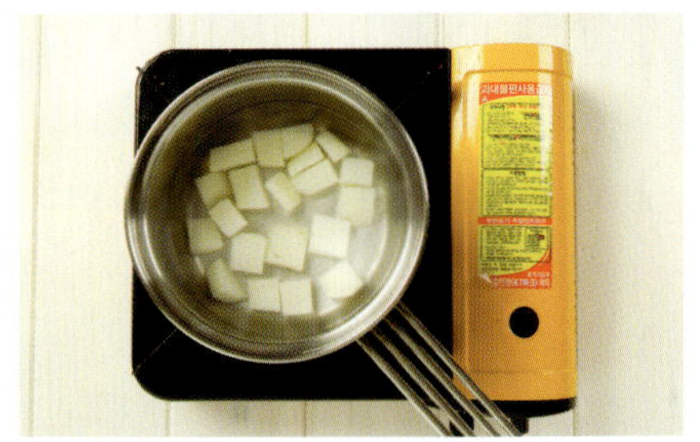

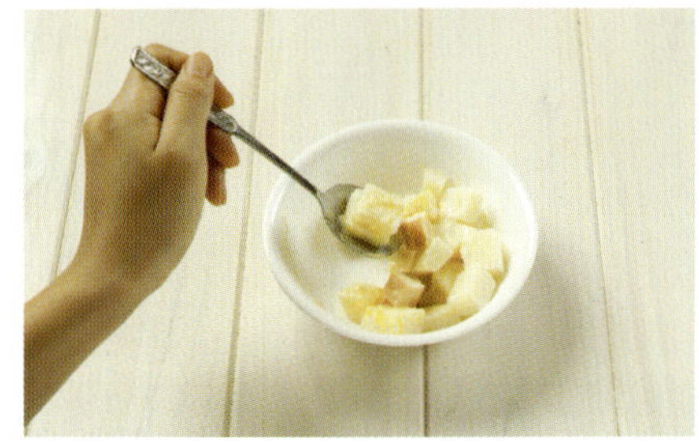

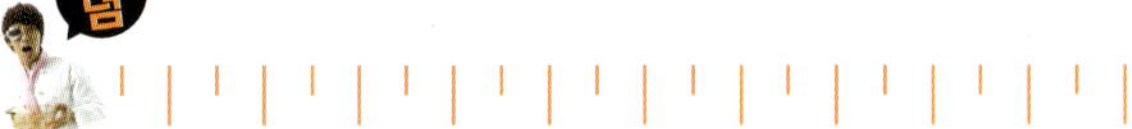

감자는 통풍이 잘 되는 곳에서 직사광선을 피하여 보관한다. 사과와 함께 보관하면 싹이 트는 것을 방지하는 데 도움이 되며, 혹 감자에 싹이 나면 반드시 싹을 도려내고 먹어야 한다.

232 KCAL
1인분 기준

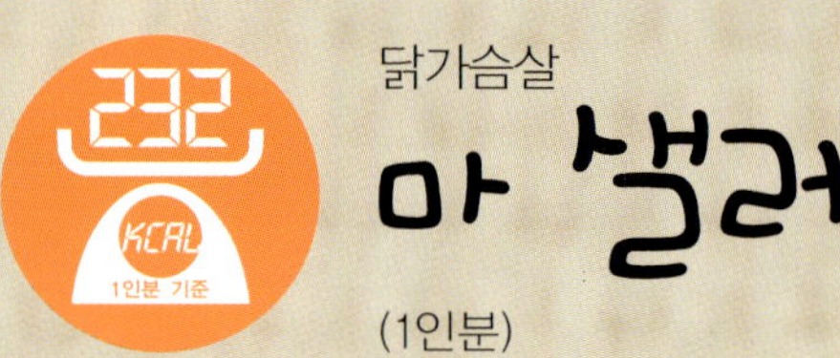

닭가슴살
마 샐러드
(1인분)

운동 시간	운동 강도	소모 칼로리
45 min	5 METs	236 kcal

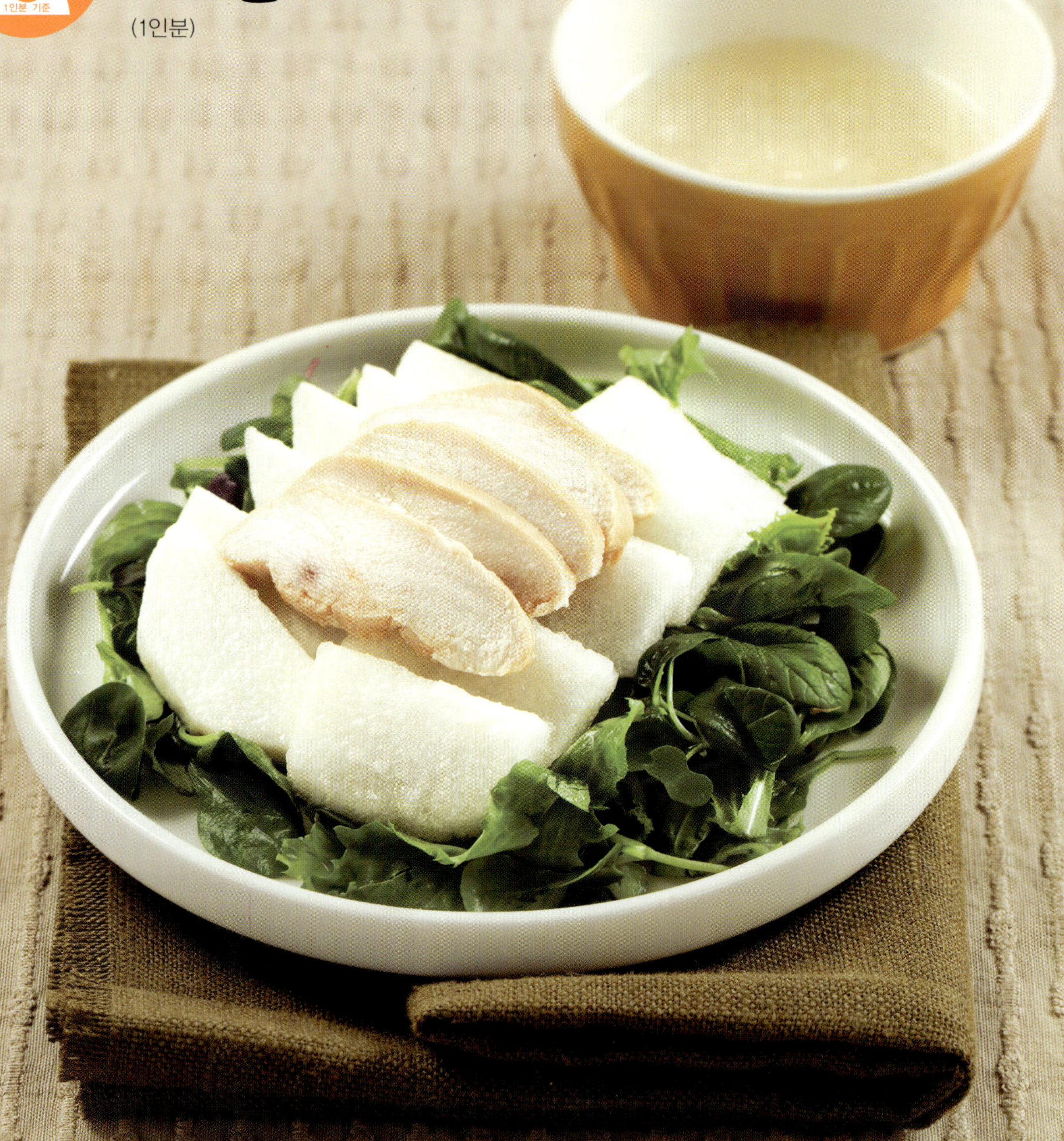

소화기능에 좋은 마와 닭가슴살, 사과를
썰어 넣고 배를 갈아 넣어 만든
드레싱을 뿌려 샐러드를 만들어 보자.
아삭아삭한 식감과 달콤한 과일의 맛이
기분을 상쾌하게 만들어 준다.

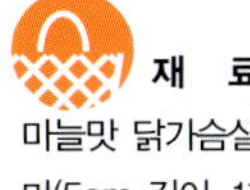

재 료

마늘맛 닭가슴살(50g),
마(5cm 길이, 1개),
배(1/2개),
베이비 채소(반줌)

드 레 싱

배(1/4개),
식초(1큰술),
레몬즙(1큰술),
올리고당(1작은술),
소금(약간)

1. 마늘맛 닭가슴살은 가로로 편썬다.

2. 마는 껍질을 필러로 벗긴 후 세로길이 방향으로 이등분해 편썬다. 배도 껍질을 벗겨 마 크기로 썰고, 베이비 채소는
씻어 물기를 제거한다.

3. 믹서에 분량의 드레싱 재료를 넣고 간다. 준비한 위의 재료를 접시에 담고 드레싱을 곁들여 낸다.

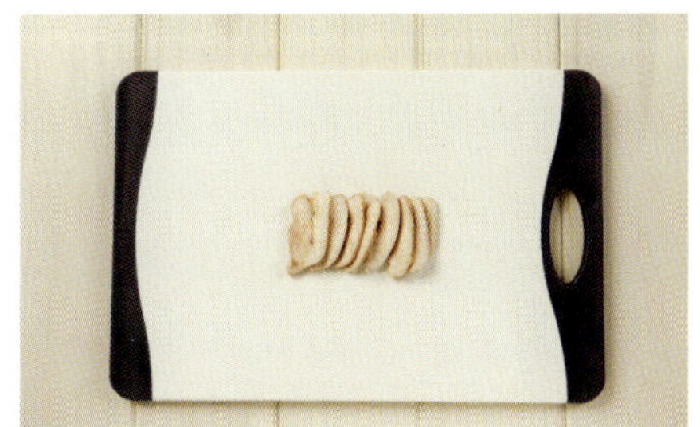

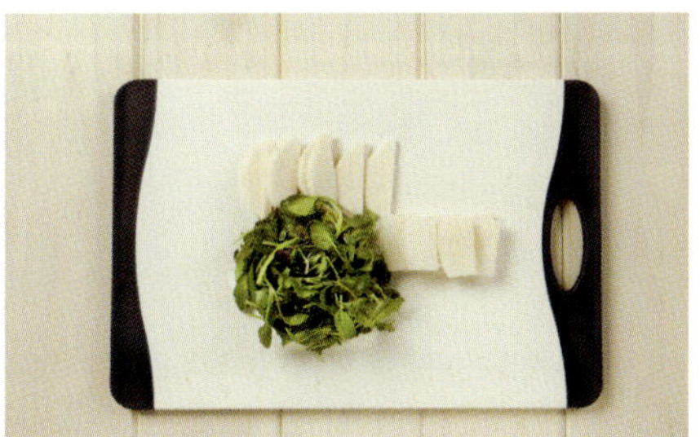

마는 녹말이 주성분이며, 비타민 C가 풍부하다. 뿐만 아니라 아미노산, 칼륨, 철분, 단백질, 지방, 인 등으로 이루
어져 있어 변비, 설사, 미용, 당뇨병에 도움을 준다.

닭가슴살

레몬소스 샐러드

(1인분)

운동 시간	운동 강도	소모 칼로리
20 min	**5** METs	**105** kcal

닭가슴살과 냉장고 속의 채소를
모두 썰어 상큼한 레몬으로
드레싱을 만들어 버무리면
기분까지 상큼해지는 샐러드가 완성된다.

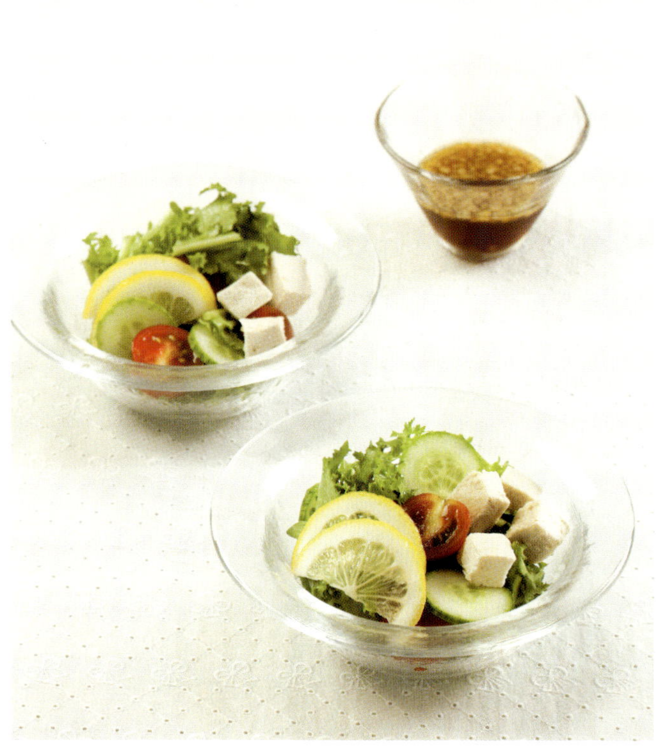

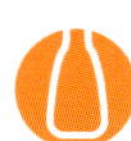

재　료
마늘맛 닭가슴살(50g),
방울토마토(5개),
오이(5cm 길이, 1개),
치커리(3잎),
레몬 슬라이스(2쪽)

드 레 싱
다진 레몬껍질(1큰술),
레몬즙(3큰술),
간장(1/2큰술),
올리고당(1큰술),
소금(약간)

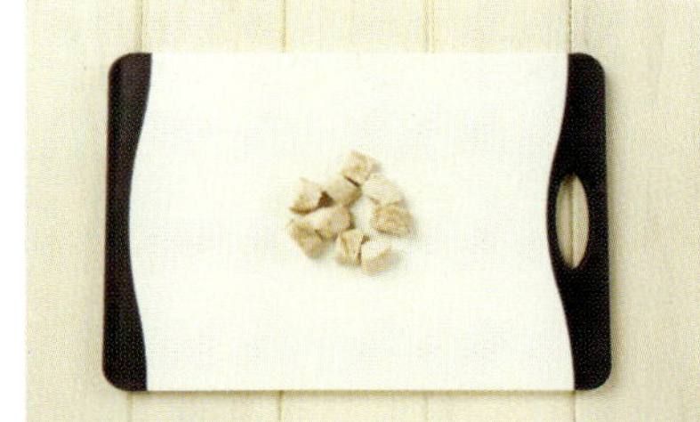

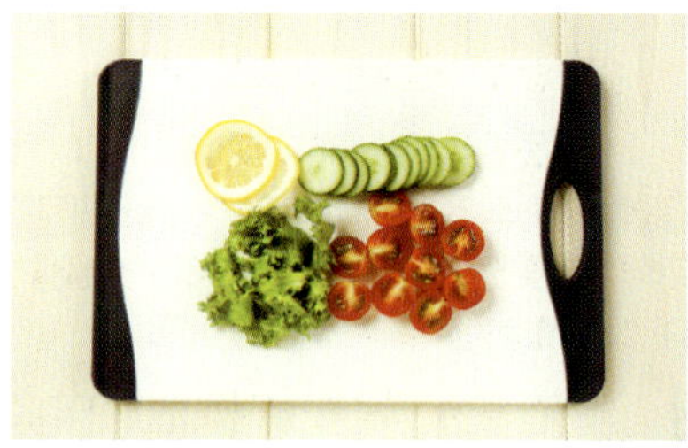

1. 마늘맛 닭가슴살은 깍둑썬다.

2. 방울토마토는 씻어 반으로 자른다. 오이는 소금으로 문질러 씻어 가
로로 얇게 썰어 두고, 치커리는 씻어 물기를 제거하고 한입 크기로 썬다.

3. 준비한 위의 재료를 접시에 담고 드레싱을 만들어 곁들인다.

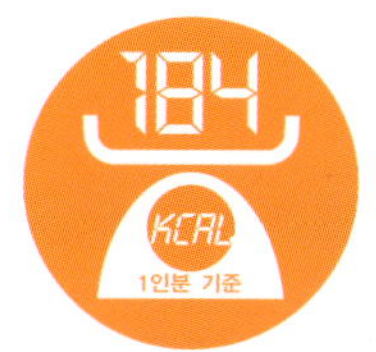

닭가슴살
수삼 샐러드
(1인분)

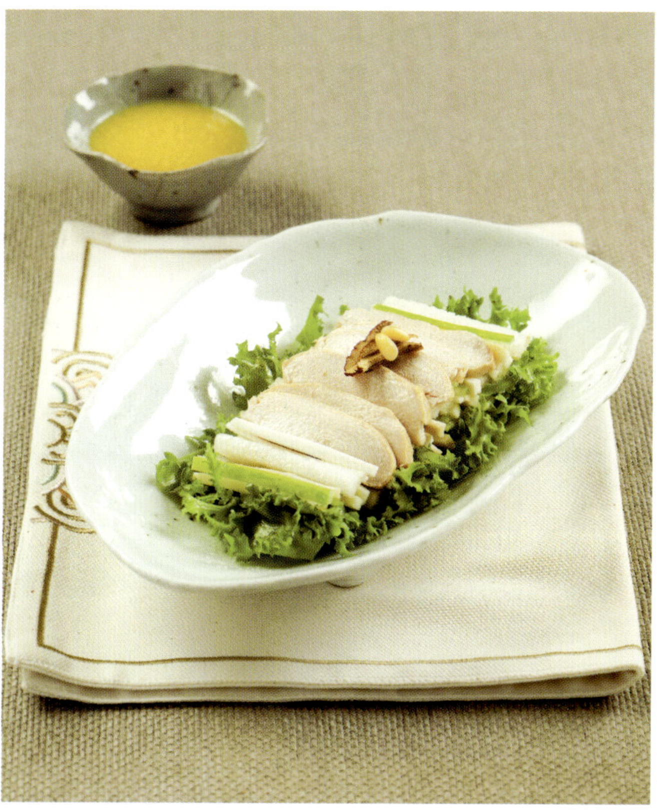

수삼으로 샐러드를 만들어
다이어트로 지친 몸과 마음을 달래 보자.
수삼과 닭가슴살, 약간의 채소를 넣고
달콤새콤매콤한 연겨자 소스를 뿌리면
보양 샐러드 완성!

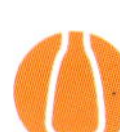

재 료
마늘맛 닭가슴살(50g),
수삼 작은 것(1뿌리),
치커리(3잎),
오이(4cm 길이, 1개),
배(1/4개),
대추(1개)

드 레 싱
연겨자(1/2큰술),
식초(1큰술),
레몬즙(1큰술),
물(1큰술),
올리고당(1큰술),
소금(약간)

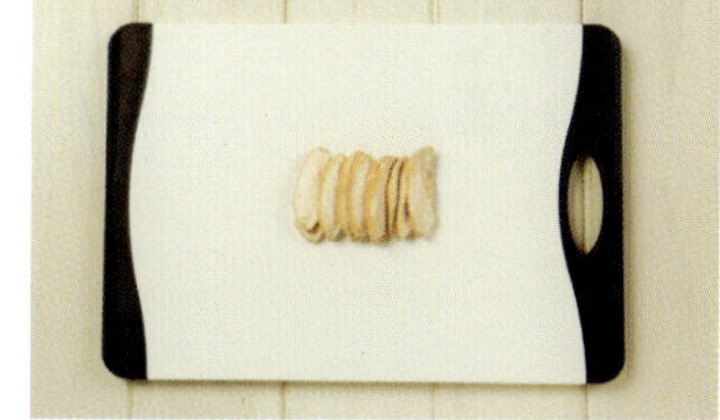

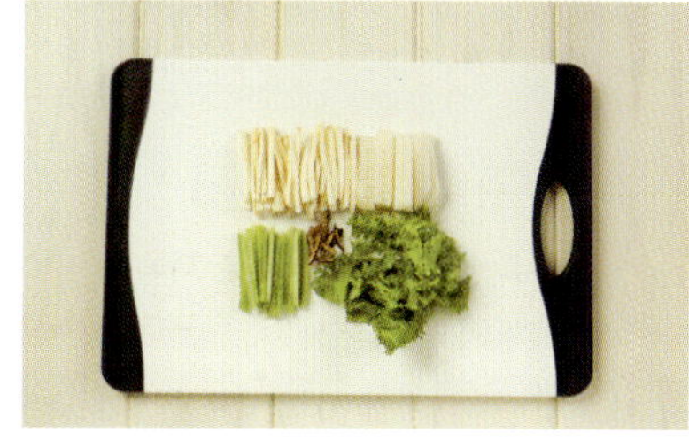

1. 마늘맛 닭가슴살은 가로로 편썬다.

2. 수삼은 칫솔로 깨끗하게 씻은 후 채썬다. 치커리는 씻은 후 물기를 털어 한입 크기로 썰고, 오이는 소금으로 문질러 씻은 후 4cm 길이로 토막 낸 후 돌려깎아 채썬다. 배는 껍질을 벗겨 채썰고, 대추는 씨를 빼내고 얇게 채썬다.

3. 준비한 위의 재료를 접시에 담고 드레싱을 만들어 곁들인다.

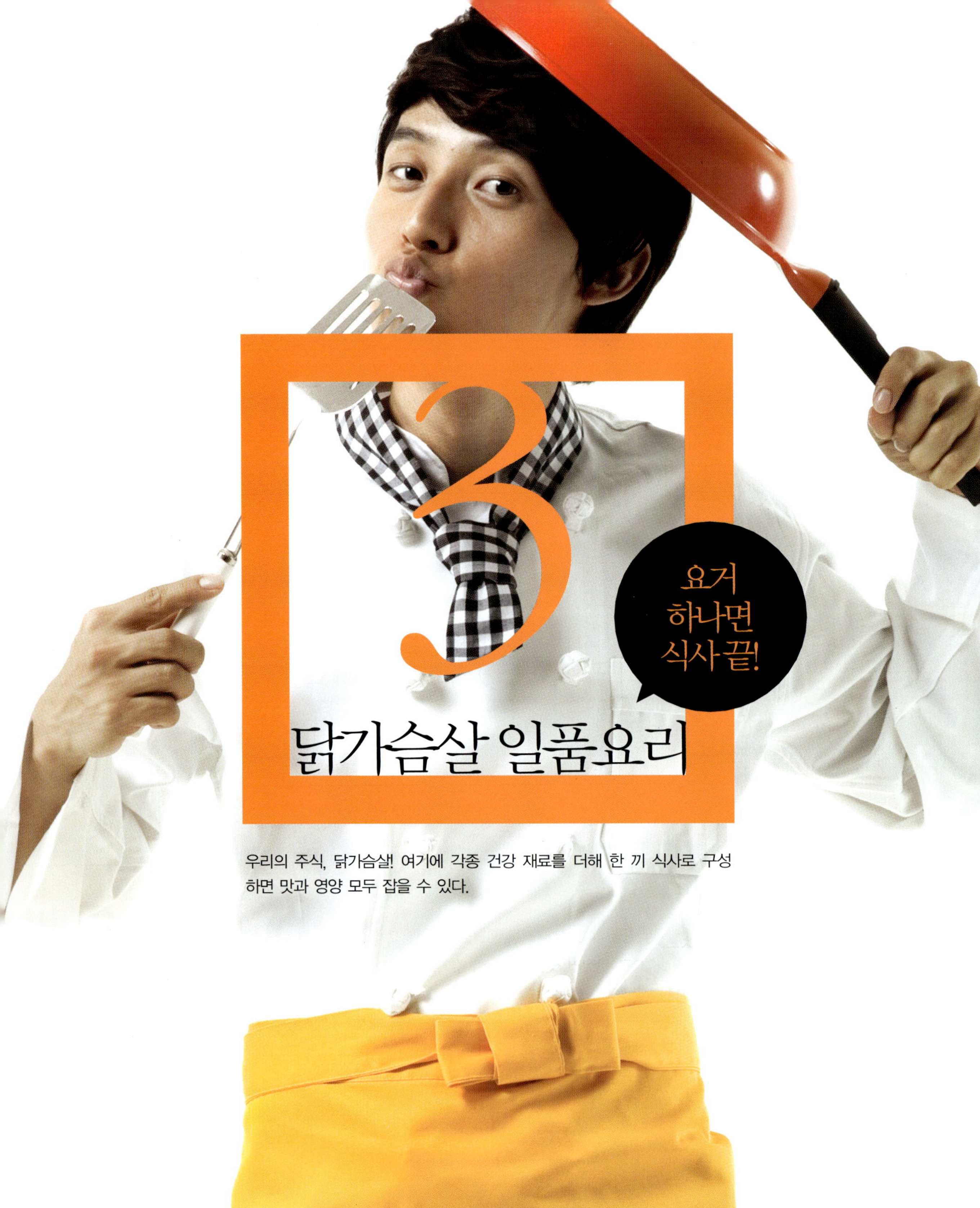

우리의 주식, 닭가슴살! 여기에 각종 건강 재료를 더해 한 끼 식사로 구성
하면 맛과 영양 모두 잡을 수 있다.

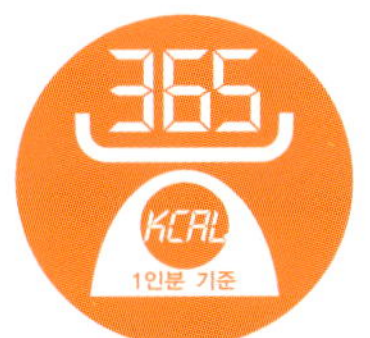

닭가슴살

새싹비빔밥 (1인분)

운동 시간	운동 강도	소모 칼로리
70 min	**5** METs	**367** kcal

밥 위에 닭가슴살과 새싹을 올리고
강된장을 넣어 쓱쓱 비벼 보자.
강된장의 구수한 맛과
새싹의 아삭아삭하고 상큼한 맛!
한 끼 식사로 충분하다.

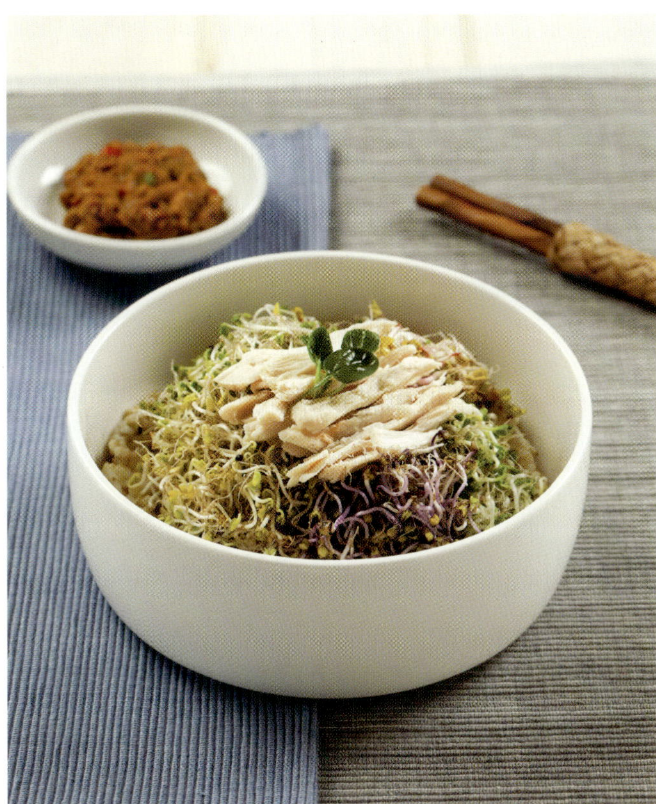

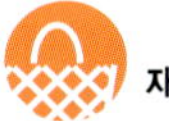

재 료
마늘맛 닭가슴살(50g),
새싹채소(한줌),
현미밥(1공기)

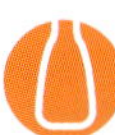

강 된 장
집된장(1큰술),
고춧가루(1/2작은술),
다진 양파(1큰술),
참기름(1작은술),
다진 마늘(1작은술),
다진 파(1작은술),
다진 청고추(1작은술)

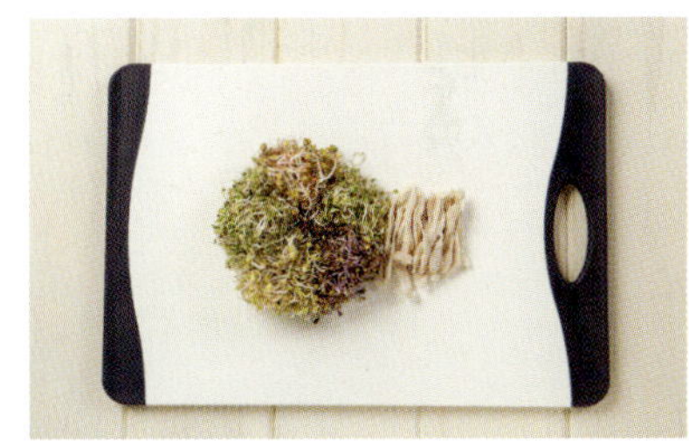

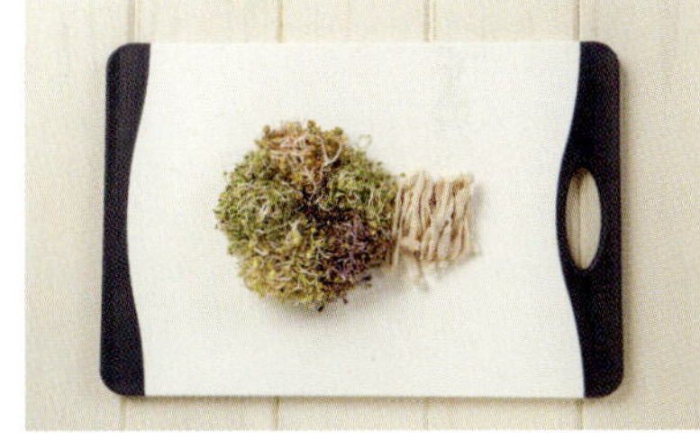

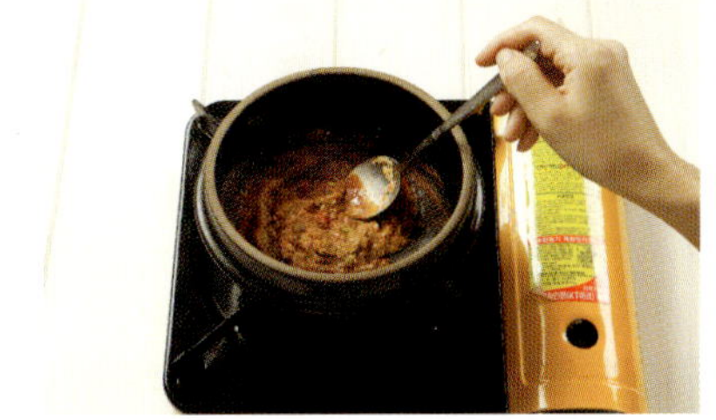

1. 마늘맛 닭가슴살은 결대로 잘게 찢는다. 새싹채소는 체에 밭쳐 흐르는 물에 씻고 물기를 뺀다.

2. 작은 냄비나 뚝배기에 강된장 재료를 넣고 볶는다.

3. 그릇에 현미밥을 담고 새싹과 닭가슴살을 올린 후 강된장을 곁들여 낸다.

219 KCAL 1인분 기준

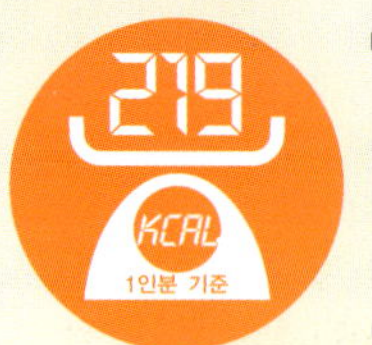

닭가슴살

바게트 샌드위치

(1인분)

운동 시간	운동 강도	소모 칼로리
42 min	5 METs	220 kcal

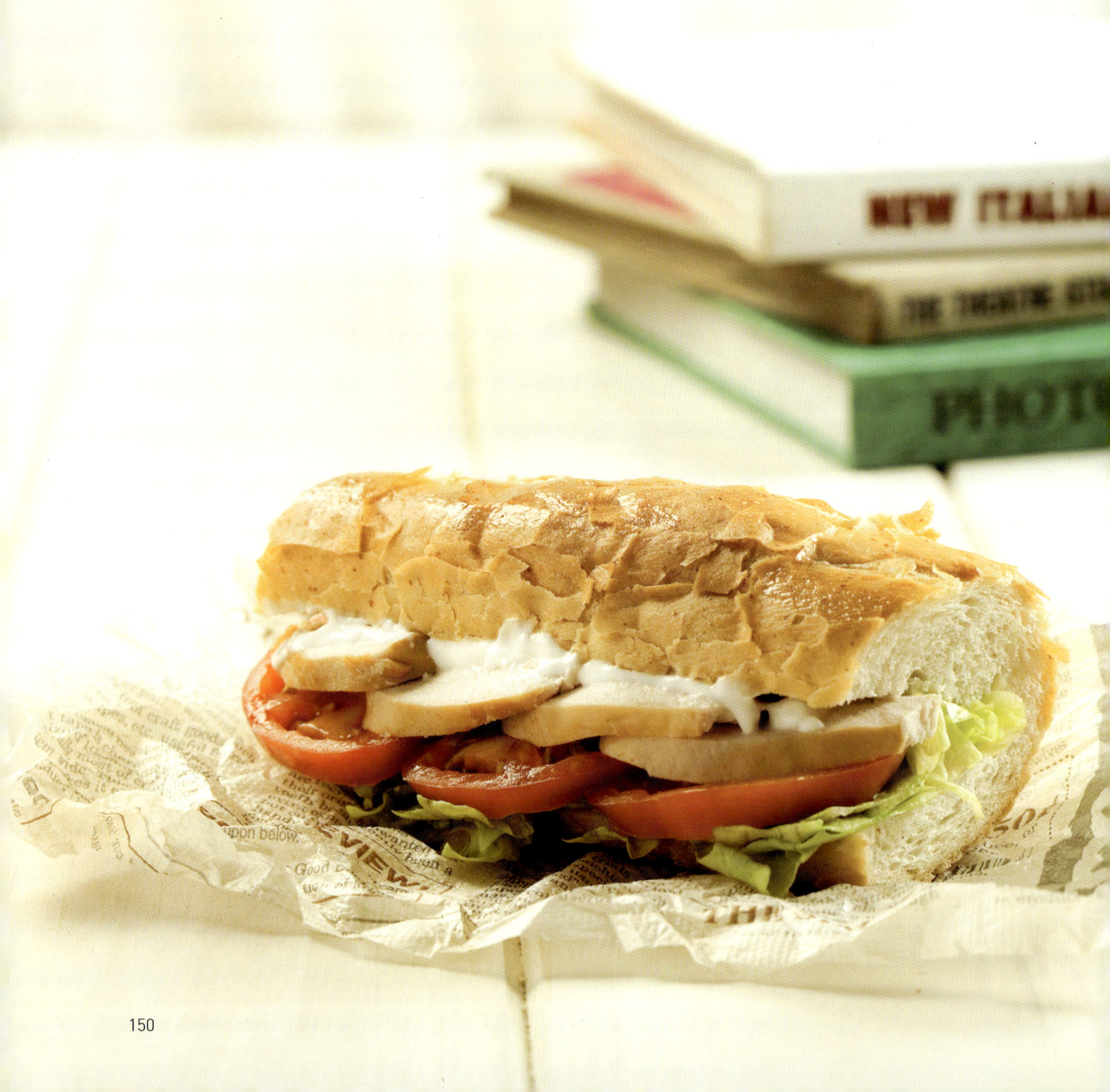

우리가 샌드위치에 주로 쓰는 베이글은
한 개에 약 200kcal, 식빵은 한쪽에 약 130kcal!
거기에 다른 재료와 드레싱까지 더한다면
총 열량이 거의 500kcal에 달한다.
그러나 베이글이나 식빵과는 달리 100g에
약 110kcal인 저칼로리빵이 있으니, 바로 바게트다.
여기에 닭가슴살, 양배추, 토마토를 썰어 넣고
칼로리를 낮춘 무지방 요구르트 소스를 조금 곁들이면
날씬한 샌드위치를 만들 수 있다.

재 료

훈제맛 닭가슴살(50g),
바게트 (1/2개, 100g),
양상추(1장),
슬라이스 토마토(3쪽)

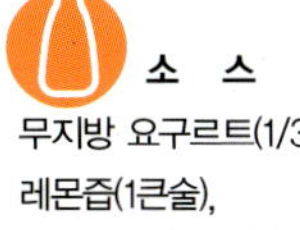

소 스

무지방 요구르트(1/3개),
레몬즙(1큰술),
소금 · 후춧가루(약간씩)

1. 훈제맛 닭가슴살은 가로로 편썬다.

2. 양상추는 씻어 얼음물에 담갔다가 물기를 제거한 후 손으로 뜯고, 토마토는 가로로 얇게 슬라이스한 후 키친타월로 눌러 물기를 제거한다.

3. 소스 재료를 잘 섞어 소스를 만들고 바게트는 한쪽 가장자리를 붙인 채로 옆으로 칼집을 낸다. 바게트 속에 양상추, 슬라이스한 토마토, 닭가슴살을 차례대로 얹고 소스를 뿌린다.

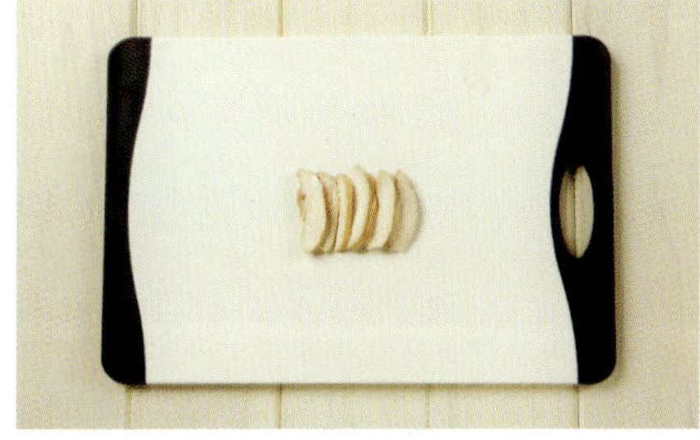

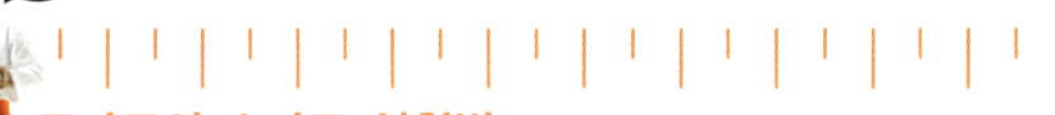

토마토의 스마트 섭취법

① 완숙 토마토 고르기
대부분의 토마토는 덜 익은 상태로 딴 후 후숙과정을 거쳐 익힌 것이 많다. 하지만 항산화작용을 하는 리코펜은 밭에서 빨갛게 익은 완숙토마토에 훨씬 풍부하게 들어 있기 때문에, 완숙토마토를 고르는 것이 좋다.
② 가열해서 섭취하기
토마토는 가열했을 때 리코펜의 체내 흡수율이 증가하므로 익혀 먹는 것이 좋다.
③ 설탕 뿌리지 않기
설탕은 비타민 B를 파괴하므로 토마토를 섭취할 경우 설탕은 뿌리지 않는 것이 좋다.

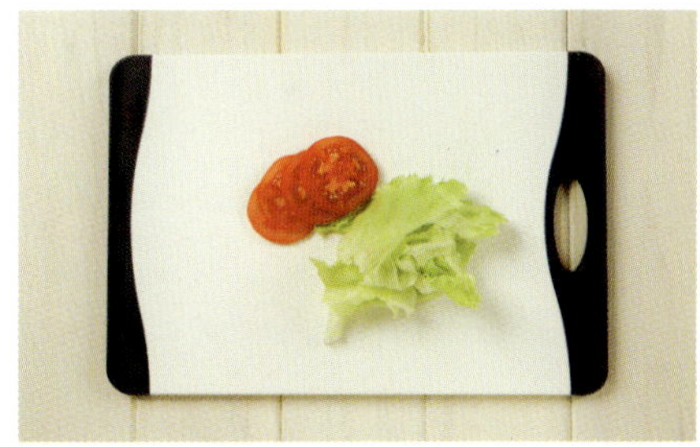

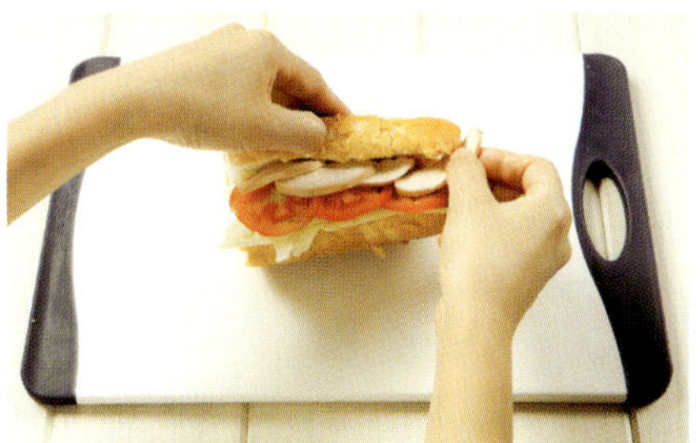

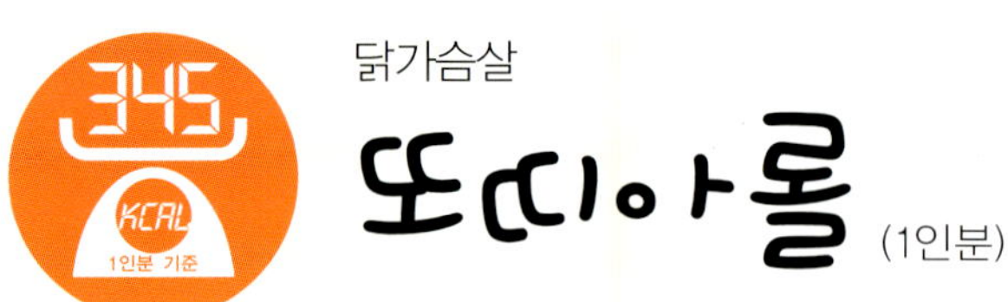

345 KCAL
1인분 기준

닭가슴살
또띠아롤 (1인분)

운동 시간	운동 강도	소모 칼로리
66 min	5 METs	346 kcal

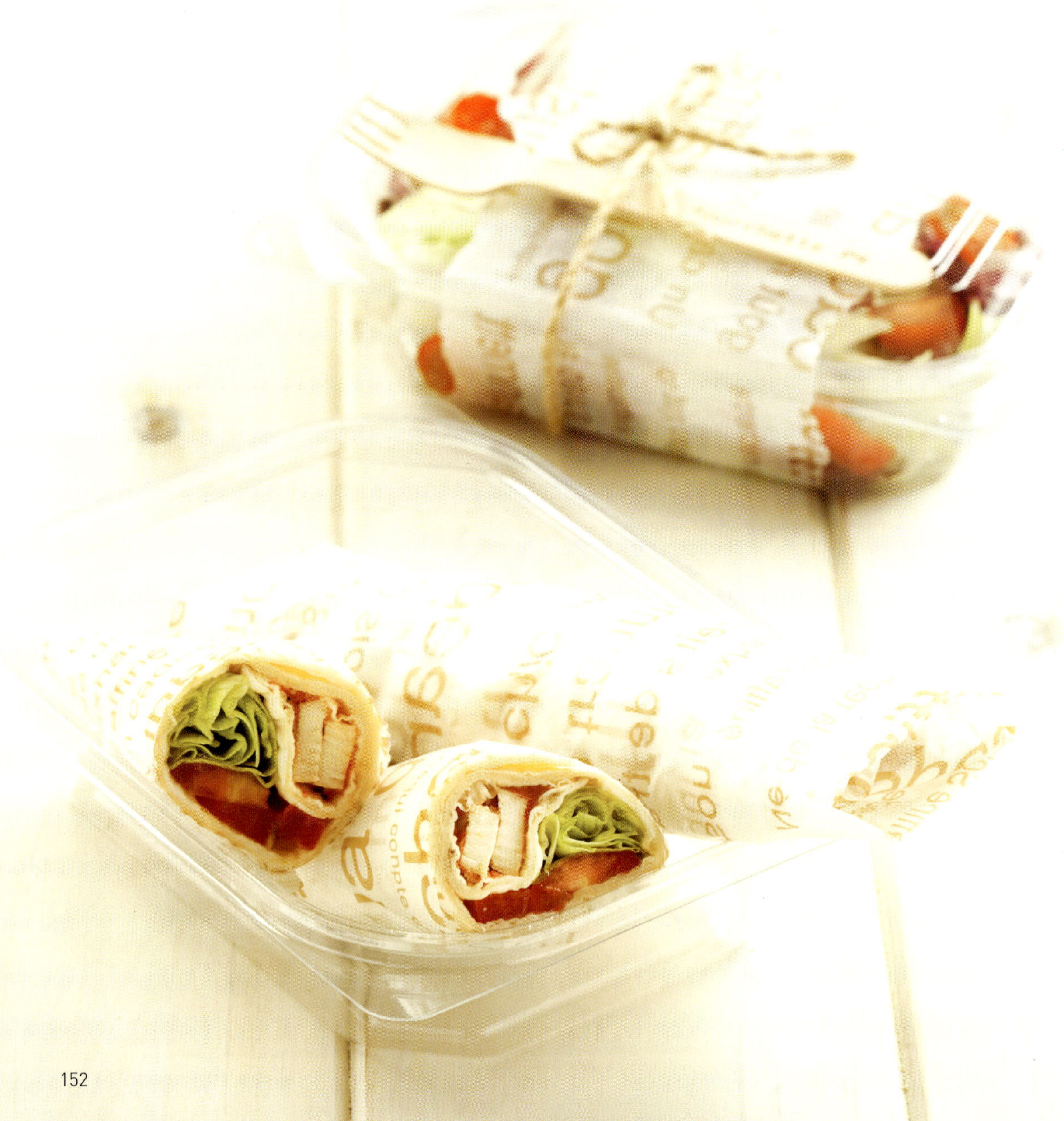

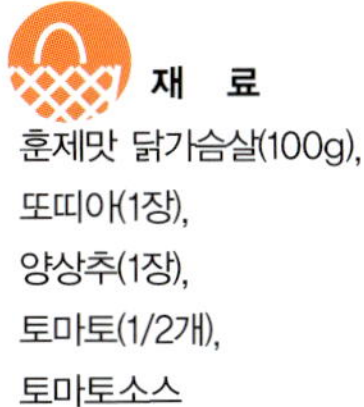

재 료

훈제맛 닭가슴살(100g),
또띠아(1장),
양상추(1장),
토마토(1/2개),
토마토소스

1. 훈제맛 닭가슴살은 가로로 편썬다. 또띠아는 팬에 살짝 구워 준비한다.

2. 양상추는 물에 씻어 얼음물에 담갔다가 물기를 털어 준비한다. 토마토는 씻어 물기를 제거한 후, 반으로 갈라 0.5cm 두께로 편썰고 키친타월로 감싸 수분을 없앤다.

3. 또띠아를 펴고 닭가슴살, 양상추, 토마토를 차례로 올린 뒤 토마토소스를 얹고 양 끝을 먼저 접어 올려 돌돌 만다.

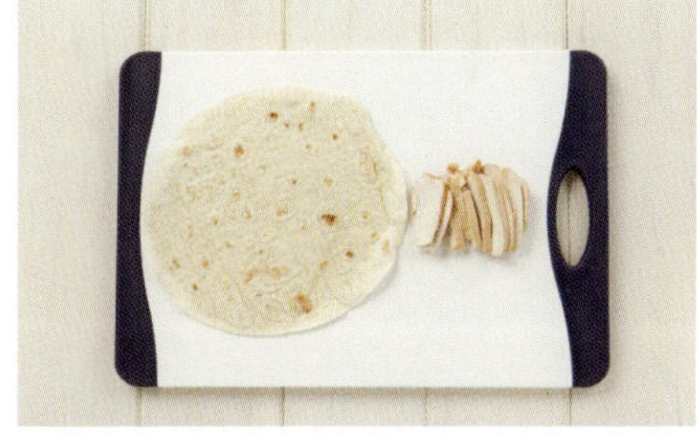

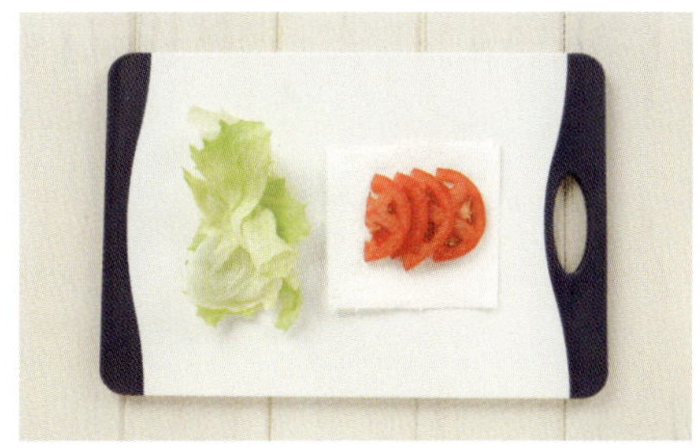

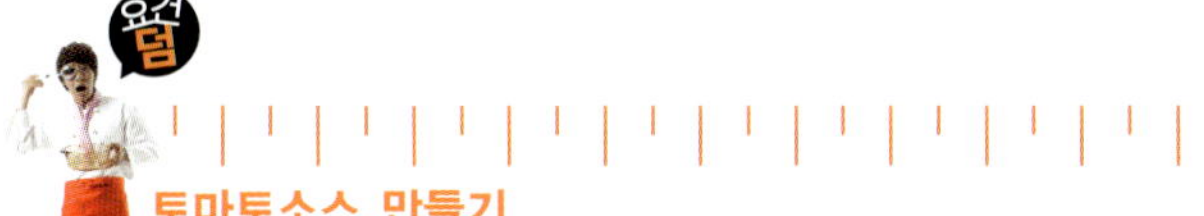

토마토소스 만들기

재료 : 토마토(1/2개), 다진 양파(2큰술), 다진 마늘(1/2작은술), 케첩(1큰술), 핫소스(1작은술), 올리고당(1작은술), 소금·후춧가루(약간씩)

① 토마토는 끓는 물에 살짝 넣었다 건진 후, 껍질을 벗겨 잘게 다진다.

② 냄비에 준비한 토마토와 나머지 재료를 넣고 살짝 끓인다.

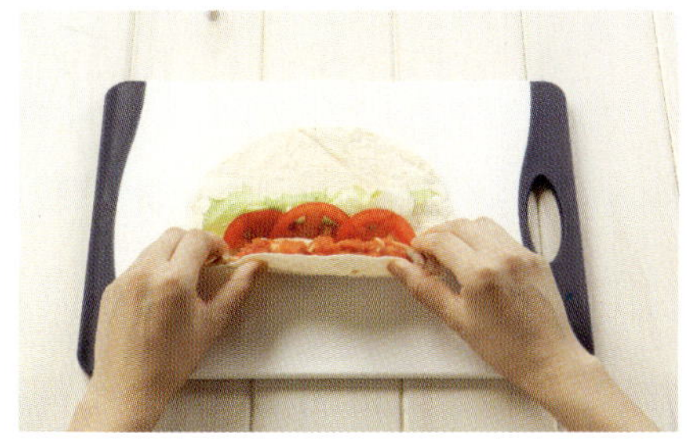

175
KCAL
1인분 기준

닭가슴살
실곤약국수 (1인분)

운동 시간	운동 강도	소모 칼로리
34 min	5 METs	178 kcal

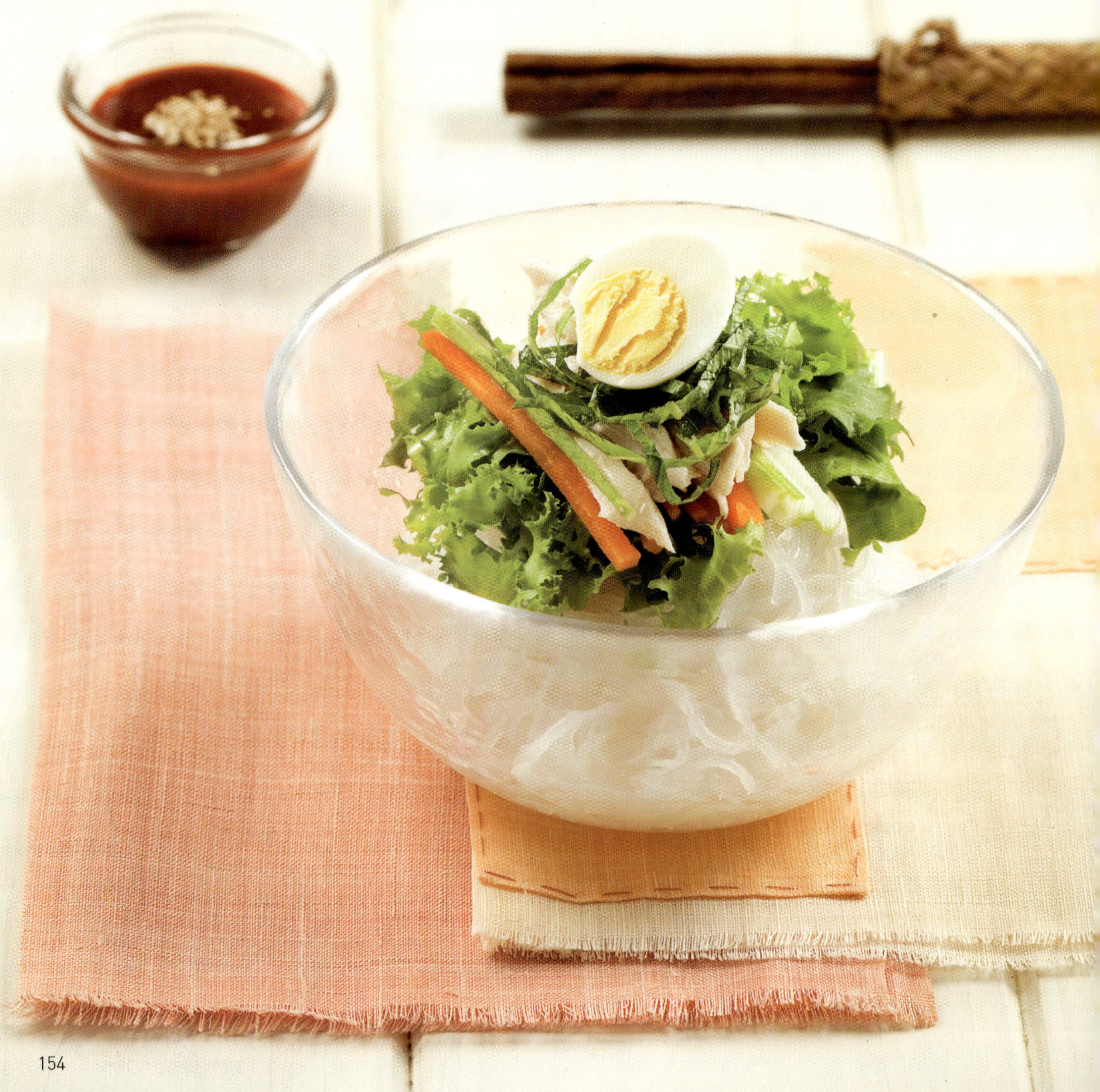

재 료

마늘맛 닭가슴살(50g),
실곤약(한줌),
오이(4cm 길이, 1개),
당근 얇게 어슷썬 것(2개),
치커리(5잎),
깻잎(2장),
달걀 또는 메추리알(1개)

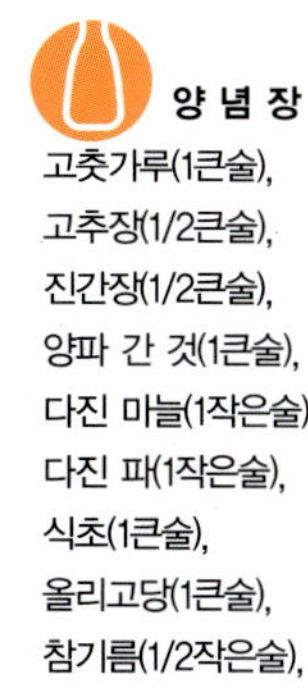

양 념 장

고춧가루(1큰술),
고추장(1/2큰술),
진간장(1/2큰술),
양파 간 것(1큰술),
다진 마늘(1작은술),
다진 파(1작은술),
식초(1큰술),
올리고당(1큰술),
참기름(1/2작은술),
깨소금(1작은술),
소금(약간)

1. 분량의 재료를 섞어 양념장을 만들어 냉장고에서 약 1시간 정도 숙성시킨다.

2. 마늘맛 닭가슴살은 결대로 찢어 준비하고, 달걀 혹은 메추리알은 삶아서 찬물에 담갔다가 껍질을 벗겨 반으로 자른다.

3. 오이는 소금으로 문질러 씻어 4cm 길이로 토막 낸 후 돌려깎아 채썰고, 당근도 오이 길이로 채썬다. 치커리는 씻어 물기를 제거한 후 한입 크기로 자르고, 깻잎은 씻어 물기를 턴 후 돌돌 말아 채썬다.

4. 끓는 물에 실곤약을 넣었다 빼는 정도로 데친 후, 체에 받쳐 물기를 뺀다.

5. 실곤약 위에 준비한 위의 재료를 고명으로 얹고 양념장을 얹거나 곁들여 낸다.

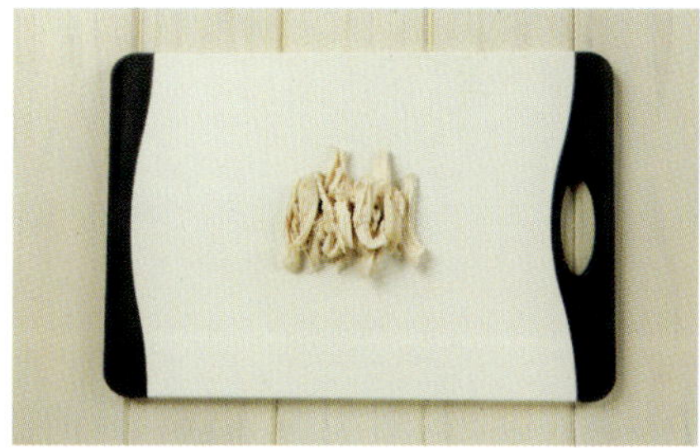

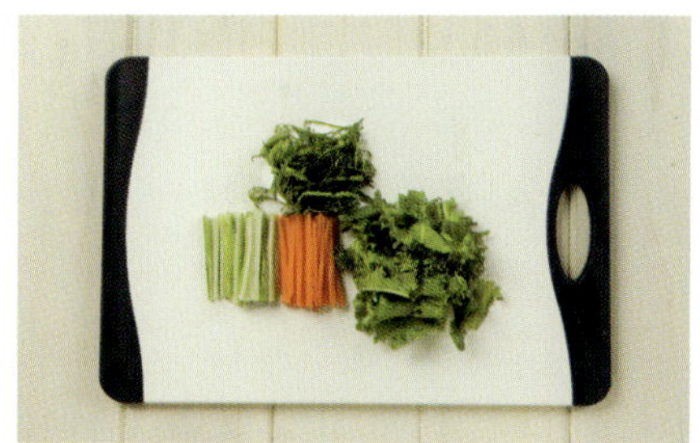

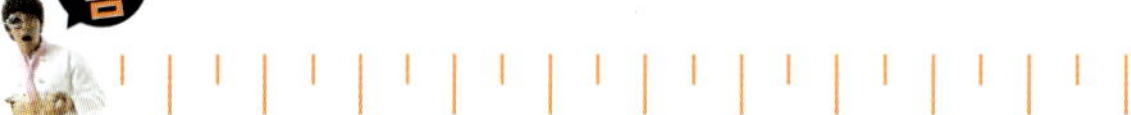

곤약은 구약나물의 알줄기로 만든 저칼로리 다이어트 식품이며, 100g당 8kcal로 제로 칼로리에 가깝다. 위에 머물러 있는 시간이 길고, 물과 만나면 30~50배 정도 팽창하여 포만감을 느낄 수 있다. 또한 곤약에 들어 있는 글루코만난은 변비를 예방한다. 이런 곤약을 국수처럼 만든 것이 실곤약이다. 이제부터 국수를 먹고 싶은데 칼로리가 걱정된다면 실곤약을 이용하자.

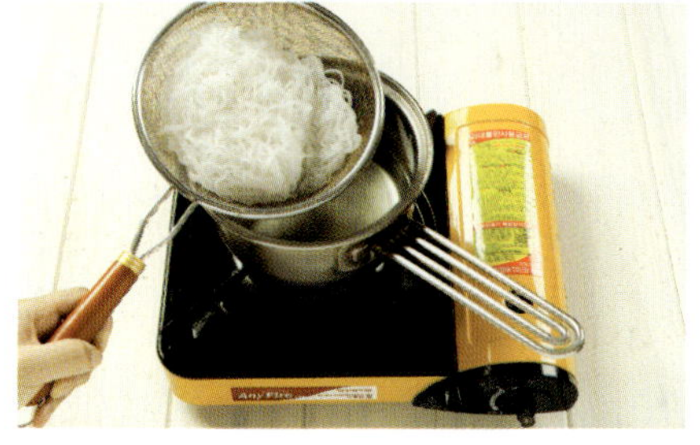

320 KCAL 1인분 기준

닭가슴살죽 (1인분)

운동 시간	운동 강도	소모 칼로리
61 min	5 METs	320 kcal

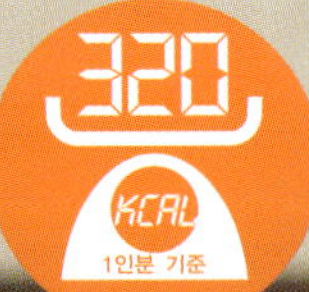

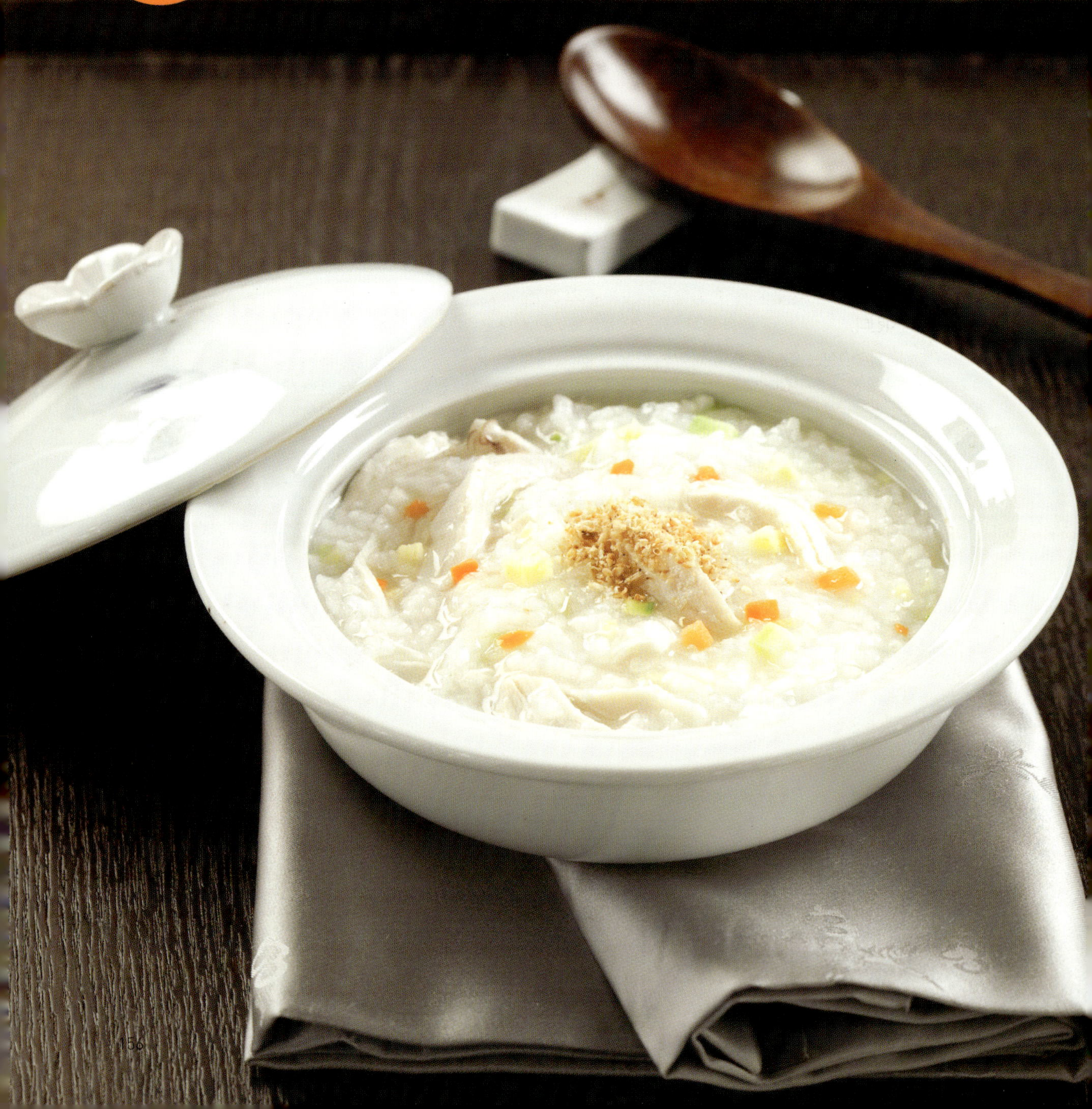

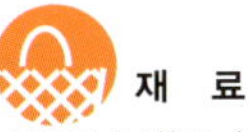

생닭가슴살(50g), 닭육수 또는 물(4컵), 불린 찹쌀(1/2컵),
호박(2cm 길이, 1개), 양파(1/8개), 당근(2cm 길이, 1/2개),
통마늘(1톨), 대파(4cm 길이, 1개), 통후추(약간),
참기름(1작은술), 소금·깨소금(약간씩)

1. 닭가슴살은 끓는 물에 통마늘 1톨, 대파, 통후추를 넣고 삶아 건져 낸 후 결대로 잘게 찢는다. 이때 닭을 삶은 물은 죽을 끓일 때 육수로 쓰면 좋다.

2. 호박, 양파, 당근은 잘게 다진다.

3. 냄비에 참기름을 약간만 두른다. 준비한 닭가슴살과 불린 찹쌀을 넣고 쌀이 투명해질 때까지 달달 볶는다.

4. 쌀이 투명해지면 준비한 육수나 물을 넣고 끓이다가, 쌀이 퍼지기 시작하면 다진 야채를 넣고 약한불에서 끓인다. 죽이 완성되면 그릇에 담고 깨소금을 뿌려 낸다.

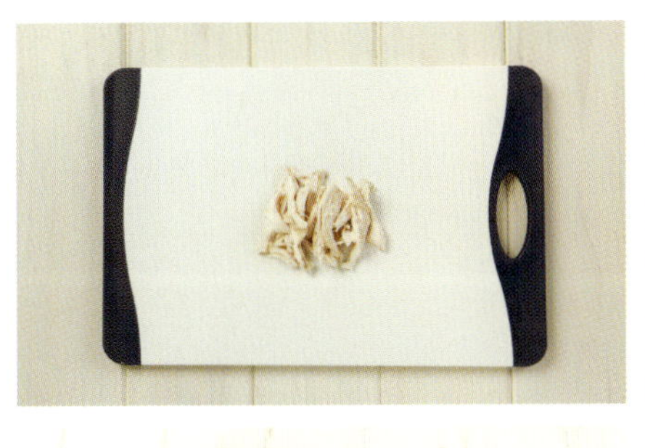
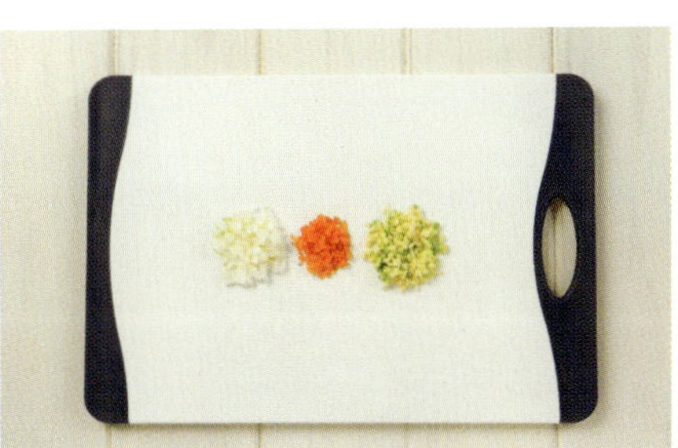
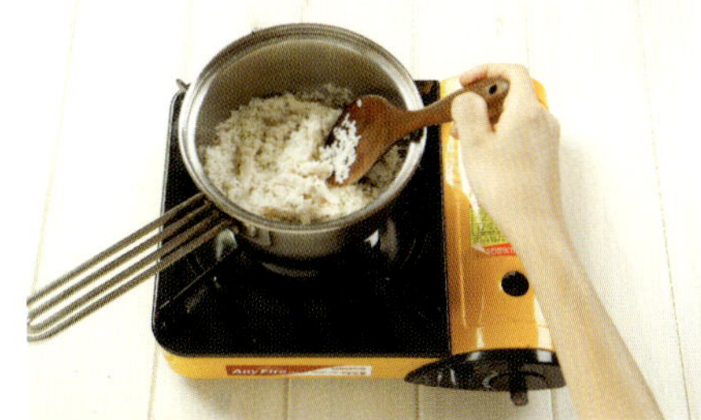
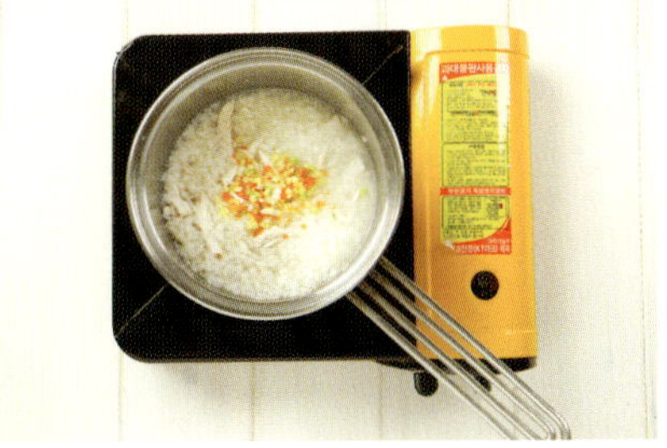

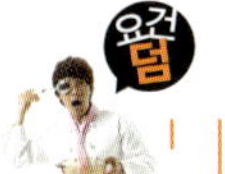

닭육수 만들기

① 끓는 물에 손질한 닭을 넣어 한번 데쳐 낸다.
② 데쳐 낸 물은 버리고 새 물을 받아 닭을 넣고 푹 끓인다.
③ 닭은 건져 내고 국물은 식힌 후, 냉장고에 하루 저녁 보관한다.
④ 냉장고에 보관한 닭 육수 위에 낀 허연 기름은 국자로 걷어 내고, 맑은 국물만 사용한다.

닭가슴살
완자 떡국 (1인분)

운동 시간	운동 강도	소모 칼로리
38 min	**5** METs	**199** kcal

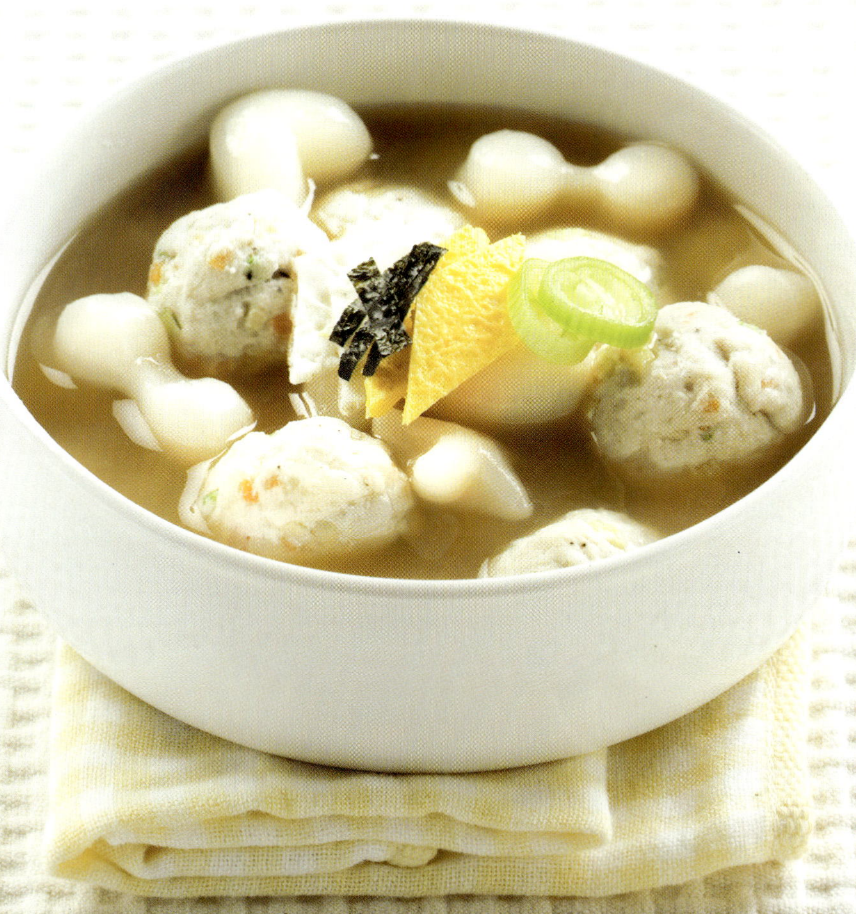

재 료

생닭가슴살(100g),
조랭이떡(1컵),
당근 얇게 어슷썬 것(2개),
호박 얇게 저민 것(2개),
대파(4cm 길이, 1개),
달걀흰자,
멸치육수(1+1/2컵),
국간장(1작은술),
다진 마늘(1/2작은술),
마른 김(약간)

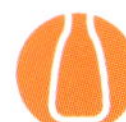

가슴살 양념

소금 · 후춧가루(약간씩),
다진 마늘(1/2작은술)

1. 생닭가슴살은 갈아서 양념을 해 놓는다. 호박, 당근은 잘게 다지고 대파는 송송 썬다.

2. 양념한 닭가슴살에 다진 호박과 당근, 달걀 흰자를 넣고 치대어 완자를 만든다.

3. 냄비에 멸치육수를 넣고 끓기 시작하면 완자를 넣고, 완자 가 떠오르면 조랭이떡을 넣는다. 떡이 익을 때쯤 국간장과 마늘 을 넣어 양념하고 대파를 넣고 불을 끈다. 고명으로 달걀지단이 나 김가루 등을 얹어 낸다.

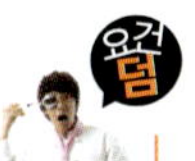

또 하나의 요리, 굴림만두(2인분)

재료 : 생닭가슴살(100g), 밀가루(1컵), 당근 얇게어슷썬 것(2 개), 양파(1/4개), 부추(5가닥), 숙주나물(반줌), 대파(4cm 길 이, 1개) 달걀흰자(1개), 다진 마늘(1/2작은술), 참기름(1/2작은 술), 소금 · 후춧가루(약간씩)

① 닭가슴살은 갈아서 다진 마늘, 소금, 후춧가루를 약간씩 넣고 양념을 해 놓는다.

② 숙주는 씻어 끓는 물에 넣었다빼는 정도로 데쳐 물기를 꼭 짠다.

③ 당근, 양파, 부추, 숙주, 대파를 잘게다진다.

④ 볼에 닭가슴살과 다진 채소를 넣은 후, 달걀흰자, 다진 마늘, 소금, 후춧가루로 양념하여 치댄다.

⑤ 동글동글하게 완자를 만들어 밀가루에 굴린다.

⑥ 끓는 물에위의 완자를 넣고 완자가 물위로 떠오르면 건져 접 시에 담는다.

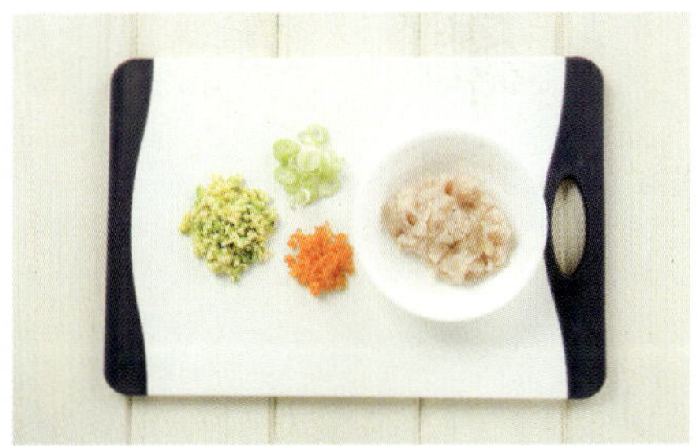

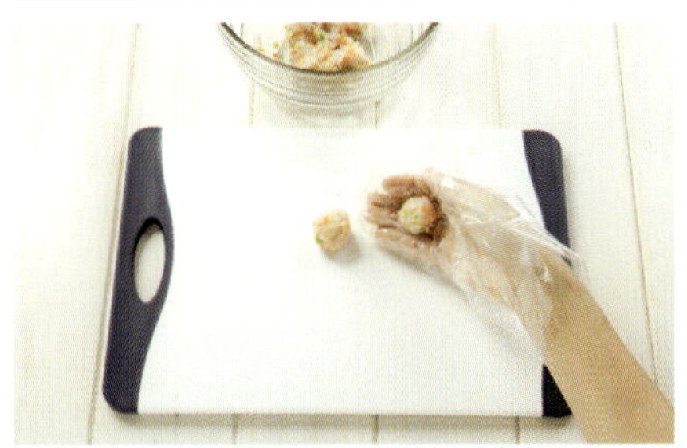

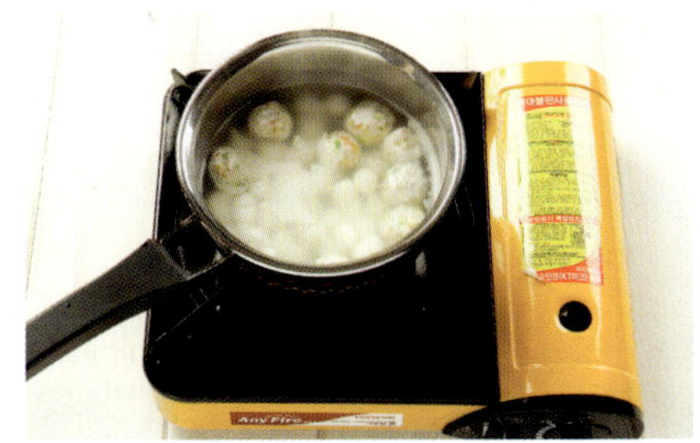

360 KCAL 1인분 기준

닭가슴살

무밥 (1인분)

운동 시간	운동 강도	소모 칼로리
69 min	5 METs	362 kcal

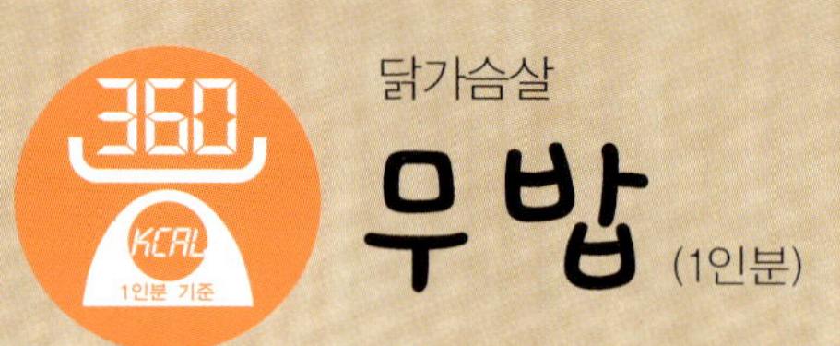

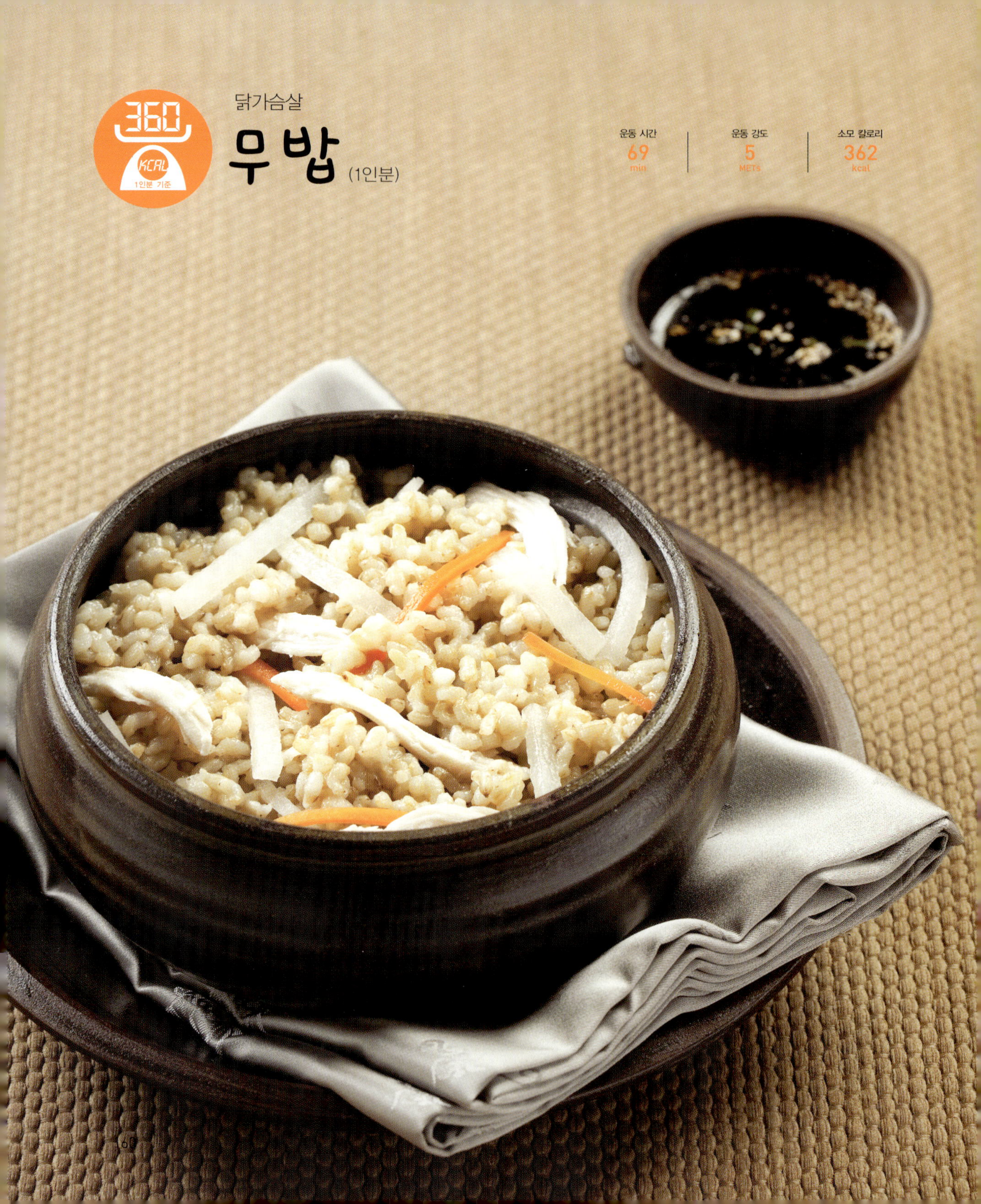

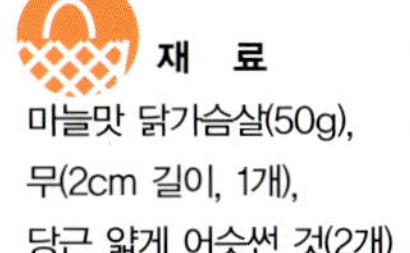

마늘맛 닭가슴살(50g),
무(2cm 길이, 1개),
당근 얇게 어슷썬 것(2개),
현미찹쌀(2/3컵),
물(2/5컵)

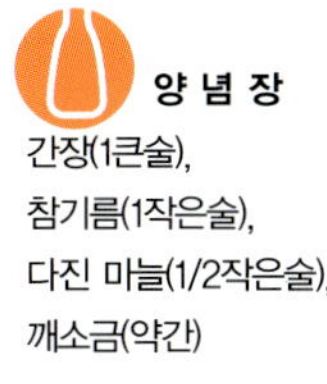

간장(1큰술),
참기름(1작은술),
다진 마늘(1/2작은술),
깨소금(약간)

1. 쌀은 씻어 불린다(현미는 하루 저녁, 쌀은 1시간 정도). 무와 당근은 씻어 껍질을 벗기고 굵게 채썬다. 마늘맛 닭가슴살은 잘게 찢는다.

2. 솥에 불린 쌀을 안치고, 그 위에 준비한 무, 당근, 가슴살을 올린 후 물을 넣고 끓인다.

3. 밥물이 끓어오르면 약한 불로 줄이고, 물이 자작해지면 위아래로 뒤섞은 후 뜸을 들인다. 밥이 완성되면 적당한 그릇에 덜고 양념장을 만들어 함께 낸다.

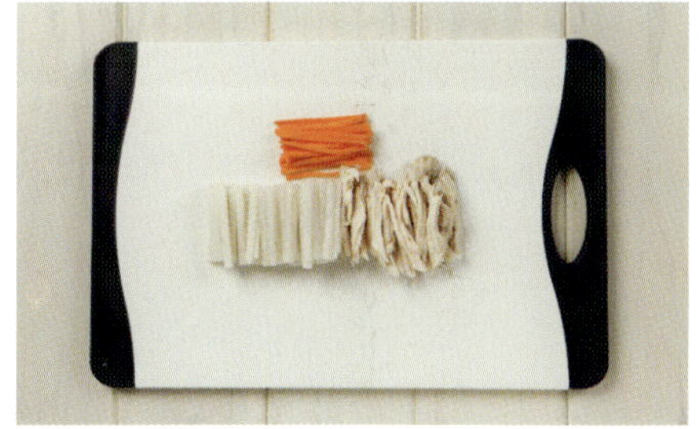
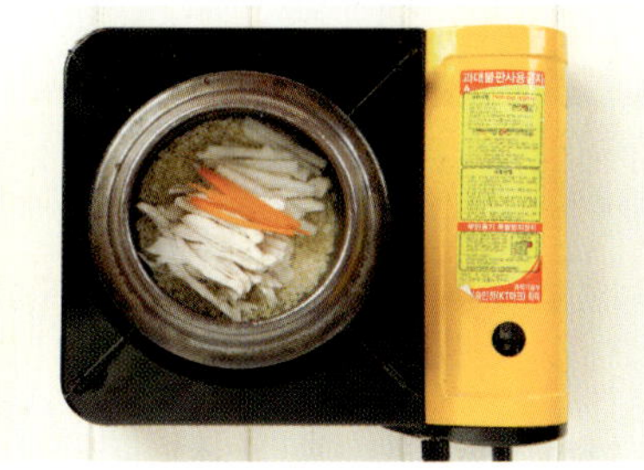

현미는 벼의 겉껍질만 벗겨진 상태로 쌀눈이 그대로 있어 영양이 풍부하지만, 거칠다는 이미지 때문에 꺼리는 사람이 많다. 100% 현미밥을 먹기 힘들다면 백미와 섞어 시작하고, 점차 현미의 양을 늘려 가는 것도 방법이다. 현미찹쌀을 넣으면 찰진 맛을 느낄 수 있어 더 맛있는 현미밥을 먹을 수 있다. 요즘에는 전기압력솥에 현미밥 취사기능이 있는 것들이 많아 손쉽고 맛있게 현미밥을 지을 수 있다. 일반 솥을 이용할 경우엔 뚜껑이 무거운 것을 선택한 후, 물의 양을 백미밥보다 조금 더 넣고 뜸을 오랫동안 들인다.

465 KCAL 1인분 기준

닭가슴살

새송이덮밥

(1인분)

운동 시간	운동 강도	소모 칼로리
87 min	5 METs	470 kcal

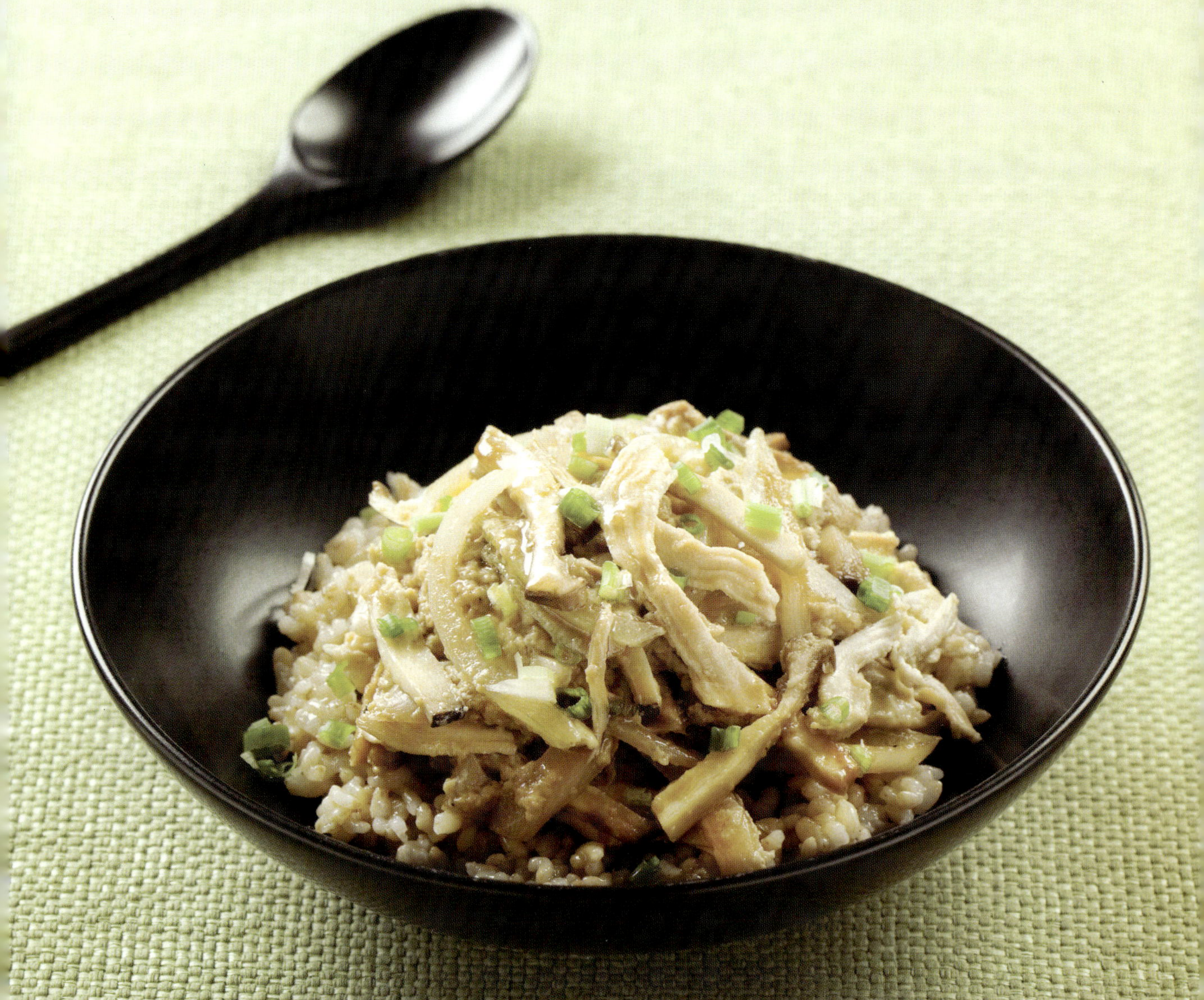

재 료

마늘맛 닭가슴살(50g),
새송이버섯(1/2개),
양파(1/8개),
송송 썬 쪽파(1작은술),
현미밥(1공기)

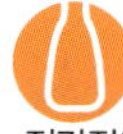

양 념 장

진간장(1작은술),
들기름(1작은술),
올리고당(1큰술),
다진 마늘(1/2작은술),
소금·후춧가루(약간씩)

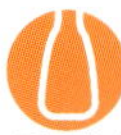

달 걀 물

달걀(1개),
다시마·멸치육수
(1/2컵)

1. 마늘맛 닭가슴살은 결대로 찢는다.

2. 새송이버섯은 흐르는 물에 살짝 씻어 물기를 제거하고, 5cm 길이로 도톰하게 채썬다. 양파도 채썬다.

3. 달걀과 육수를 넣고 휘휘 저어 달걀물을 만들어 놓는다. 팬에 새송이버섯, 양파를 함께 넣고 뚜껑을 덮은 후 약한불로 조리한다. 새송이버섯의 숨이 죽고 물기가 촉촉하게 생기면, 뚜껑을 열고 닭가슴살과 양념장을 넣어 재빨리 볶는다.

4. 위의 재료들이 거의 다 볶아지면 달걀물을 골고루 붓는다. 이때 달걀물은 휘젓지 말고 놔두었다가, 달걀이 거의 익어 갈 무렵 불을 끄고 쪽파를 뿌린 후 밥 위에 얹어 낸다.

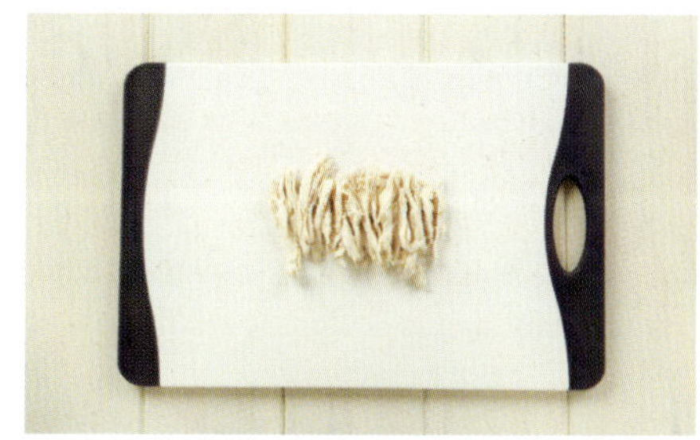
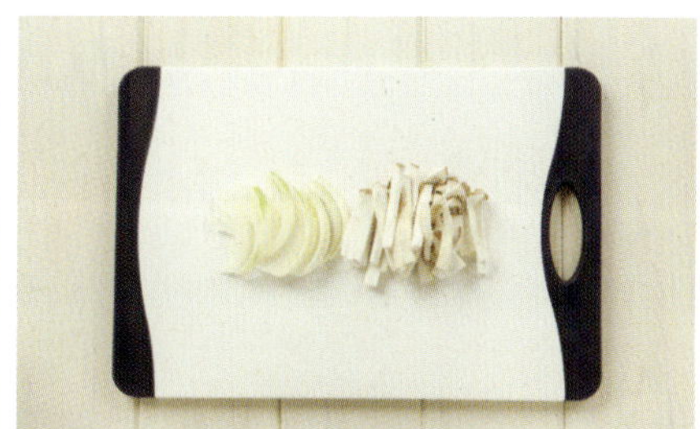
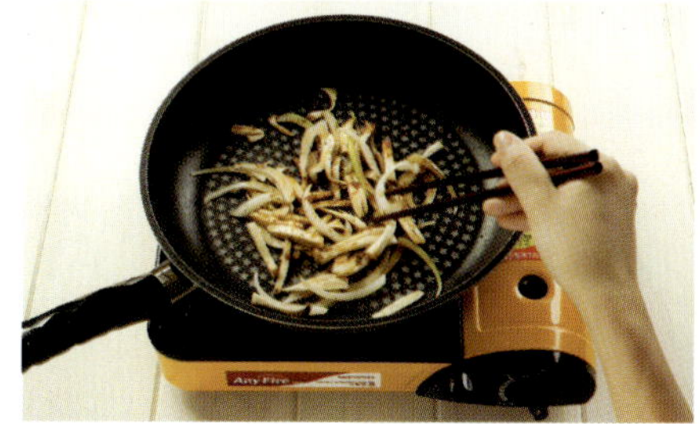
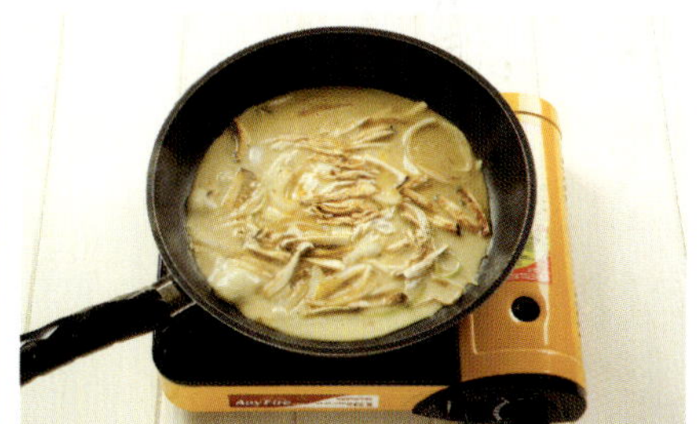

아무리 저칼로리 식재료라도 기름에 볶으면 칼로리가 높아진다. 따라서 수분이 많이 나오는 식재료는 코팅이 잘된 팬이나 이중 스테인리스팬에 넣고 뚜껑을 닫아 자체의 수분을 이용하는 저수분 조리법을 활용하면 좋다. 수분이 많지 않은 식재료는 물을 조금 넣고 뚜껑을 덮어 익힌다.

374 KCAL 1인분 기준

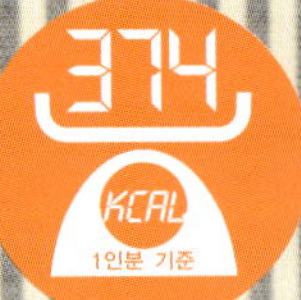

닭가슴살
찹쌀완자밥 (1인분)

운동 시간	운동 강도	소모 칼로리
72 min	5 METs	378 kcal

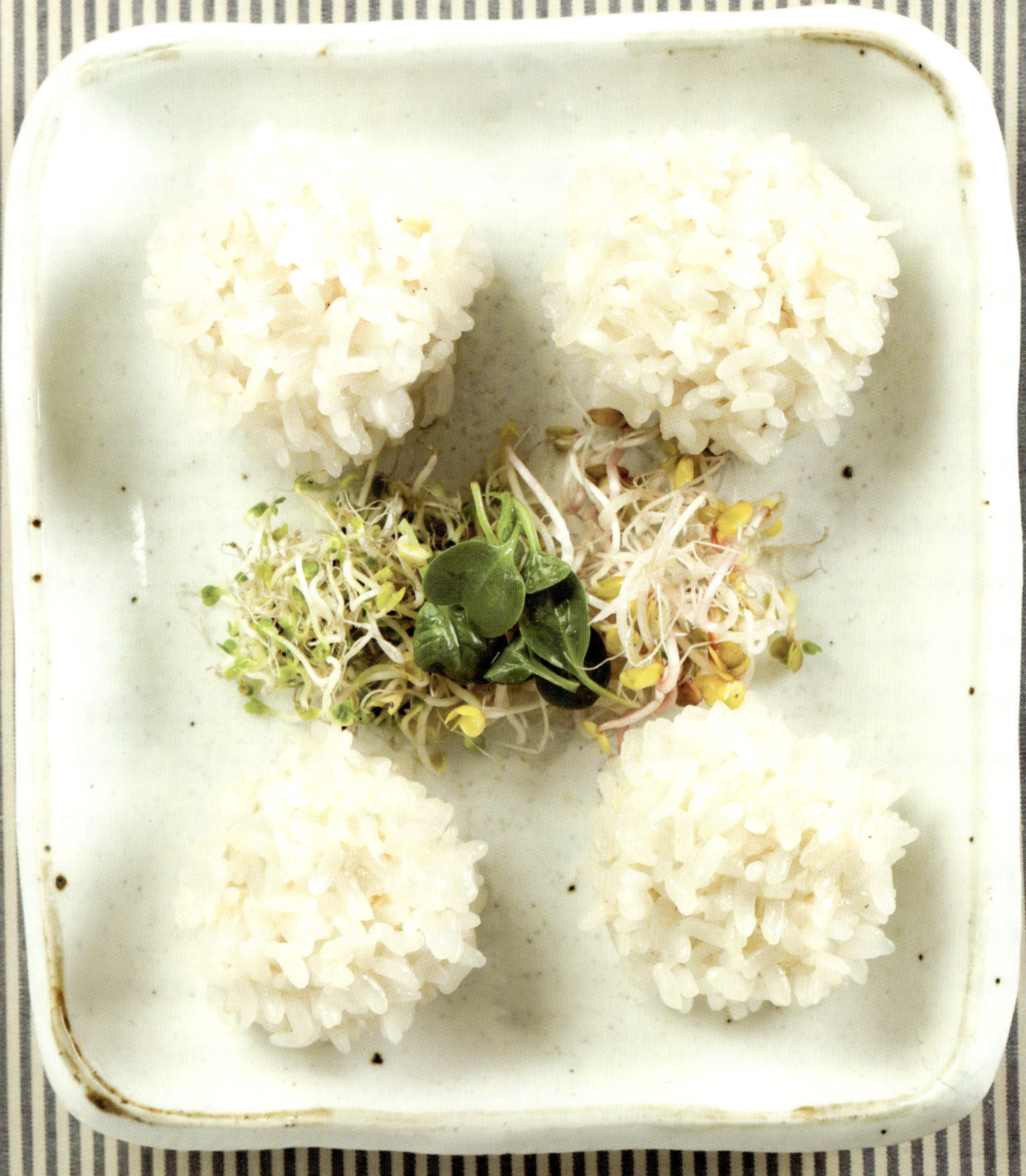

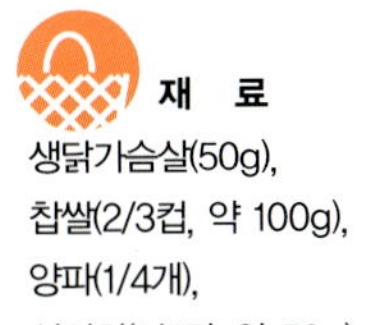
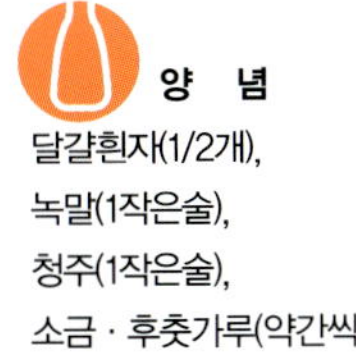

재 료
생닭가슴살(50g),
찹쌀(2/3컵, 약 100g),
양파(1/4개),
신김치(1/4컵, 약 50g)

양 념
달걀흰자(1/2개),
녹말(1작은술),
청주(1작은술),
소금 · 후춧가루(약간씩)

1. 찹쌀은 씻어서 30분 정도 불린 후 체에 밭쳐 물기를 뺀다. 닭가슴살, 양파, 신김치는 잘게 다진다.

2. 다진 닭가슴살, 다진 양파, 다진 신김치를 볼에 넣은 후 양념재료를 넣고 치대어 완자를 만든다.

3. 넓은 접시에 찹쌀을 깔고 준비한 완자를 찹쌀에 굴린다.

4. 찜기에 면보 혹은 종이호일을 깔고 김이 올라오면 위에 완자를 얹는다. 그 위에 면보를 덮은 후, 15분 정도 쪄 낸다.

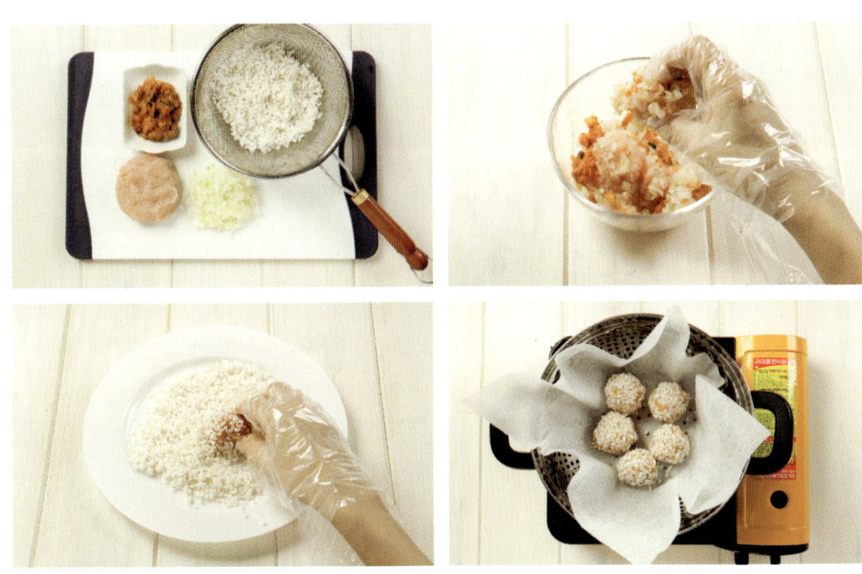

찹쌀은 위벽을 자극하지 않고 보호해 주며 소화를 돕는다. 또한 혈중 콜레스트롤을 낮추고 인슐린 분비를 적게 한다. 따라서 찹쌀은 비만, 동맥경화증, 고혈압, 위장 질환 등의 예방에 탁월한 효능을 보인다.

닭가슴살

현미주먹밥 (1인분)

운동 시간	운동 강도	소모 칼로리
73 min	**5** METs	**383** kcal

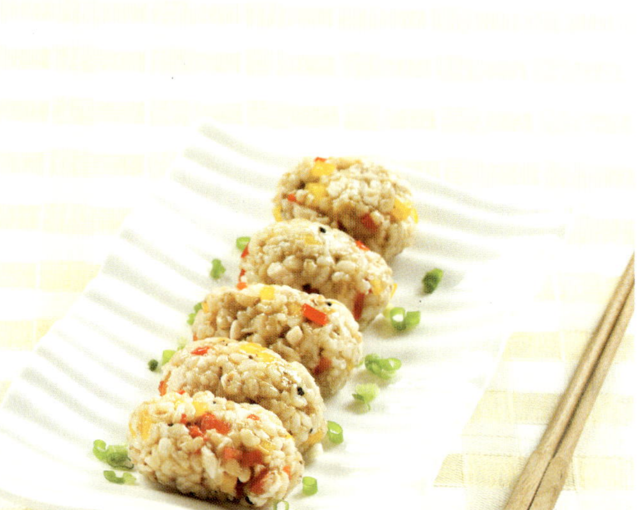

나들이를 가야 한다면,
닭가슴살과 냉장고속의 채소를 다져 넣고
동그랗게 뭉쳐 주먹밥을 만들어
보는 것은 어떨까? 열량도 낮추고
각종 영양소가 듬뿍 들어 있어
건강하고 날씬한 도시락이
즐겁고 가벼운 나들이를 만들어 준다.

재 료

마늘맛 닭가슴살(50g), 빨강/노랑 파프리카(1/8개씩),
현미밥(1공기), 참기름(1/2작은술), 소금 · 통깨(약간씩)

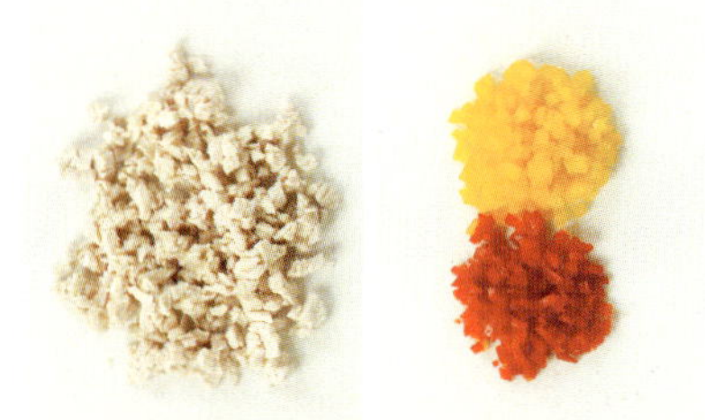

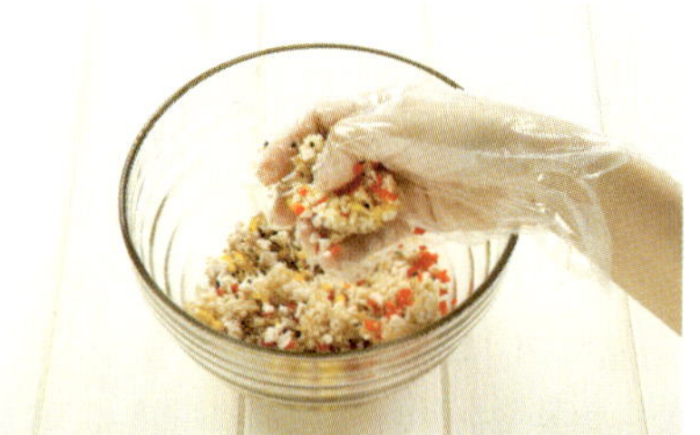

1. 마늘맛 닭가슴살은 잘게 다진다.

2. 파프리카도 씨와 심을 제거하고 잘게 다진다.

3. 볼에 밥과 다진 닭가슴살, 파프리카를 넣고 소금과 통깨를 넣어 버무려, 한입 크기로 동그랗게 뭉친다.

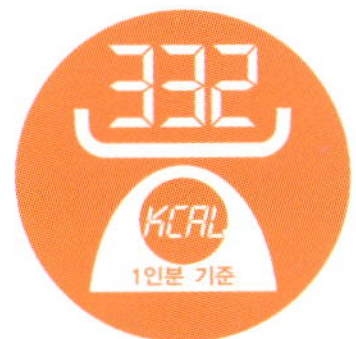

닭가슴살 콩나물밥 (1인분)

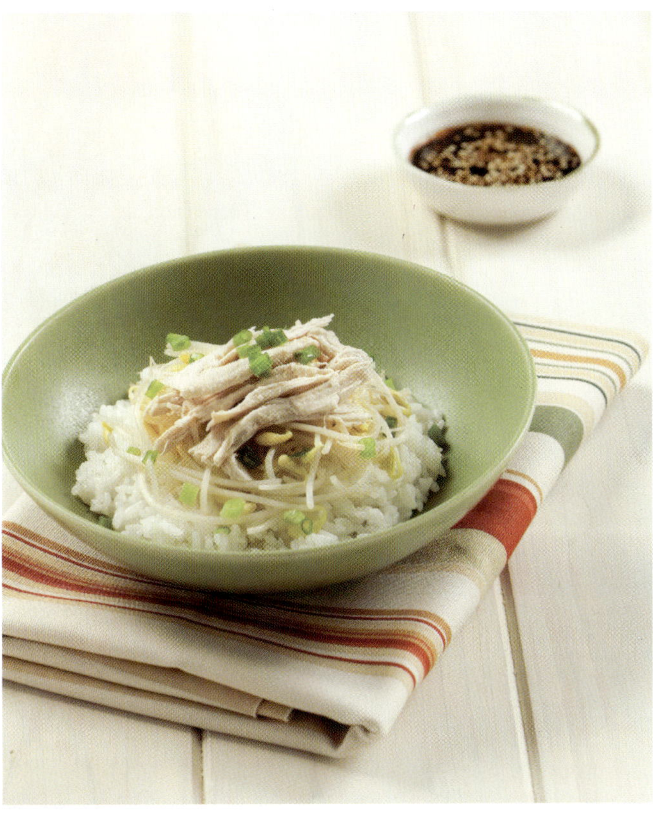

힘든 하루를 보내고 만사가
귀찮을 때에는 닭가슴살을 넣고
콩나물밥을 만들면 좋다.
밥을 짓다가 콩나물 한줌과
닭가슴살을 넣고 살짝 익히기만 하면
훌륭한 한 끼 식사를 준비할 수 있다.

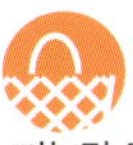 **재 료**
마늘맛 닭가슴살(50g),
콩나물(한줌, 약 60g),
쌀(1/2컵), 물(1/2컵),
송송 썬 쪽파(1큰술)

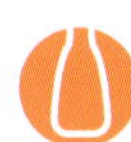 **양 념 장**
진간장(1큰술),
다진 마늘(1/2작은술),
고춧가루(1/2작은술),
참기름 · 통깨(1작은술씩)

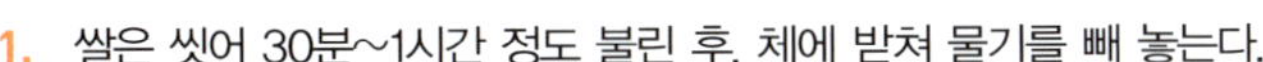
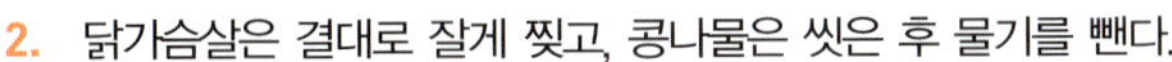

1. 쌀은 씻어 30분~1시간 정도 불린 후, 체에 받쳐 물기를 빼 놓는다.

2. 닭가슴살은 결대로 잘게 찢고, 콩나물은 씻은 후 물기를 뺀다.

3. 솥에 쌀을 안치고 물을 부어 밥을 짓는다. 7~8분 정도 센불에서 끓이다가 넘치기 직전에 뚜껑을 열었다 닫고, 중간불로 줄여 5분 정도 끓인다. 밥물이 잦아들면 다시 뚜껑을 열고 콩나물과 닭가슴살을 얹는다. 뚜껑을 닫고 불을 줄인 후 10분 정도 뜸을 들인다.

4. 분량의 재료를 섞어 양념장을 만든다. 완성된 밥을 골고루 섞어 그릇에 담고 양념장을 곁들여 낸다.

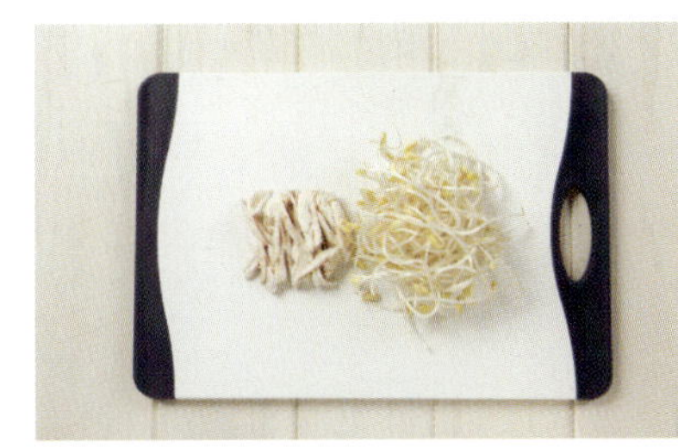
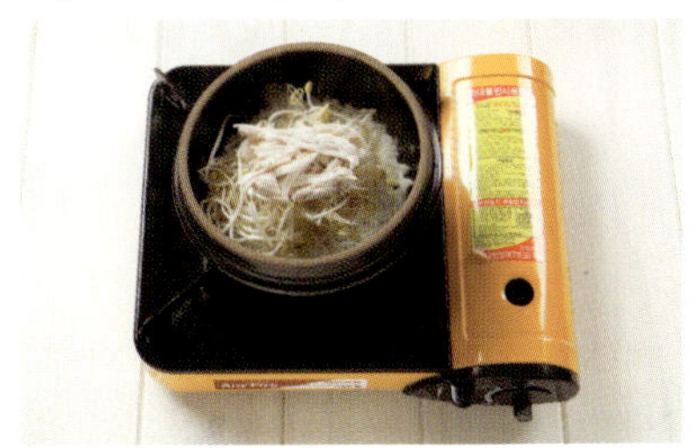

359 KCAL 1인분 기준

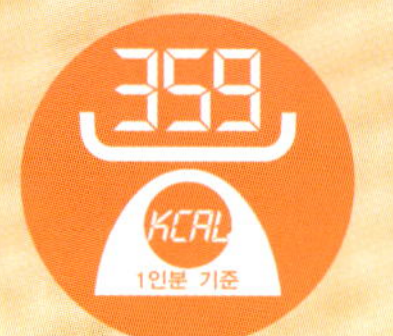

닭가슴살

호박잎쌈밥 (1인분)

운동 시간	운동 강도	소모 칼로리
69 min	5 METs	362 kcal

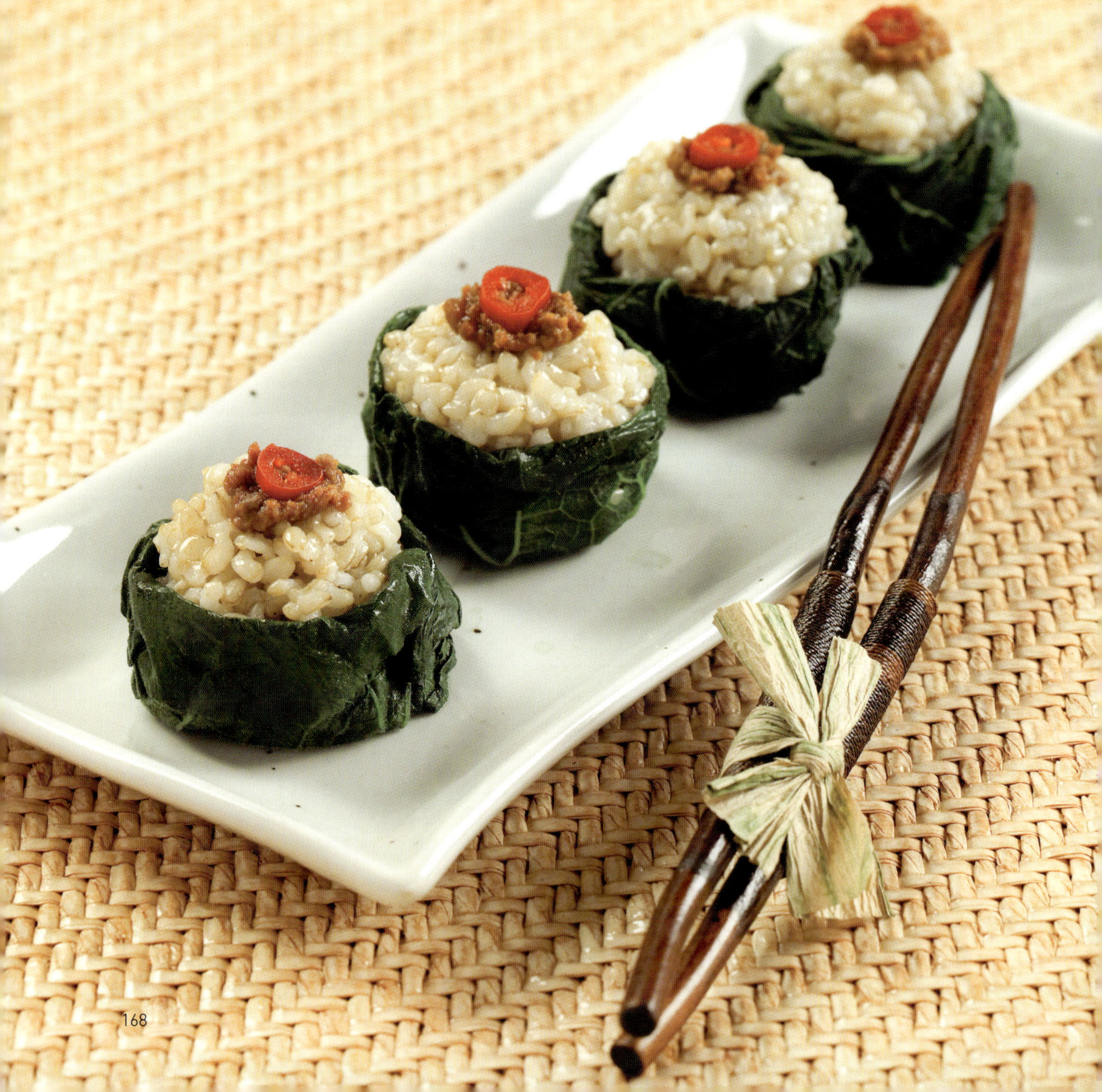

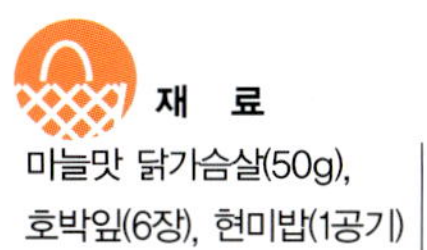

재 료

마늘맛 닭가슴살(50g),
호박잎(6장), 현미밥(1공기)

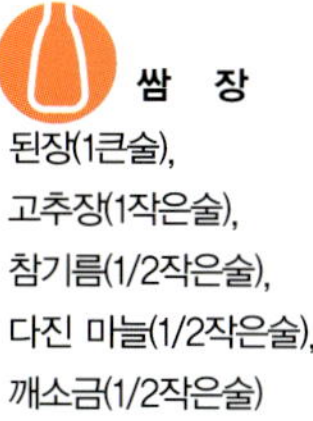

쌈 장

된장(1큰술),
고추장(1작은술),
참기름(1/2작은술),
다진 마늘(1/2작은술),
깨소금(1/2작은술)

1. 마늘맛 닭가슴살은 잘게 다진다.

2. 호박잎은 줄기 끝을 꺾어 잎 방향으로 잡아당겨 껍질을 제거한 후, 끓는 물에 소금을 넣고 살짝 데쳐 내어 찬물에 헹군다. 데치는 대신 찜기에 쪄도 무방하다.

3. 호박잎을 펴서 밥을 넣고 닭가슴살을 올린 후 동그랗게 싼다.

4. 분량의 재료로 쌈장을 만들어 함께 곁들여 낸다.

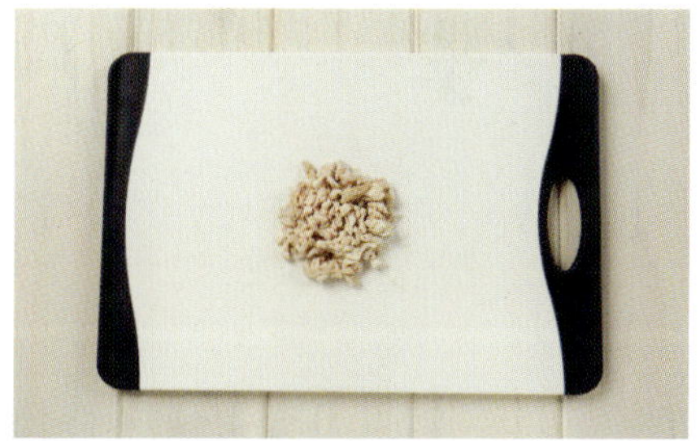

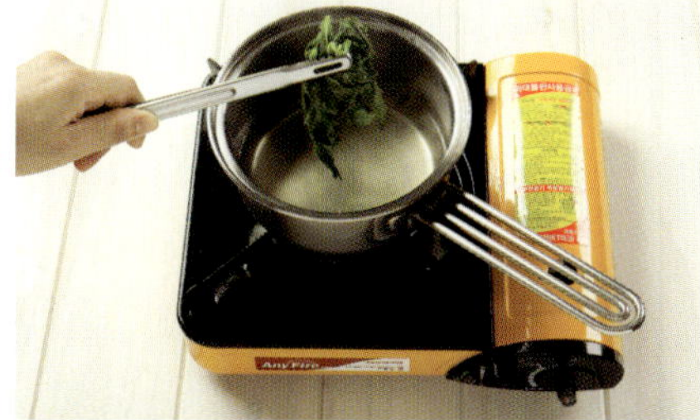

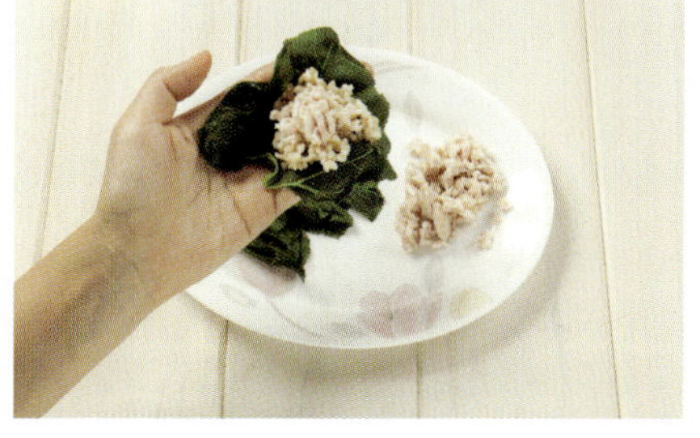

호박잎은 저칼로리면서도 섬유소와 비타민이 풍부하여 다이어트에 도움을 주는 식재료이다. 여름철 별미인 호박잎은 주로 데치거나 쪄서 쌈으로 먹는데, 약간 어린잎을 골라야 억세지 않아 먹기 좋다.

밥물은 쌀의 상태에 따라 달리 잡아야 한다. 햅쌀은 수분을 많이 함유하고 있으므로 물의 양을 1.1배나 동량으로 잡아야 하고, 오래 묵은 쌀은 1.5배 정도의 밥물을 부어야 한다. 콩나물이나 야채를 넣어 밥을 지을 때는 야채에서 수분이 나오므로 물의 양을 평소보다 조금 적게 잡는다.

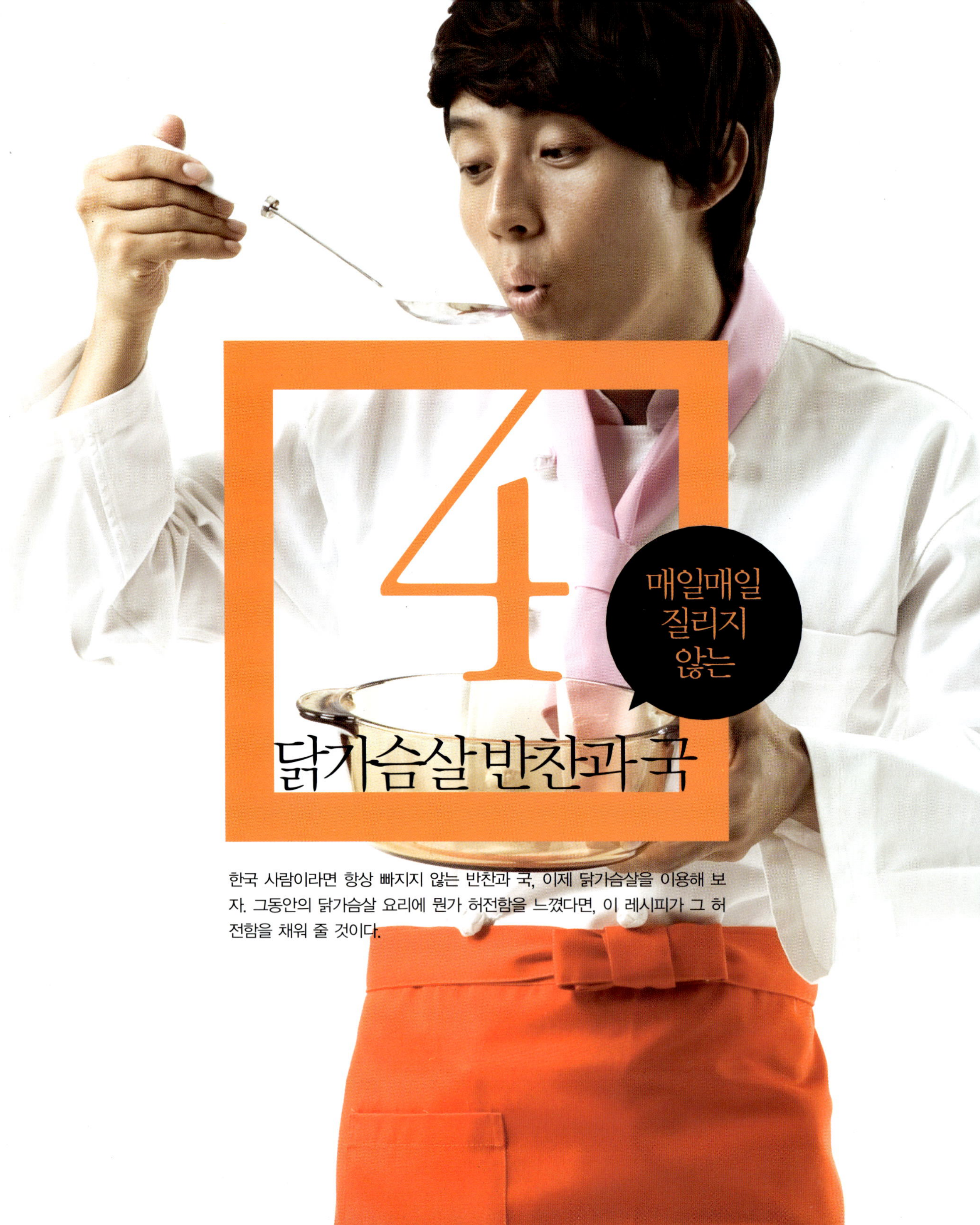
4
매일매일
질리지
않는
닭가슴살 반찬과 국
한국 사람이라면 항상 빠지지 않는 반찬과 국, 이제 닭가슴살을 이용해 보
자. 그동안의 닭가슴살 요리에 뭔가 허전함을 느꼈다면, 이 레시피가 그 허
전함을 채워 줄 것이다.

 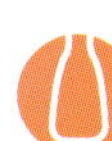

닭가슴살

미역초회 (1인분)

운동 시간	운동 강도	소모 칼로리
19 min	**5** METs	**99** kcal

장기간의 다이어트로 입맛이 없을 때
닭가슴살과 미역을 넣고
새콤달콤한 양념장을 만들어 버무려 보자.
생기도 되찾고 기분도 산뜻해질 것이다.

재 료
마늘맛 닭가슴살(50g),
생미역(1/2컵),
빨강/노랑 파프리카
(1/8개씩),
양파(1/8개), 배(1/4개)

양 념 장
간장(1작은술),
다진 마늘(1/2작은술),
식초(1큰술),
올리고당(1큰술),
레몬즙(1큰술)

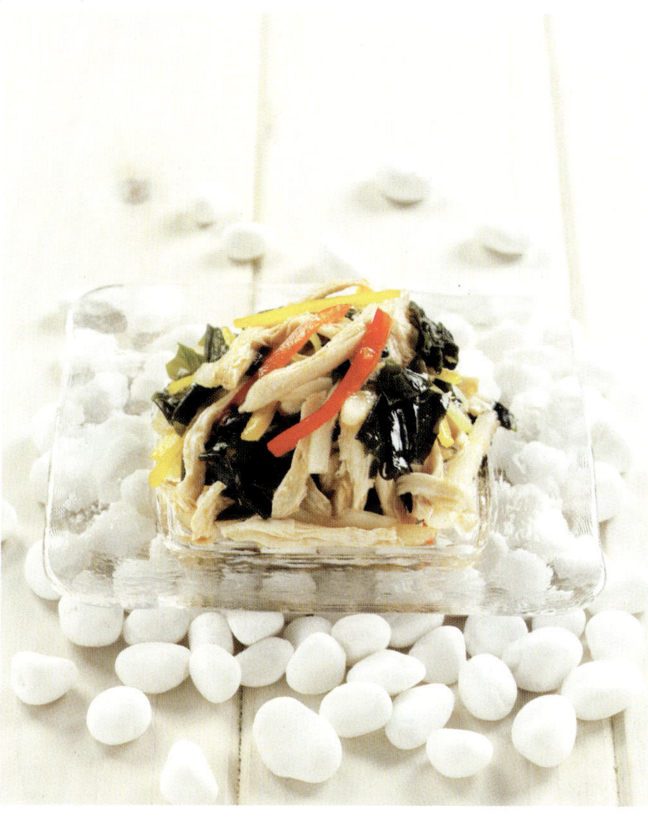

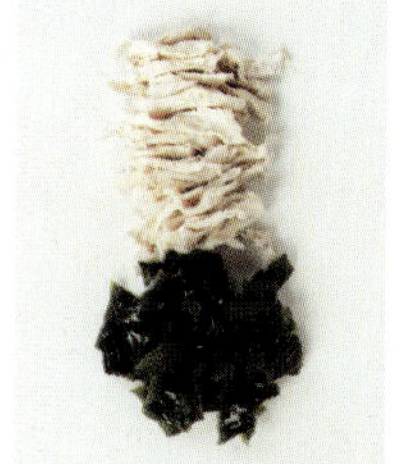 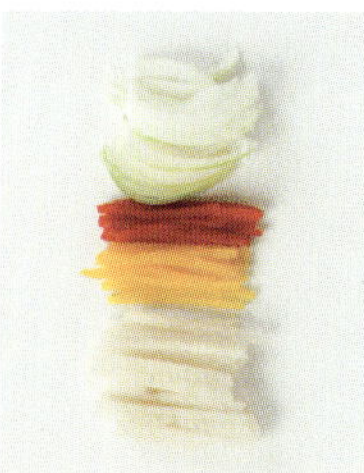

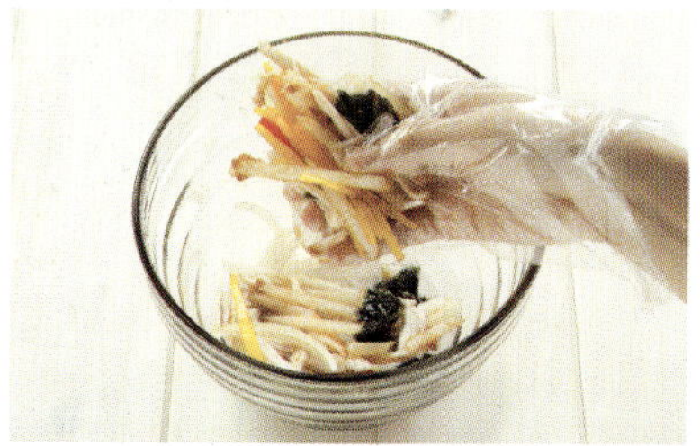

1. 마늘맛 닭가슴살은 결대로 잘게 찢는다. 미역은 끓는 물에 넣었다 빼는 정도로 살짝 데쳐 찬물에 여러 번 헹군 후, 물기를 꼭 짜서 먹기 좋은 크기로 잘게 썬다.

2. 파프리카는 씨와 심을 제거한 후 채썰고, 양파와 배도 채썬다.

3. 볼에 준비한 재료를 담은 후 양념장을 만들어 넣고, 골고루 버무려 그릇에 담아낸다.

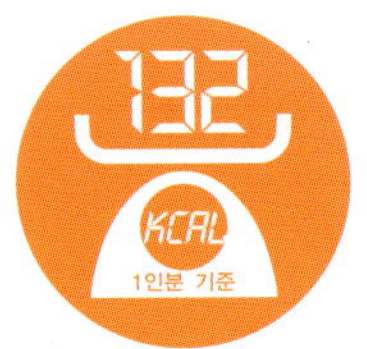

닭가슴살

콩나물무침 (1인분)

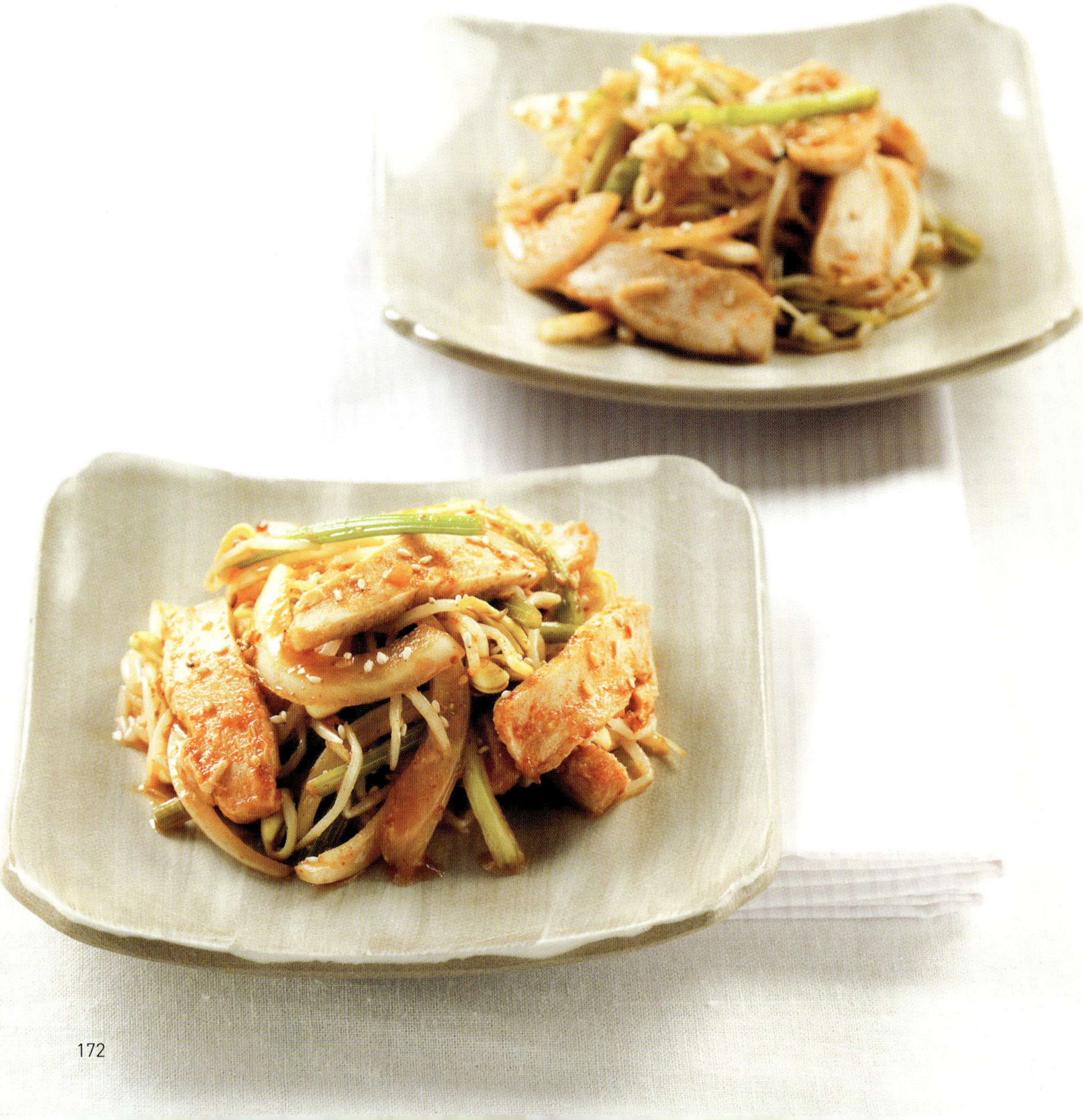

콩나물의 아삭함과 미나리의 향이 어우러진
매콤한 닭가슴살 콩나물무침으로
맛있는 저녁상을 차려 보자.
맛에 더해 고추에 들어 있는 캡사이신이
지방을 분해하여 다이어트에 도움까지 주니
일석이조다.

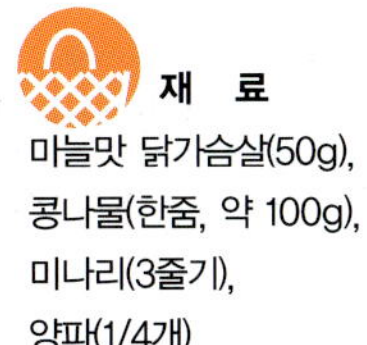

재 료

마늘맛 닭가슴살(50g),
콩나물(한줌, 약 100g),
미나리(3줄기),
양파(1/4개)

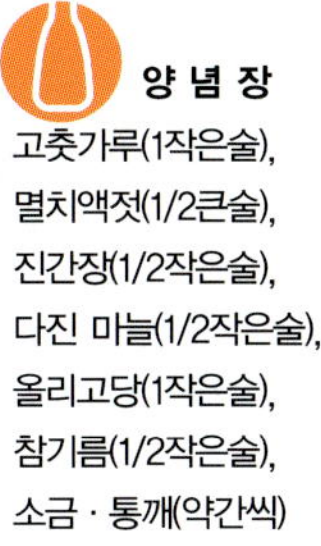

양 념 장

고춧가루(1작은술),
멸치액젓(1/2큰술),
진간장(1/2작은술),
다진 마늘(1/2작은술),
올리고당(1작은술),
참기름(1/2작은술),
소금 · 통깨(약간씩)

1. 마늘맛 닭가슴살은 가로로 편썬다.

2. 콩나물은 씻은 후 끓는 물에 아삭한 감을 잃지 않도록 살짝 데쳐 건진다. 미나리는 잎을 떼고 밑동을 조금 잘라낸 후, 끓는 물에 살짝 데쳐 건진다. 양파는 채썰어 준비한다.

3. 볼에 준비해 놓은 닭가슴살과 콩나물, 미나리, 양파를 넣고 양념장을 만들어 넣은 후, 통깨와 쪽파를 넣고 살짝 버무려 낸다.

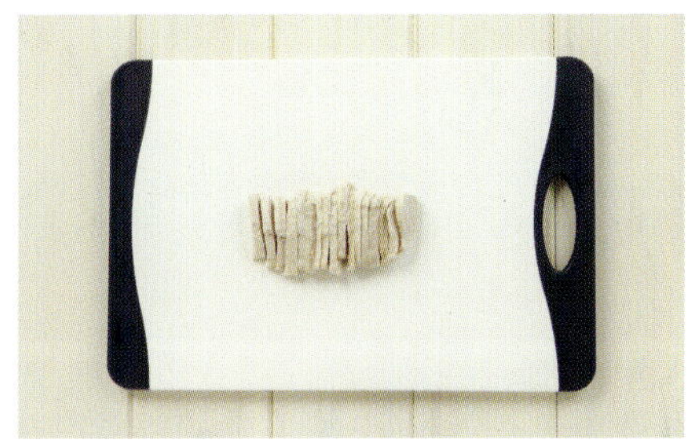

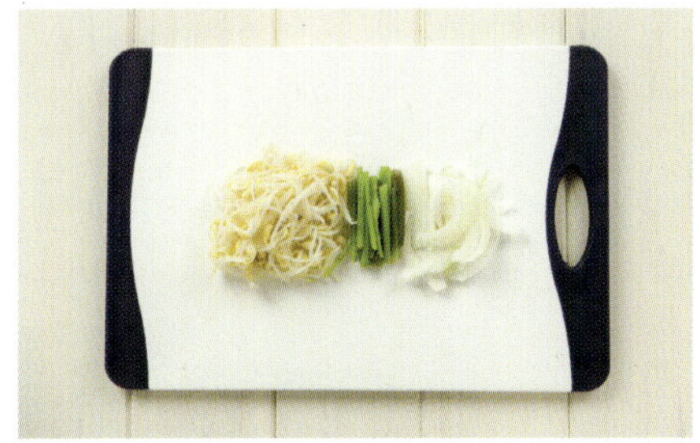

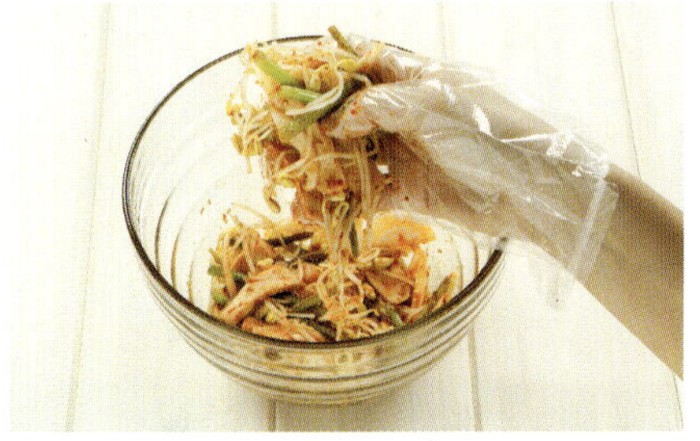

콩나물은 높은 영양가에 비해 가격이 저렴하기 때문에 우리 밥상에 자주 등장한다. 콩나물에 들어 있는 아스파라긴산은 숙취해소 몇 피로회복에 탁월한 것으로 알려져 있어 해장국에도 애용된다. 또한 콩나물은 100g당 30kcal의 저칼로리로 다이어트 식단에도 빠질 수 없는 식품이다.

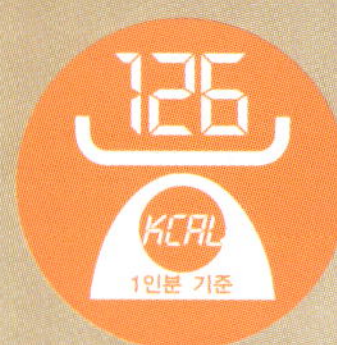

닭가슴살
부추무침 (1인분)

운동 시간	운동 강도	소모 칼로리
24 min	**5** METs	**126** kcal

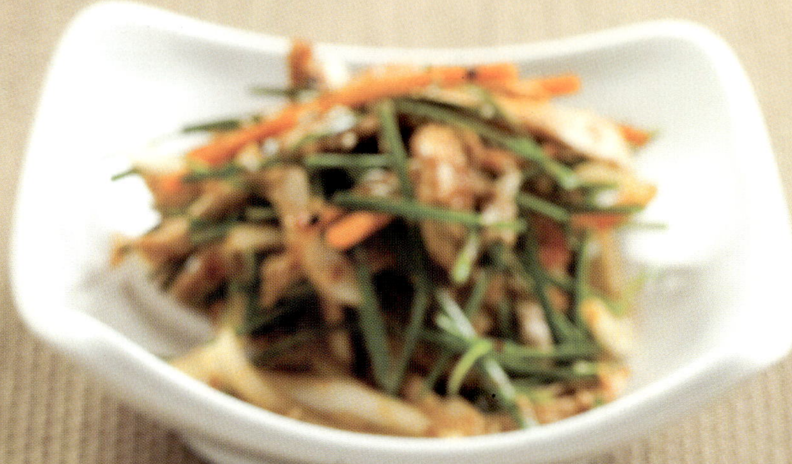

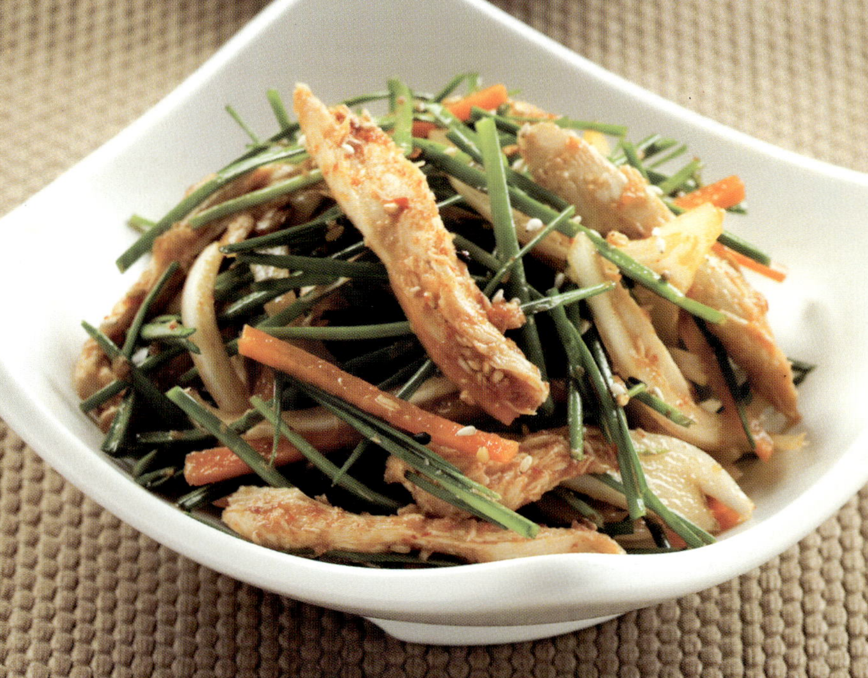

재 료

마늘맛 닭가슴살(50g),
영양부추(30g),
양파(1/4개),
당근 얇게 어슷썬 것(3개)

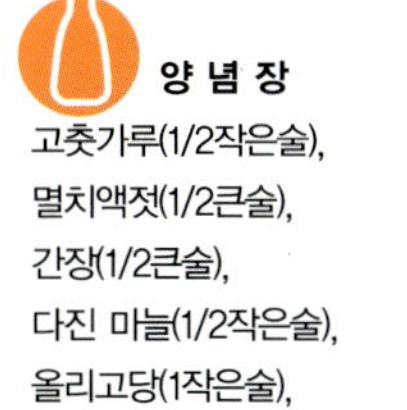

양 념 장

고춧가루(1/2작은술),
멸치액젓(1/2큰술),
간장(1/2큰술),
다진 마늘(1/2작은술),
올리고당(1작은술),
참기름(1작은술), 통깨(약간)

1. 마늘맛 닭가슴살은 결대로 잘게 찢는다.

2. 부추는 다듬어 흐르는 물에 씻어 물기를 턴 후 4cm 길이로 자른다. 양파와 당근은 가늘게 채썬다.

3. 닭가슴살, 부추, 양파, 당근을 볼에 넣은 후 양념장을 만들어 넣고, 버무려 통깨를 뿌려 완성한다.

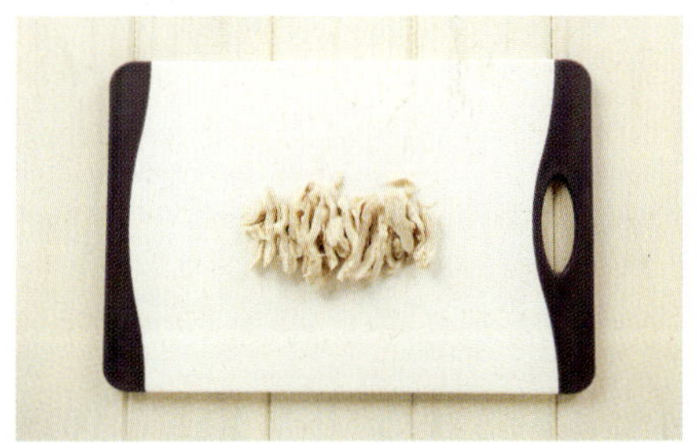

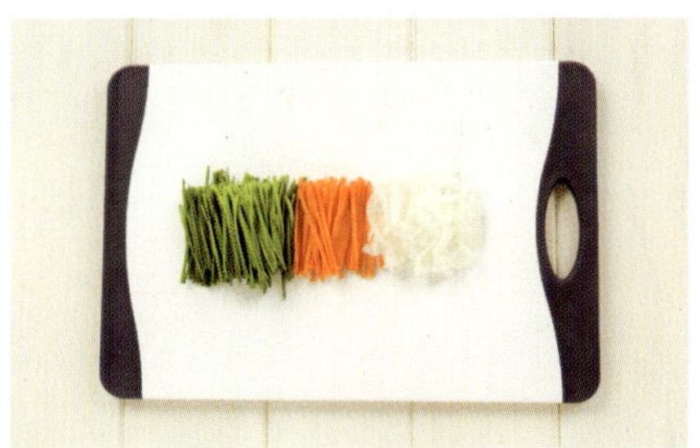

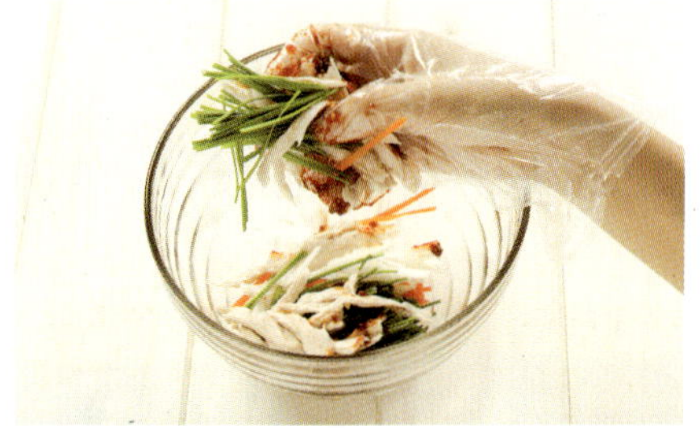

요걸
덤

비타민의 보고인 부추는 비타민 A, 비타민 B1, 비타민 B2, 비타민 C 등이 풍부하게 함유되어 있다. 또한 다른 채소에 비해 단백질, 무기질, 탄수화물도 풍부하며, 부추의 알리신 성분은 소화를 도와 고기요리와 잘 어울린다.

닭가슴살
숙주초무침 (1인분)

운동 시간	운동 강도	소모 칼로리
21 min	**5** METs	**110** kcal

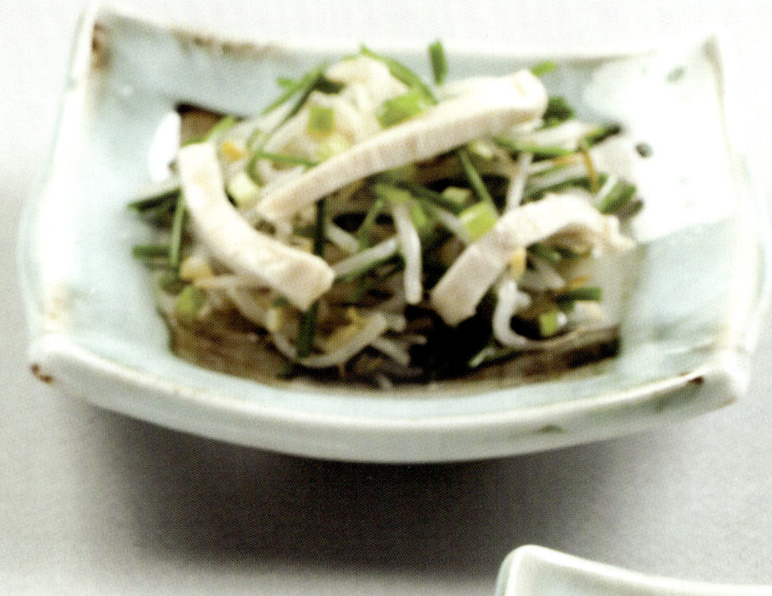

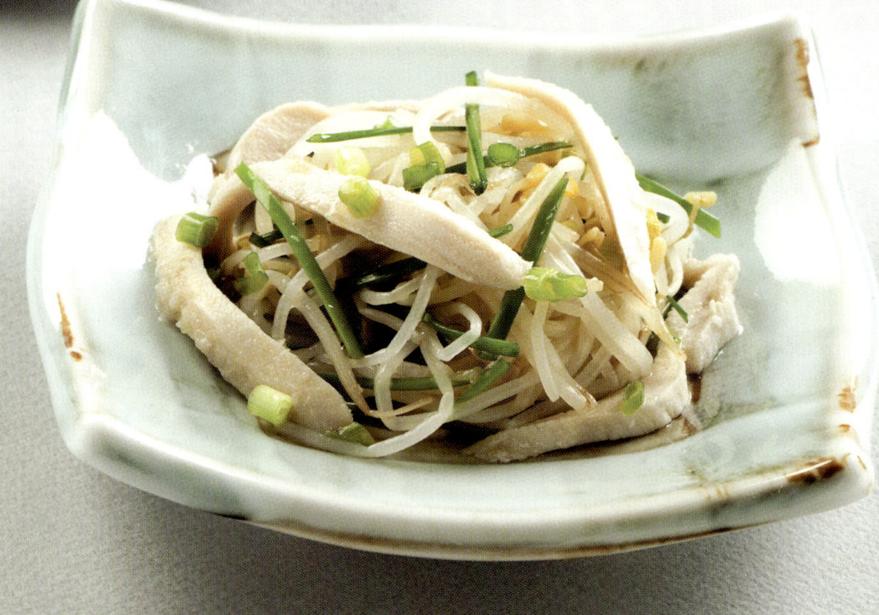

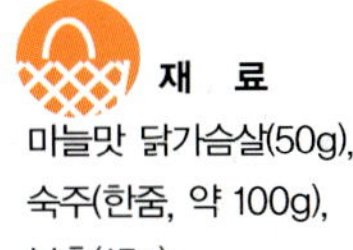

재 료

마늘맛 닭가슴살(50g),
숙주(한줌, 약 100g),
부추(15g)

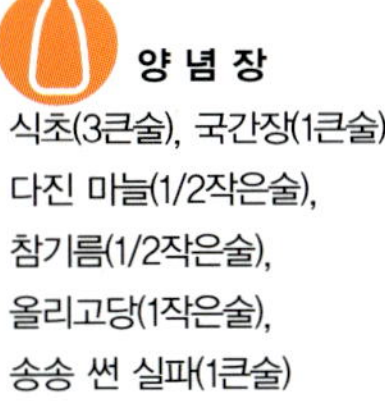

양 념 장

식초(3큰술), 국간장(1큰술),
다진 마늘(1/2작은술),
참기름(1/2작은술),
올리고당(1작은술),
송송 썬 실파(1큰술)

1. 마늘맛 닭가슴살은 4cm 길이로 채썬다.

2. 숙주는 씻어 건져 끓는 물에 소금을 약간 넣고, 넣었다 빼는 정도로 살짝만 데친 후 찬물에 담가 식힌다. 물에서 건져 낸 숙주는 키친타월이나 면보로 감싸 물기를 걷는다. 부추는 씻어 물기를 털고 4cm 길이로 자른다.

3. 볼에 닭가슴살, 숙주, 부추를 넣고, 양념장을 만들어 넣은 후 살살 버무려 그릇에 담아낸다.

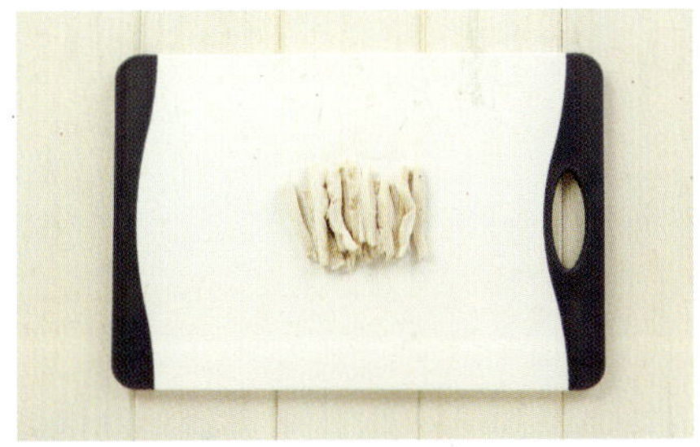

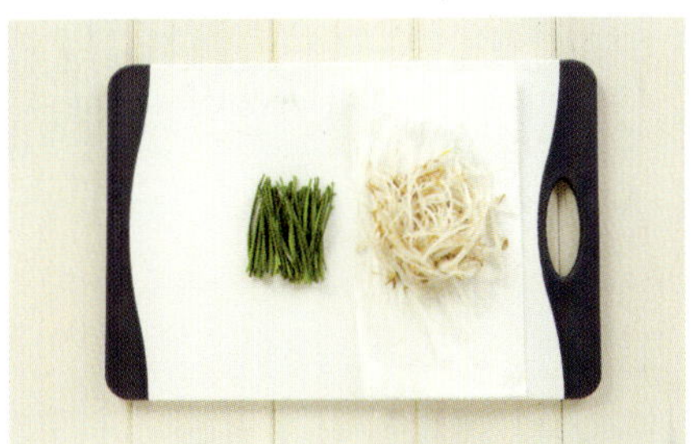

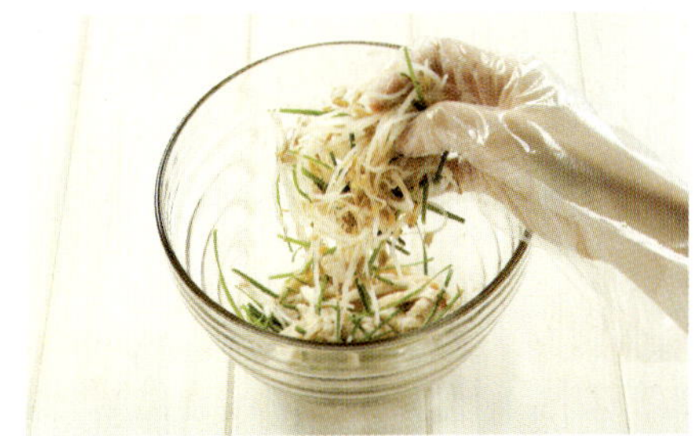

126 KCAL 1인분 기준

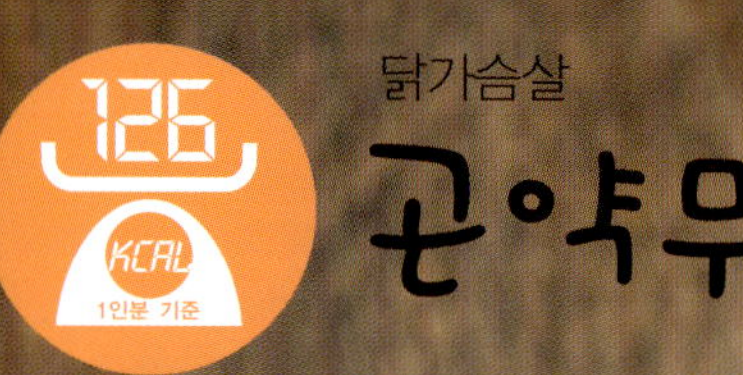

닭가슴살
곤약무침 (1인분)

운동 시간	운동 강도	소모 칼로리
24 min	5 METs	126 kcal

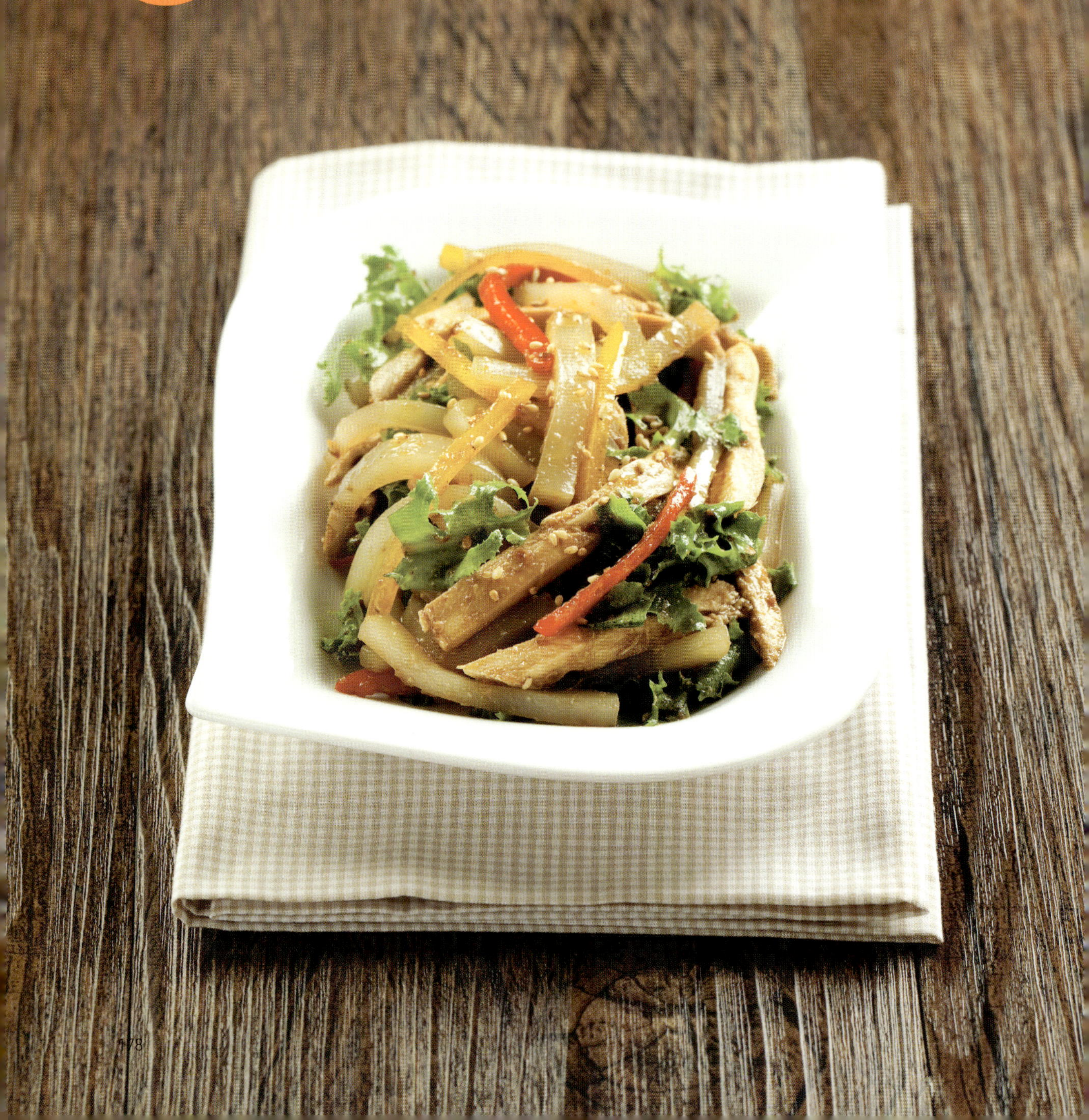

곤약은 거의 제로 칼로리 식품이다.
이제 다이어트 종결자 곤약과
단백질 강자 닭가슴살을 함께
담백하게 무쳐 보자.

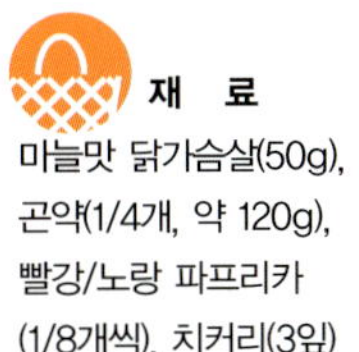

재 료
마늘맛 닭가슴살(50g),
곤약(1/4개, 약 120g),
빨강/노랑 파프리카
(1/8개씩), 치커리(3잎)

양 념 장
간장(1큰술),
올리브유(1/2큰술),
다진 마늘(1/2작은술),
참기름(1/2작은술),
깨소금(1/2작은술),
소금 · 후춧가루(약간씩)

1. 마늘맛 닭가슴살은 길게 채썬다.

2. 곤약은 끓는 물에 살짝 데쳐 낸 후, 물기를 걷고 가로길이로 채썬다.

3. 파프리카는 씻어 씨와 심을 제거한 후 채썰고, 치커리는 씻은 후 물기를 털어 한입 크기로 썬다.

4. 볼에 준비한 닭가슴살과 곤약, 파프리카, 치커리를 넣고, 양념장을 만들어 넣은 후 골고루 버무려 그릇에 담아낸다.

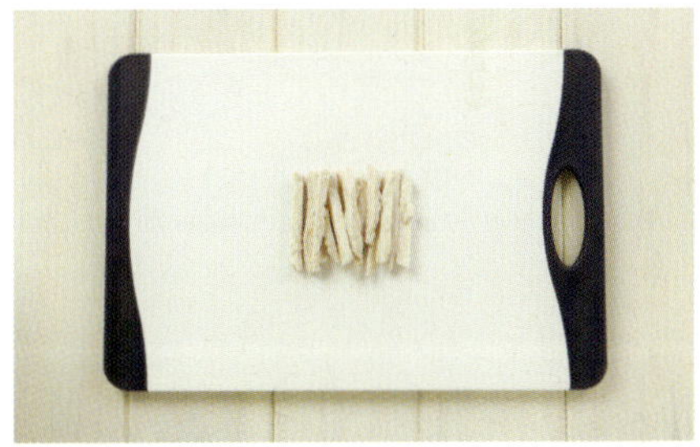

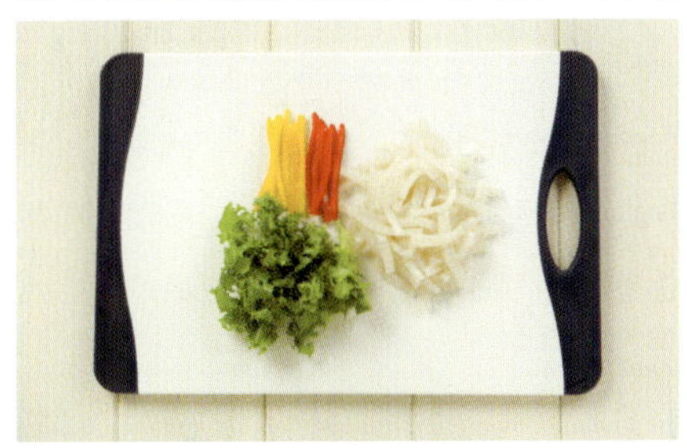

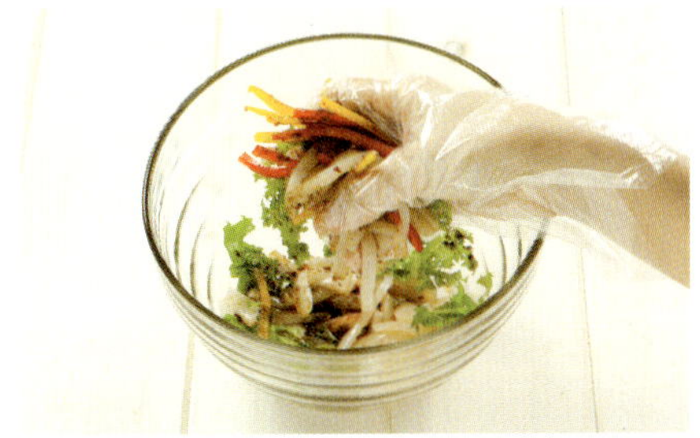

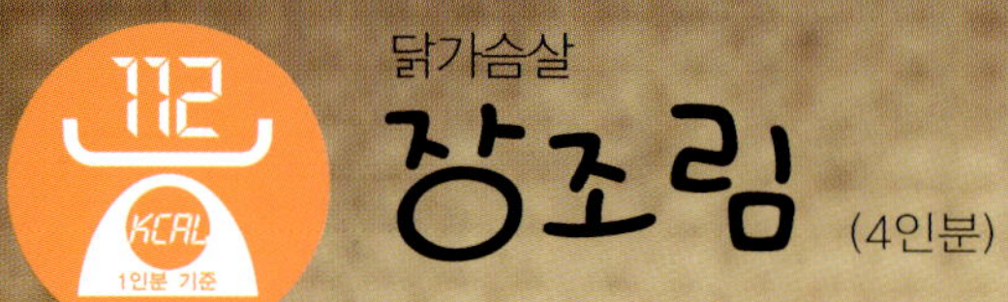

닭가슴살
장조림 (4인분)

운동 시간	운동 강도	소모 칼로리
22 min	**5** METs	**115** kcal

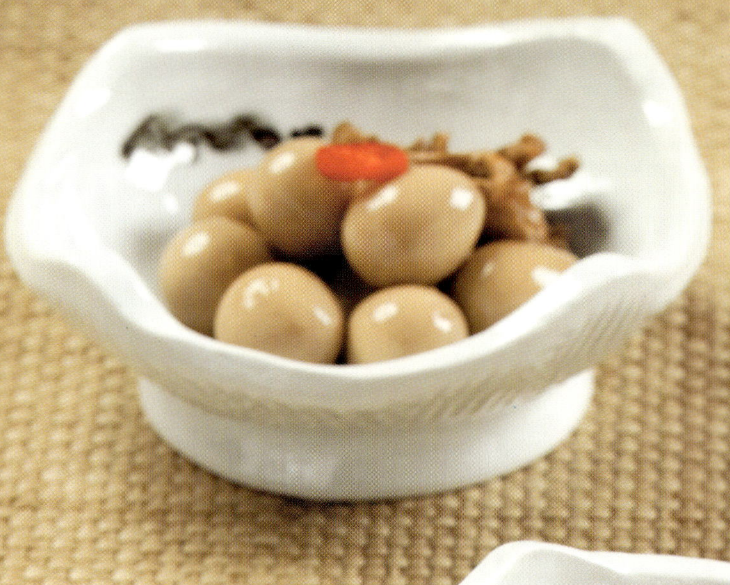

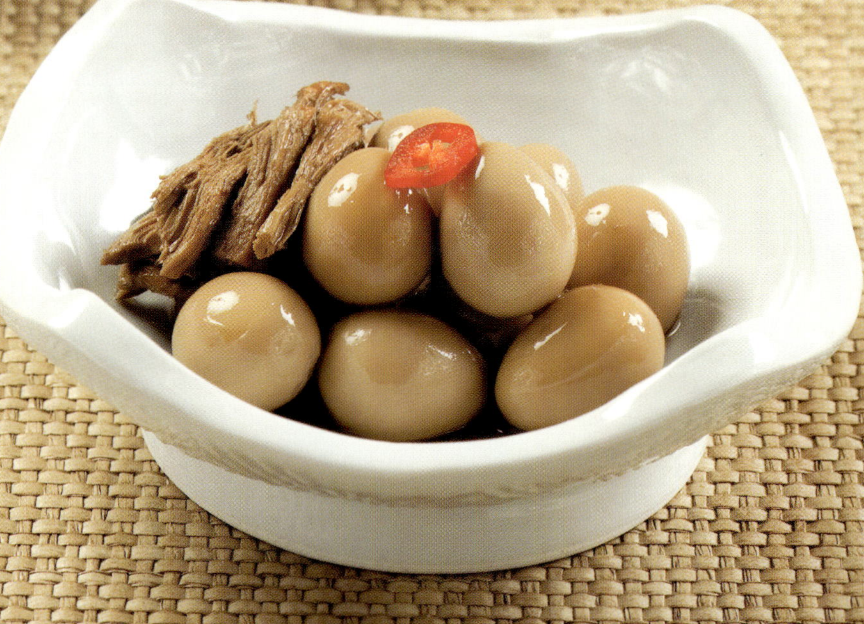

마늘맛 또는
훈제맛 닭가슴살(200g),
메추리알(10알)

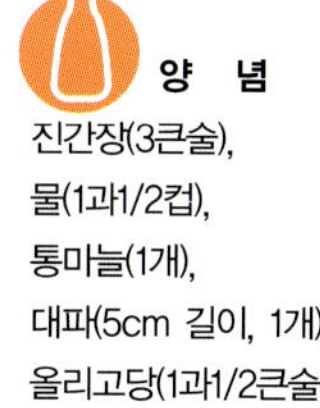

진간장(3큰술),
물(1과1/2컵),
통마늘(1개),
대파(5cm 길이, 1개),
올리고당(1과1/2큰술)

장조림이라 하면 흔히 소고기 장조림을 떠올리지만,
닭가슴살로 장조림을 만들어 보자.
소고기보다 더 담백한 닭가슴살에 짭조름한 맛이
배어들어 밥반찬으로 그만이다.
대신 일반적으로 먹는 장조림보다
단맛을 조금은 줄이는 것이 포인트!
열량은 낮추고 맛과 영양은 그대로!

1. 닭가슴살은 잘게 찢어 준비한다.

2. 메추리알은 삶아서 찬물에 담갔다가 껍질을 벗겨 준비한다.

3. 냄비에 양념재료와 준비한 닭가슴살과 메추리알을 넣은 후, 끓기 시작하면 불을 약하게 줄이고, 간장색깔이 재료에 배어들 때까지 약 20분 정도 조린다.

4. 다 조려지면 물러진 파와 마늘을 제거하고 그릇에 담아 낸다.

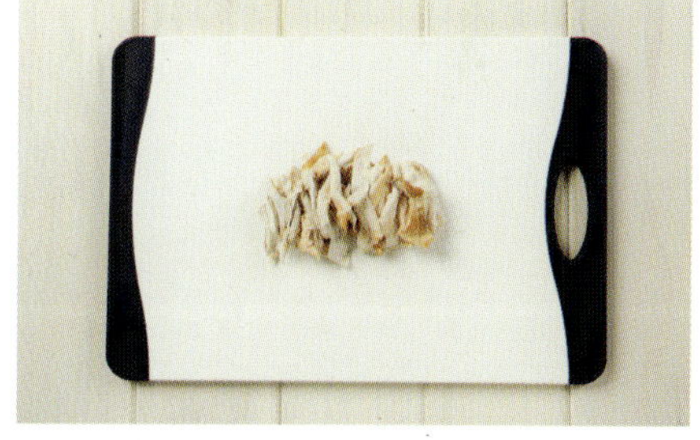

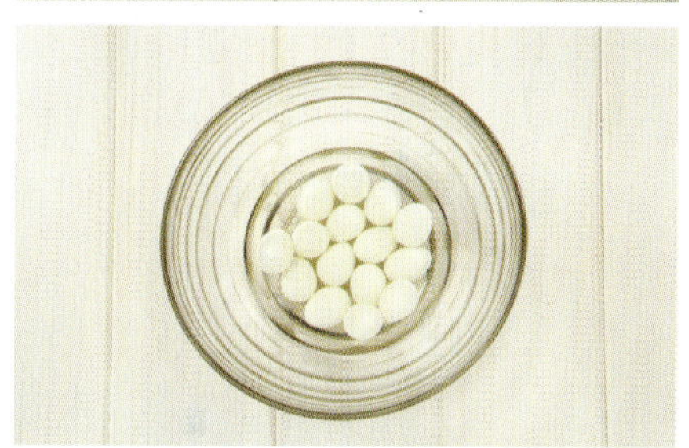

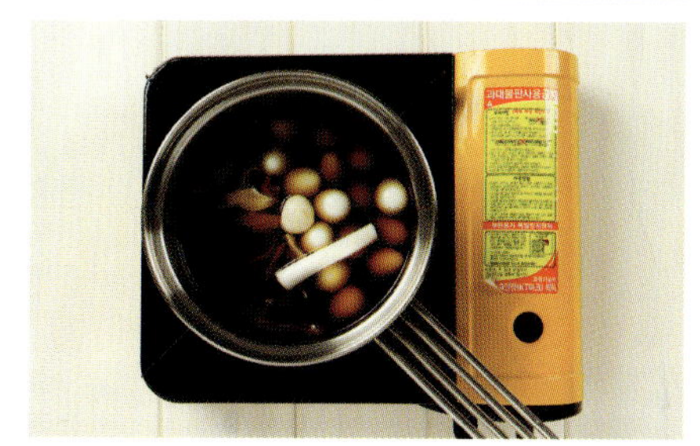

85 KCAL
1인분 기준

닭가슴살

브로콜리볶음

(2인분)

운동 시간	운동 강도	소모 칼로리
17 min	5 METs	89 kcal

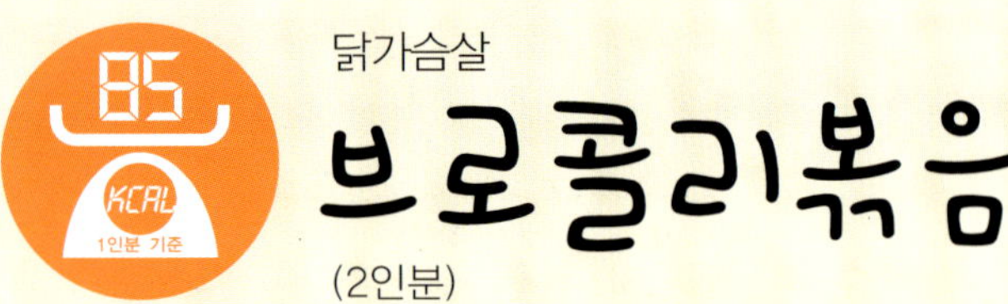

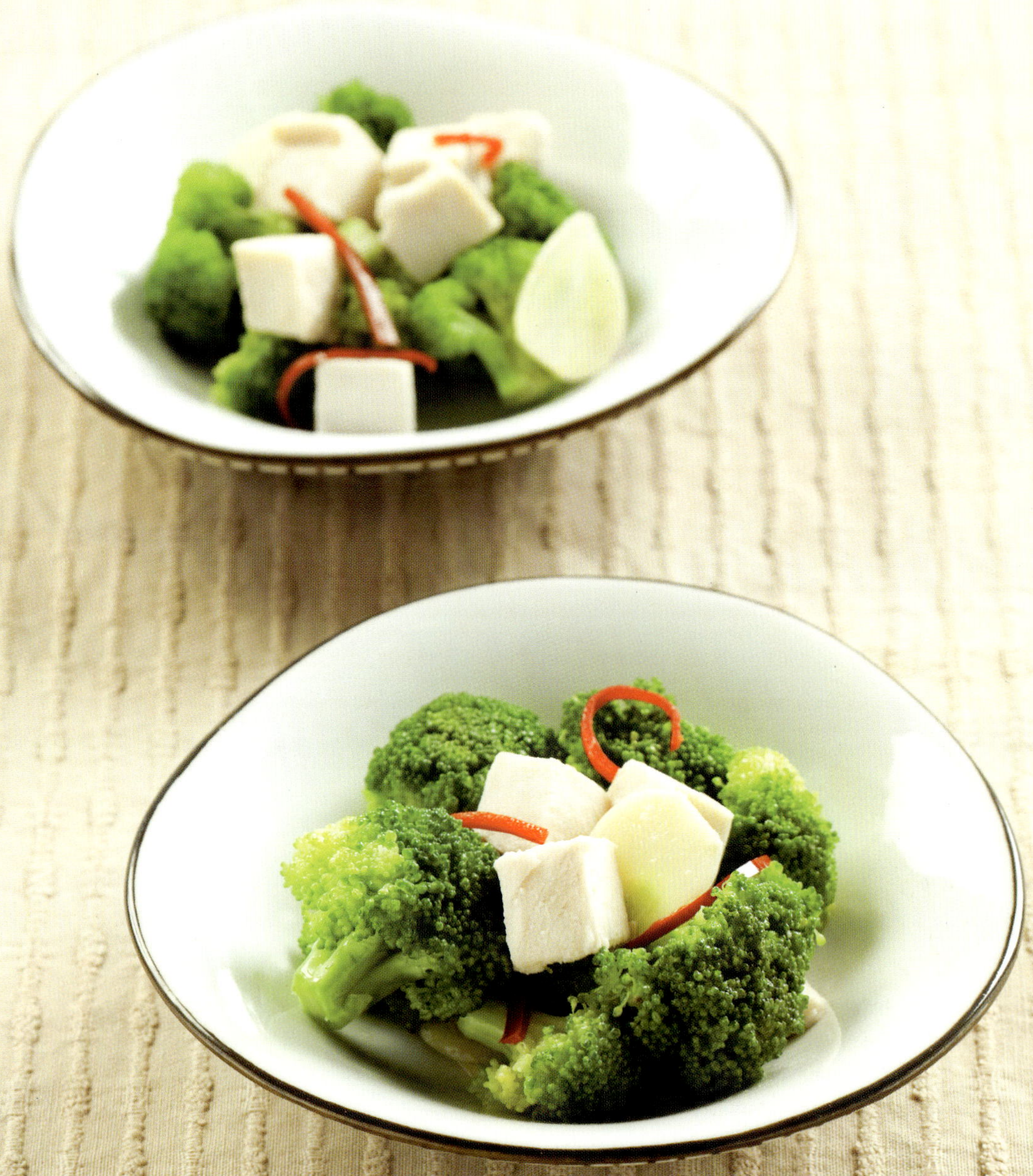

마늘맛 닭가슴살(50g), 브로콜리(1/4송이),
통마늘(2개), 참기름(1작은술),
홍고추(1/4개), 소금 · 후춧가루(약간씩)

브로콜리는 레몬의 2배, 감자의 7배나 되는
비타민 C를 함유하고 있으며,
그 앞에는 항암효과, 노화방지, 면역력증강 등의
다양한 효능이 수식어로 붙는다.
더 이상의 설명이 필요 없는 훌륭한 식품 브로콜리에,
부족한 단백질덩어리 닭가슴살을 함께 볶아 보자.

1. 마늘맛 닭가슴살은 깍둑썬다.

2. 브로콜리는 끓는 물에 소금을 조금 넣고 살짝 데쳐 물기를
빼다. 마늘은 얇게 저미고, 홍고추는 씨를 털고 가늘게 채썬다.

3. 달군 팬에 참기름을 두른 후 약한불에서 마늘을 넣어 볶다
가, 브로콜리, 홍고추를 넣고 소금, 후춧가루로 간을 하고 센불
에서 재빨리 볶는다.

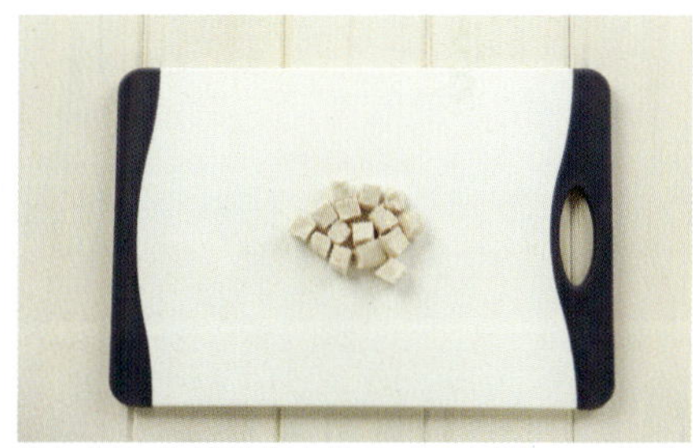

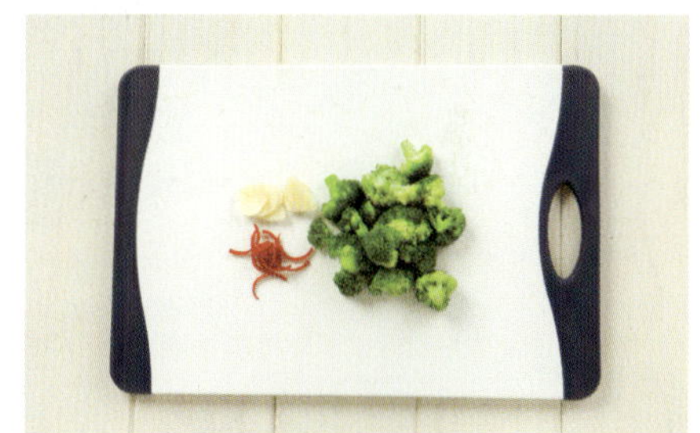

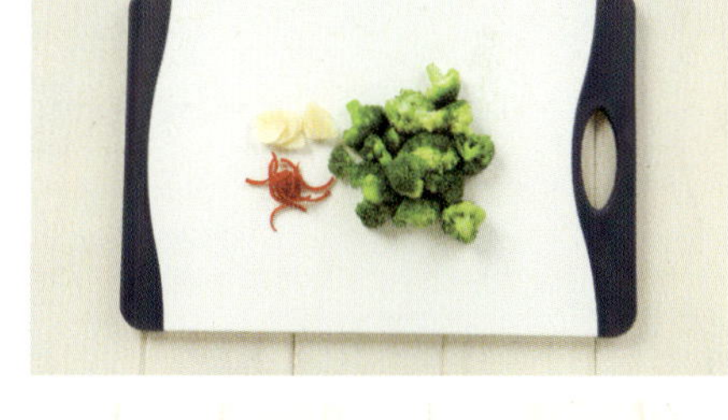

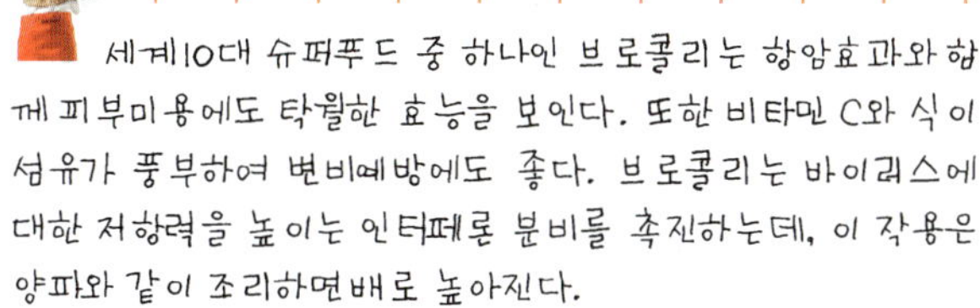

세계 10대 슈퍼푸드 중 하나인 브로콜리는 항암효과와 함
께 피부미용에도 탁월한 효능을 보인다. 또한 비타민 C와 식이
섬유가 풍부하여 변비예방에도 좋다. 브로콜리는 바이러스에
대한 저항력을 높이는 인터페론 분비를 촉진하는데, 이 작용은
양파와 같이 조리하면 배로 높아진다.

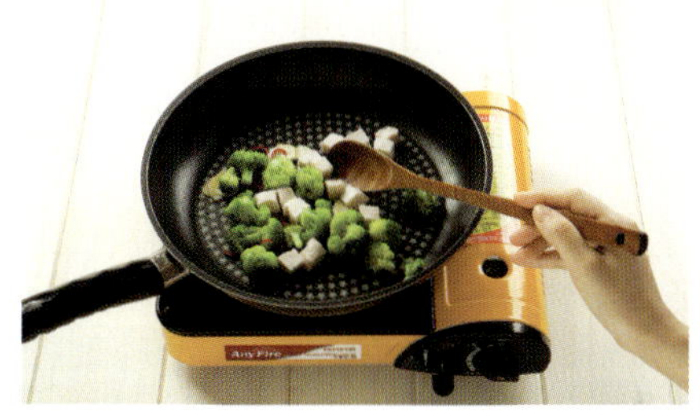

57.5 KCAL 1인분 기준

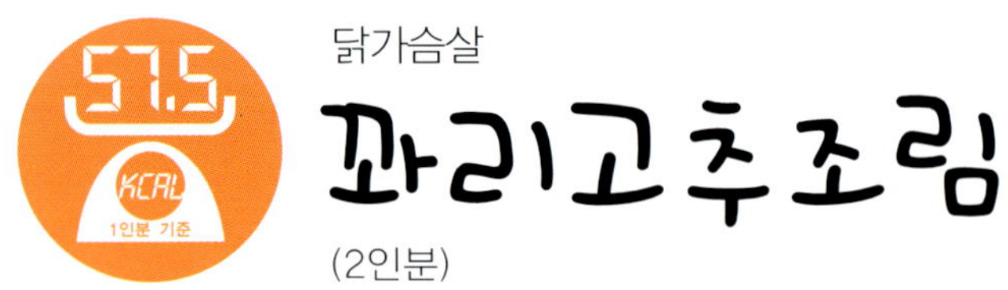

닭가슴살
꽈리고추조림
(2인분)

운동 시간	운동 강도	소모 칼로리
12 min	5 METs	63 kcal

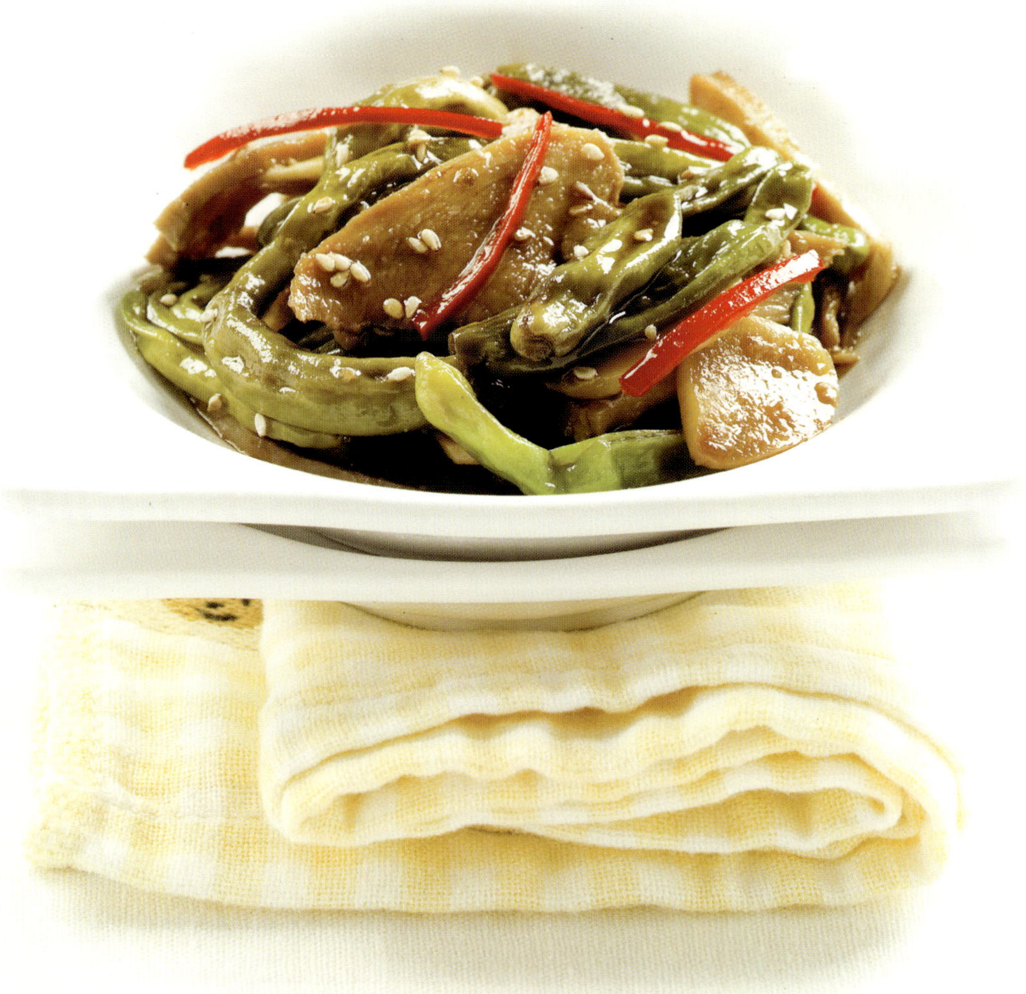

여름이 다가오면 자주 식탁에 등장하는 반찬이
바로 꽈리고추조림이다.
꽈리고추조림은 주로 멸치를 넣고 조리지만
닭가슴살을 넣고 조려도 맛이 좋다.

 **재 료**

마늘맛 닭가슴살(50g),
꽈리고추(15~16개),
통마늘(1개),
홍고추(1/4개),
올리브유(1/2작은술),
통깨(약간)

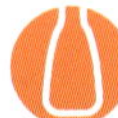 **조 림 장**

진간장(1작은술),
청주(1작은술),
올리고당(1작은술),
물(3큰술),
참기름(1/2작은술),
후춧가루(약간)

1. 마늘맛 닭가슴살은 가로로 편썬다.

2. 꽈리고추는 씻어 꼭지가 긴 것들은 짧게 잘라내어 이쑤시개로 구멍을 뚫는다.

3. 마늘은 얇게 저미고 홍고추는 씨를 털고 가늘게 채썬다.

4. 분량의 재료로 조림장을 만들어 놓는다.

5. 팬을 달군 후 올리브유를 두르고 마늘을 약한 불에서 볶다가, 꽈리고추를 넣고 다시 볶는다. 닭가슴살과 조림장을 넣고 꽈리고추의 숨이 죽을 때까지 자작하게 조린다.

6. 다 조려지면 홍고추를 넣고 불을 끈 후, 통깨를 뿌려 접시에 담는다.

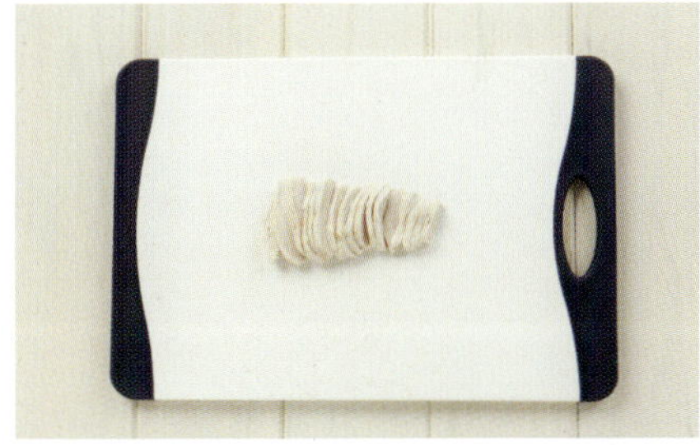

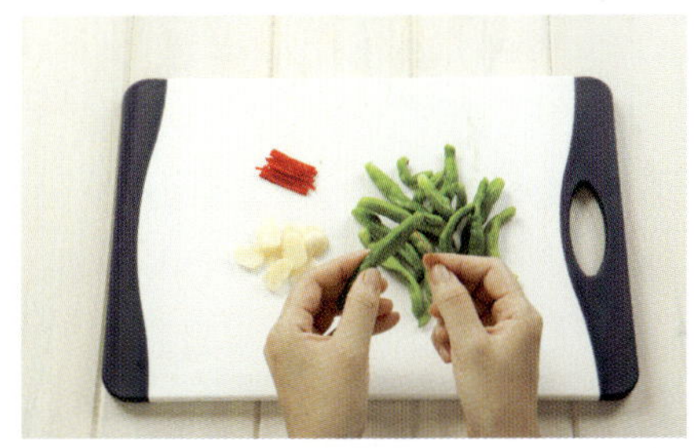

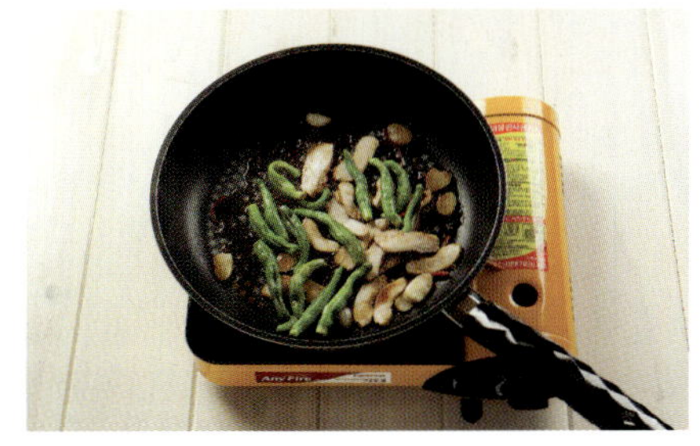

165 KCAL 1인분 기준

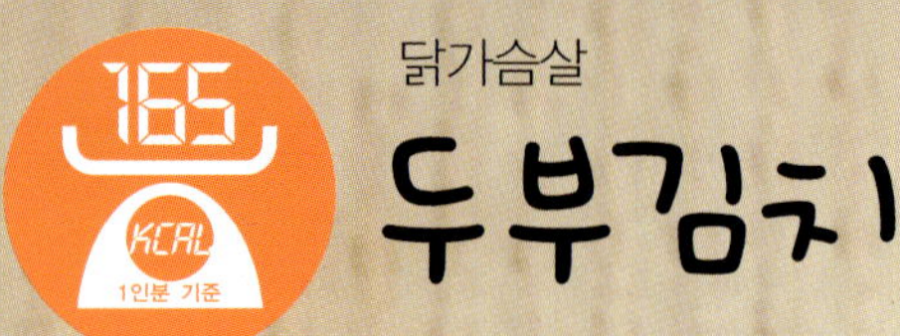

닭가슴살

두부김치 (2인분)

운동 시간	운동 강도	소모 칼로리
32 min	5 METs	168 kcal

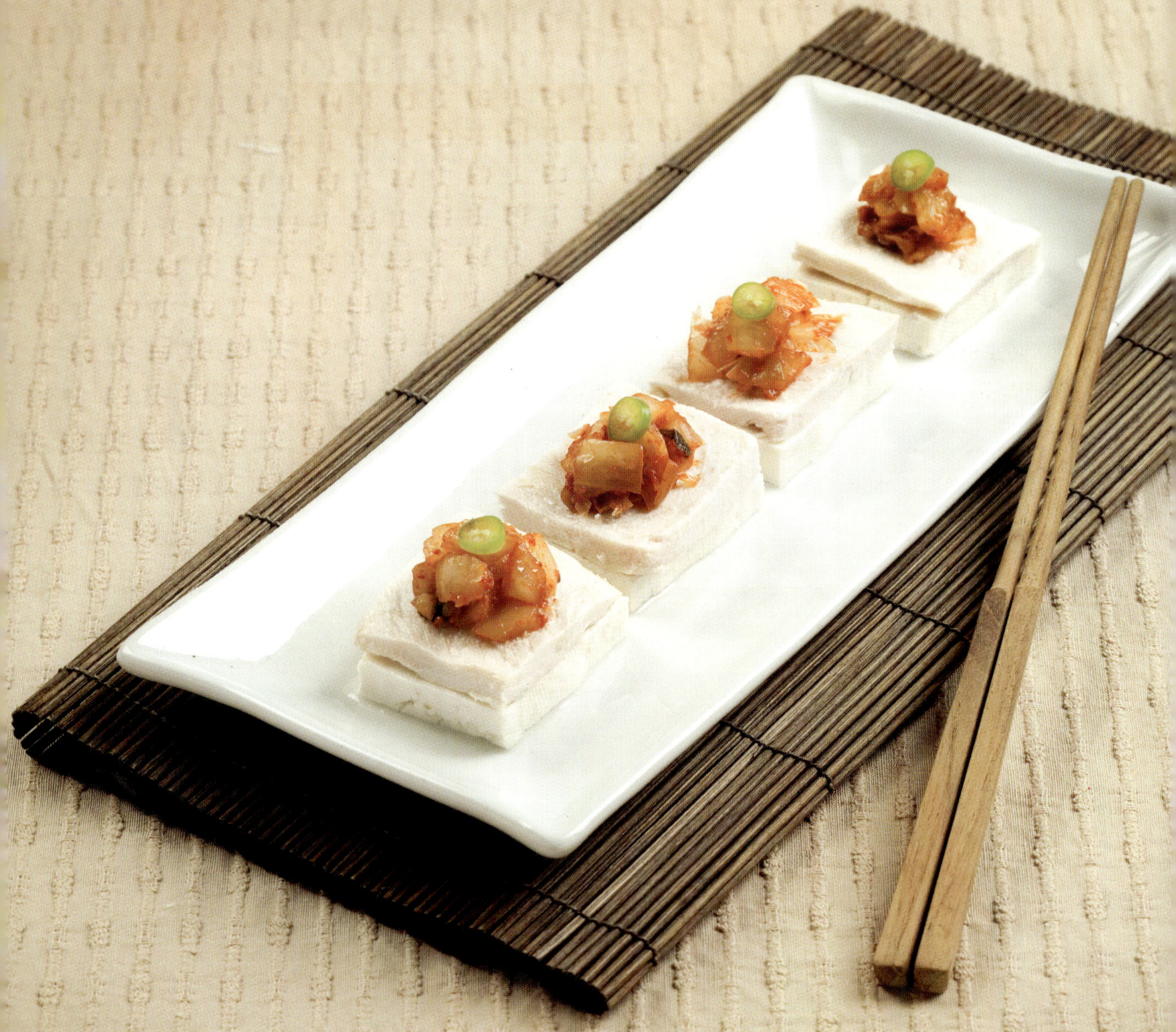

두부김치 싫어하는 한국사람이 있을까?
이 두부김치에 닭가슴살을 올려 보자.
두부와 신김치, 닭가슴살의 궁합이
가히 환상적이다.

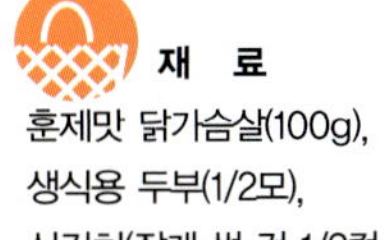

재 료

훈제맛 닭가슴살(100g),
생식용 두부(1/2모),
신김치(잘게 썬 것 1/2컵,
약 50g)

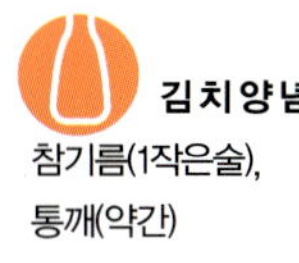

김치양념

참기름(1작은술),
통깨(약간)

1. 두부는 키친타월로 눌러 물기를 걷고, 1cm 두께의 한입 크기로 네모지게 썬다.

2. 닭가슴살도 대충 두부 크기로 얇게 저민다.

3. 잘게 썬 김치는 김치양념을 넣어 버무린다.

4. 접시에 두부를 깔고, 위에 닭가슴살과 김치를 차례대로 올린다.

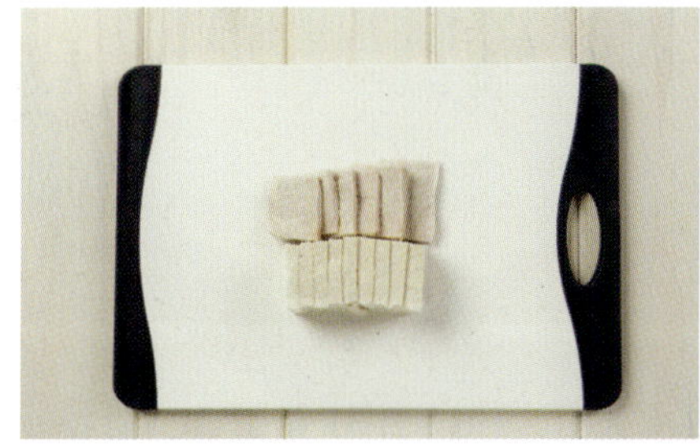

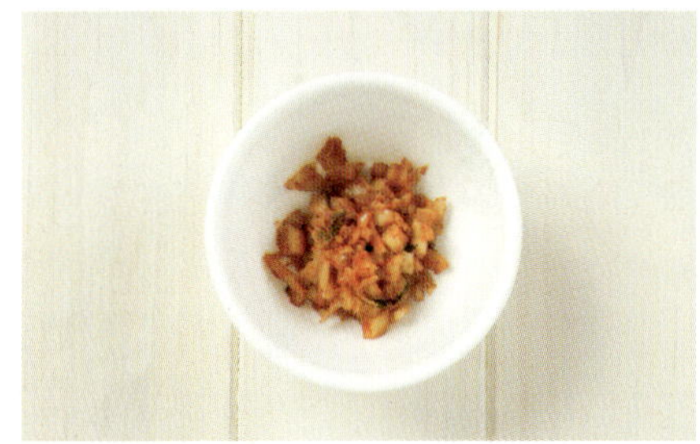

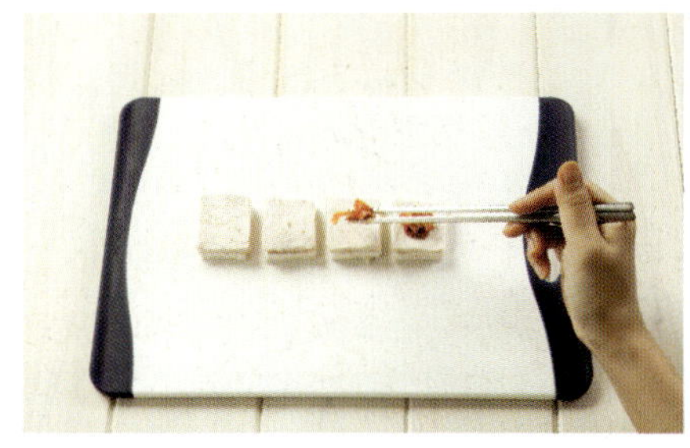

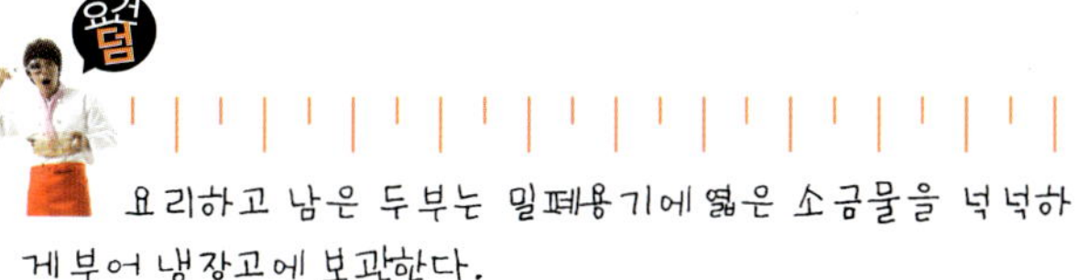

요리하고 남은 두부는 밀폐용기에 엷은 소금물을 넉넉하게 부어 냉장고에 보관한다.

닭가슴살
두부찜 (1인분)

운동 시간	운동 강도	소모 칼로리
41 min	**5** METs	**215** kcal

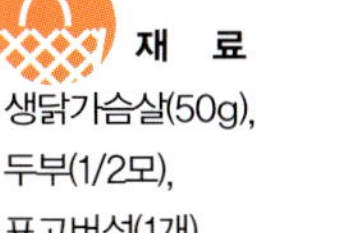

재 료

생닭가슴살(50g),
두부(1/2모),
표고버섯(1개),
청고추 · 홍고추(1/2개씩)

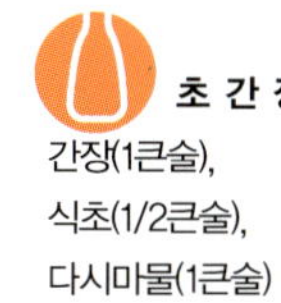

양 념

다진 마늘(1/2작은술),
밀가루(1큰술),
소금 · 후춧가루(약간)

초 간 장

간장(1큰술),
식초(1/2큰술),
다시마물(1큰술)

1. 닭가슴살은 다지고, 두부는 면보에 넣어 꼭 짜서 물기를 제거하고 으깬다.

2. 표고버섯은 기둥을 떼 내어 잘게 다지고, 청고추와 홍고추는 씨와 심을 제거한 후 잘게 다진다.

3. 볼에 두부, 닭가슴살, 버섯, 청고추와 홍고추, 다진 마늘, 소금, 후춧가루, 밀가루를 넣고 잘 치댄 후 찜그릇에 잘 펴서 담는다.

4. 찜기에 김이 오르면 앞서 준비한 찜그릇을 넣고 십 분 정도 쪄낸 후, 초간장과 곁들여 낸다.

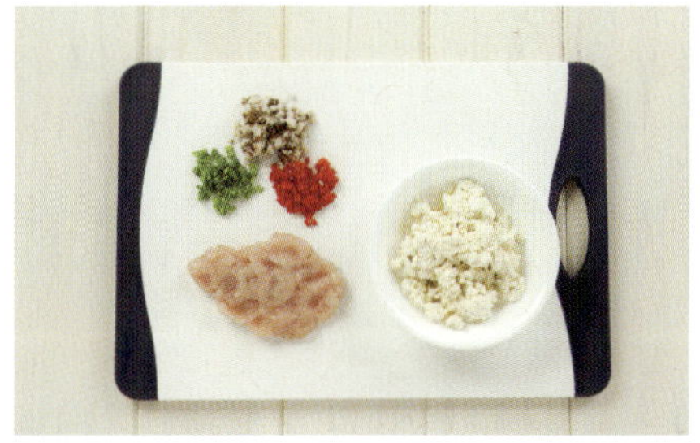

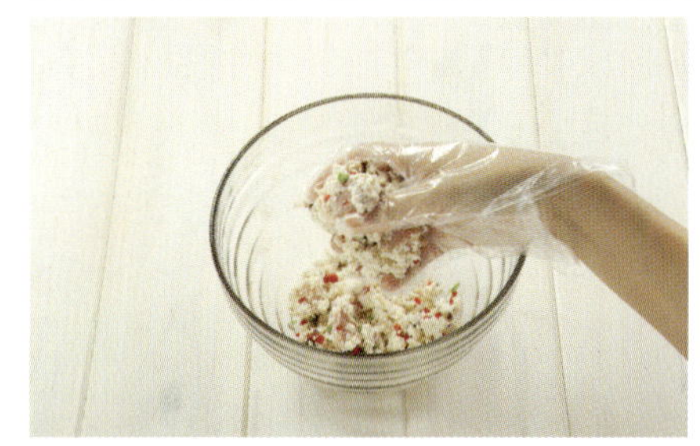

두부는 살이 찌지 않는 치즈라고 불릴 만큼 영양가는 높지만 저칼로리이기 때문에 다이어트 식품으로 각광받고 있다. 두부는 콩의 영양가를 그대로 가지고 있는 고단백 식품으로 원재료인 콩보다도 소화흡수율이 높아 위에 부담을 주지 않으며, 섭취 후 포만감을 주므로 다이어트 식품으로 제격이다.

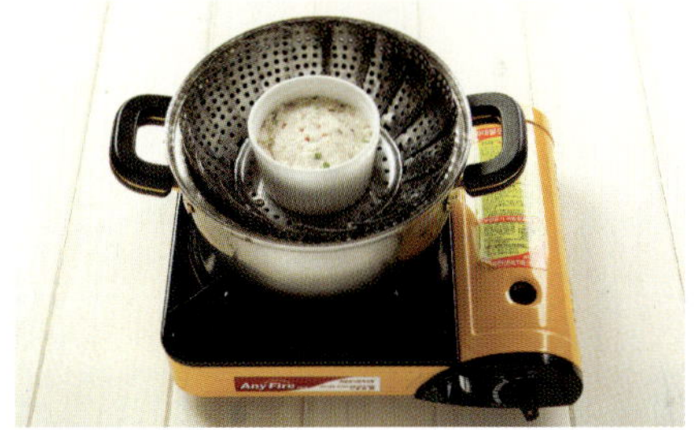

93.7 KCAL
1인분 기준

닭가슴살

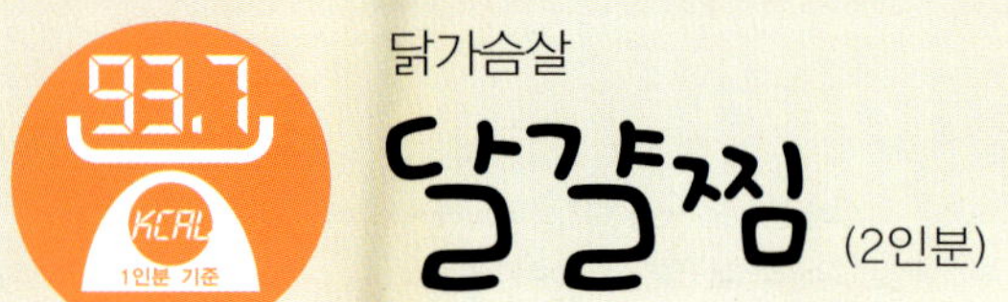

달걀찜 (2인분)

운동 시간	운동 강도	소모 칼로리
18 min	5 METs	94 kcal

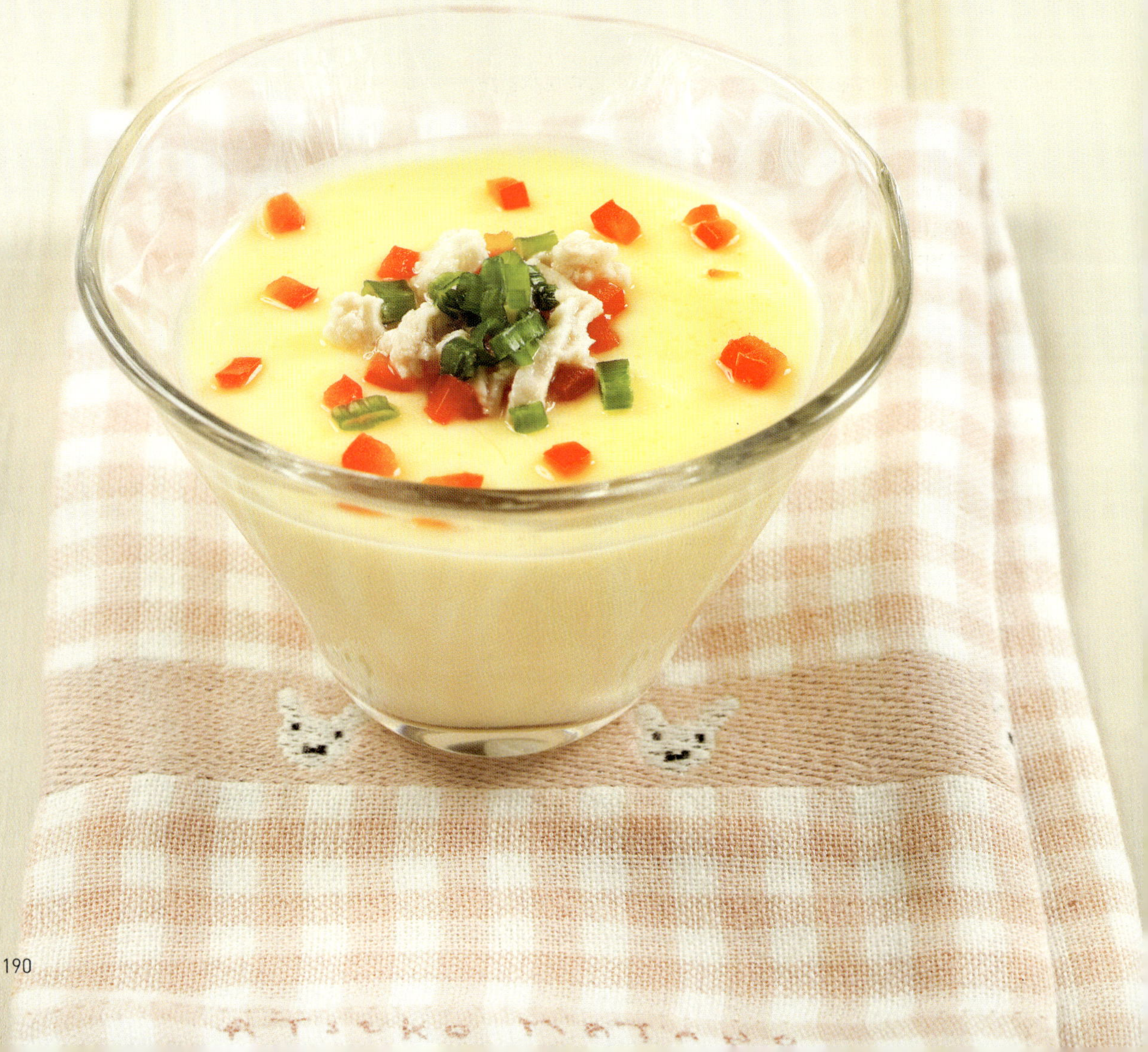

재 료

마늘맛 닭가슴살(25g), 달걀(2개),
다시마물(한컵), 파프리카(1/8개),
소금(1/4작은술), 쪽파(1/2개)

1. 닭가슴살은 잘게 다진다. 파프리카도 씨와 심을 제거하고 잘게 다진다. 쪽파는 송송 썬다.

2. 달걀은 잘 풀어 소금과 다시마물을 넣은 후 거품이 나지 않게 섞어 체에 내린다.

3. 내열그릇에 달걀물과 다진 닭가슴살, 파프리카와 쪽파를 섞어 넣고 찜기에 올린다.

4. 찜기에 김이 올라오면 약한불로 줄이고 10분 정도 찐다.

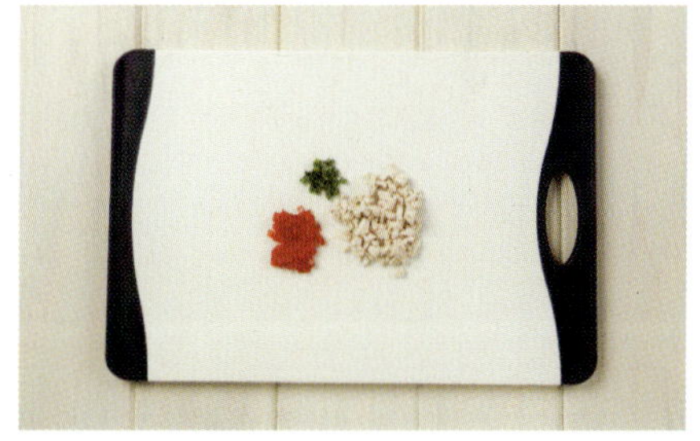

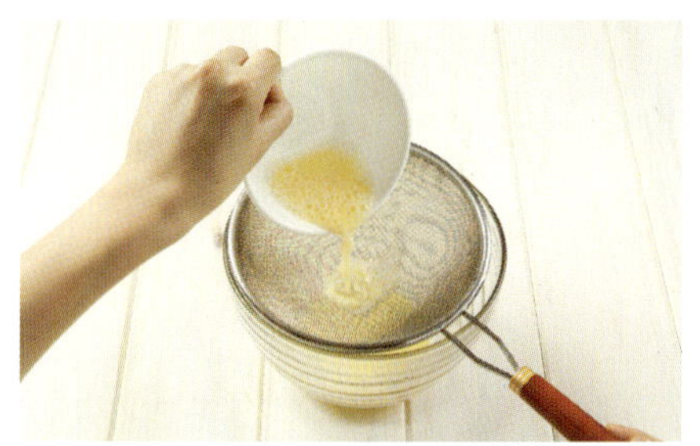

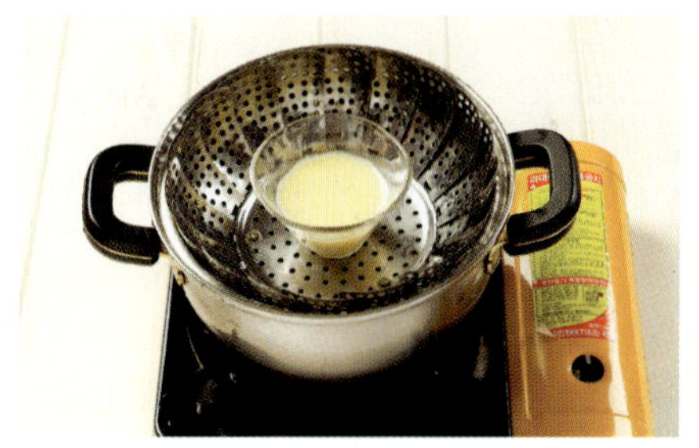

달걀을 풀 때 거품을 없애고, 찜기에 넣은 후 면보로 그릇을 덮으면 물방울이 떨어지지 않아 매끈한 달걀찜을 완성할 수 있다.

92 KCAL 1인분 기준

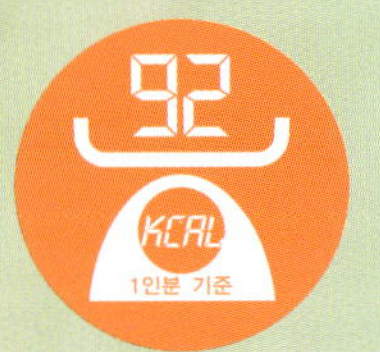

닭가슴살

신김치말이 (2인분)

운동 시간	운동 강도	소모 칼로리
18 min	5 METs	94 kcal

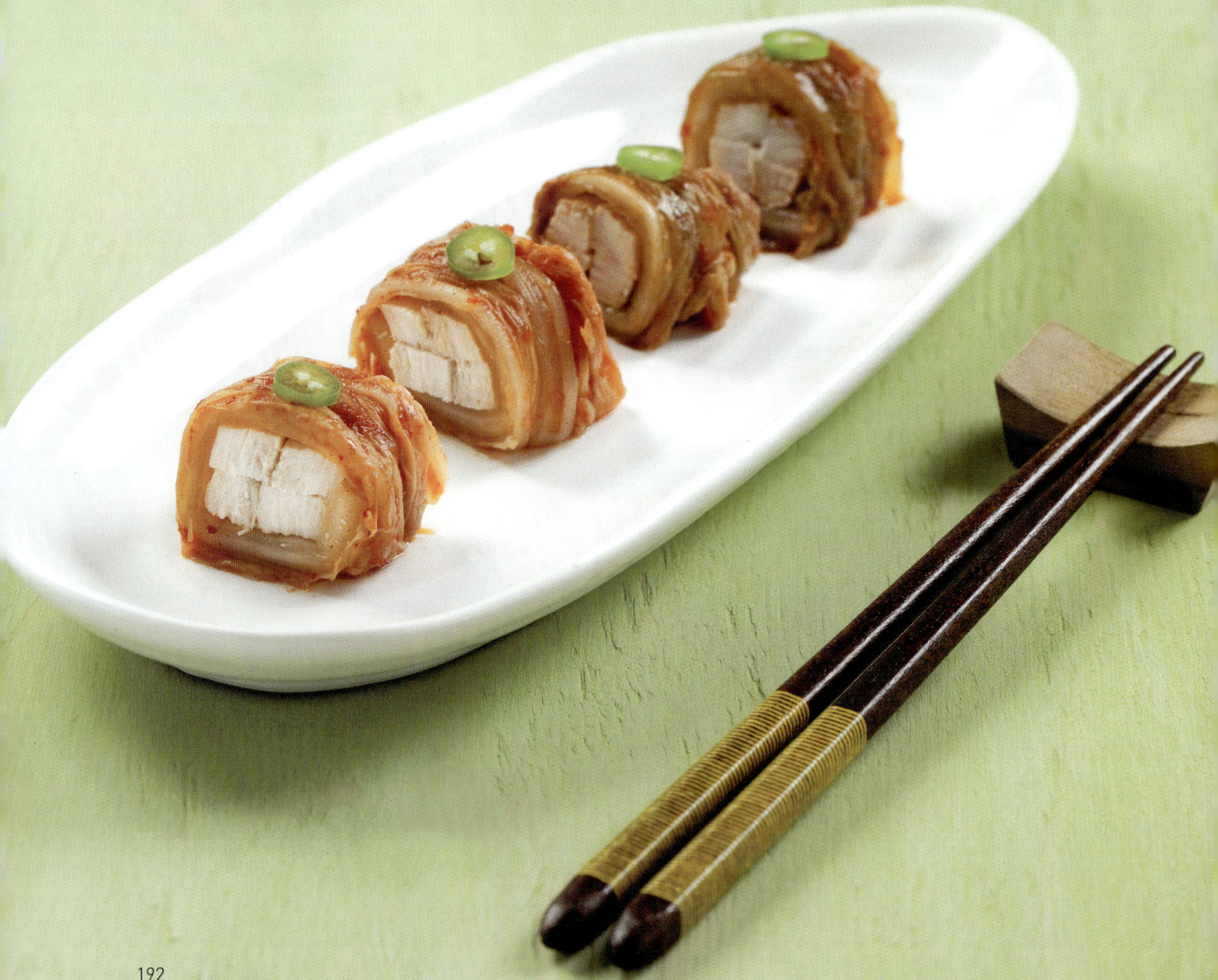

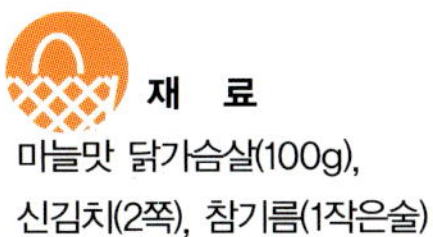

재　료

마늘맛 닭가슴살(100g),
신김치(2쪽), 참기름(1작은술)

1. 닭가슴살은 김밥햄 모양의 5cm 길이로 썬다.

2. 신김치는 소를 털고 반으로 자른 뒤, 접시에 깔고 위쪽에 참기름을 골고루 바른다.

3. 김치 위에 준비한 닭가슴살을 3~4 조각씩 올리고 돌돌 말아, 김밥 썰 듯이 썰어서 접시에 담아낸다.

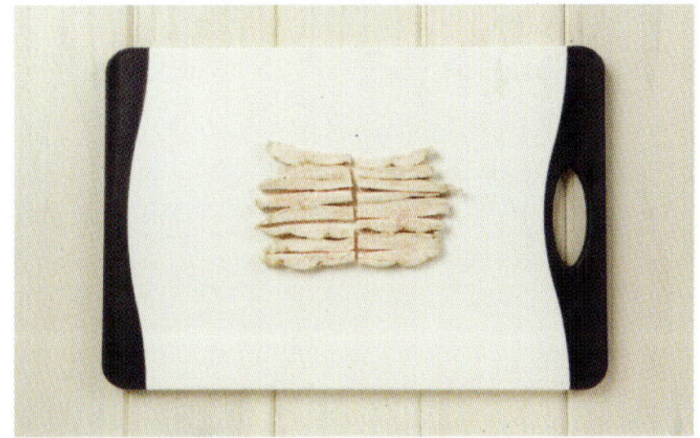

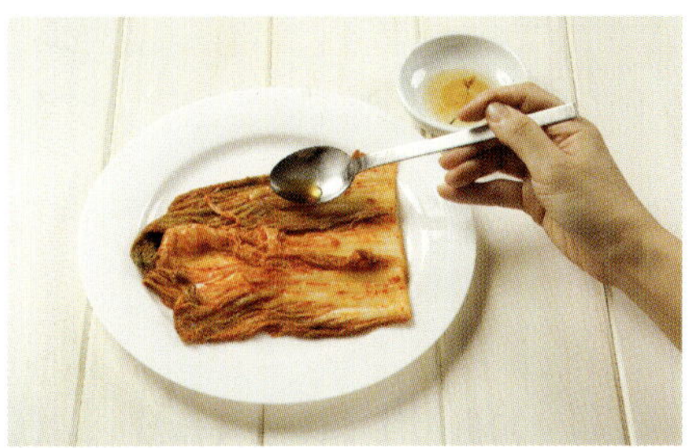

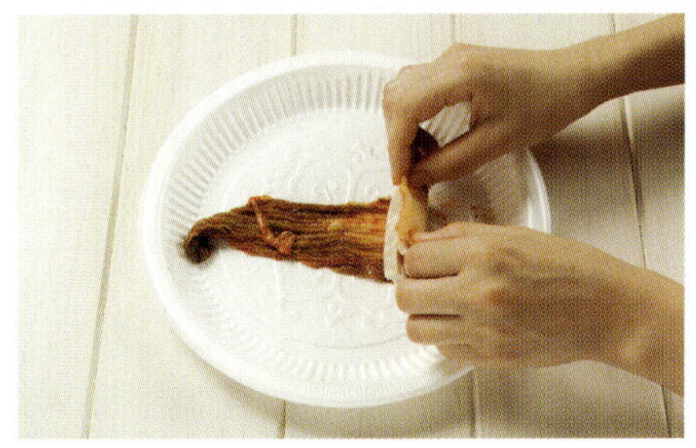

95 KCAL
1인분 기준

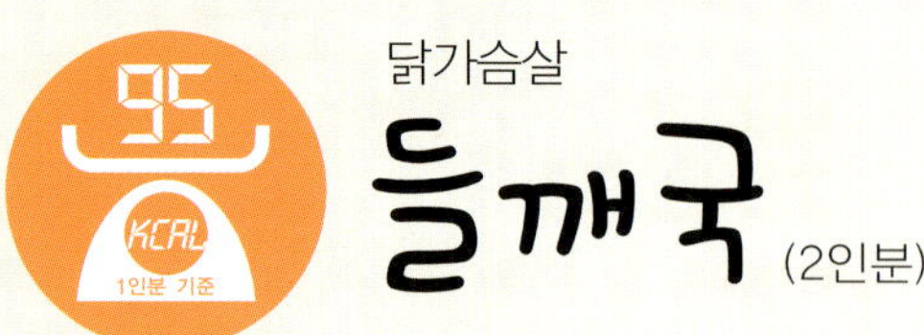

닭가슴살
들깨국 (2인분)

운동 시간	운동 강도	소모 칼로리
19 min	5 METs	99 kcal

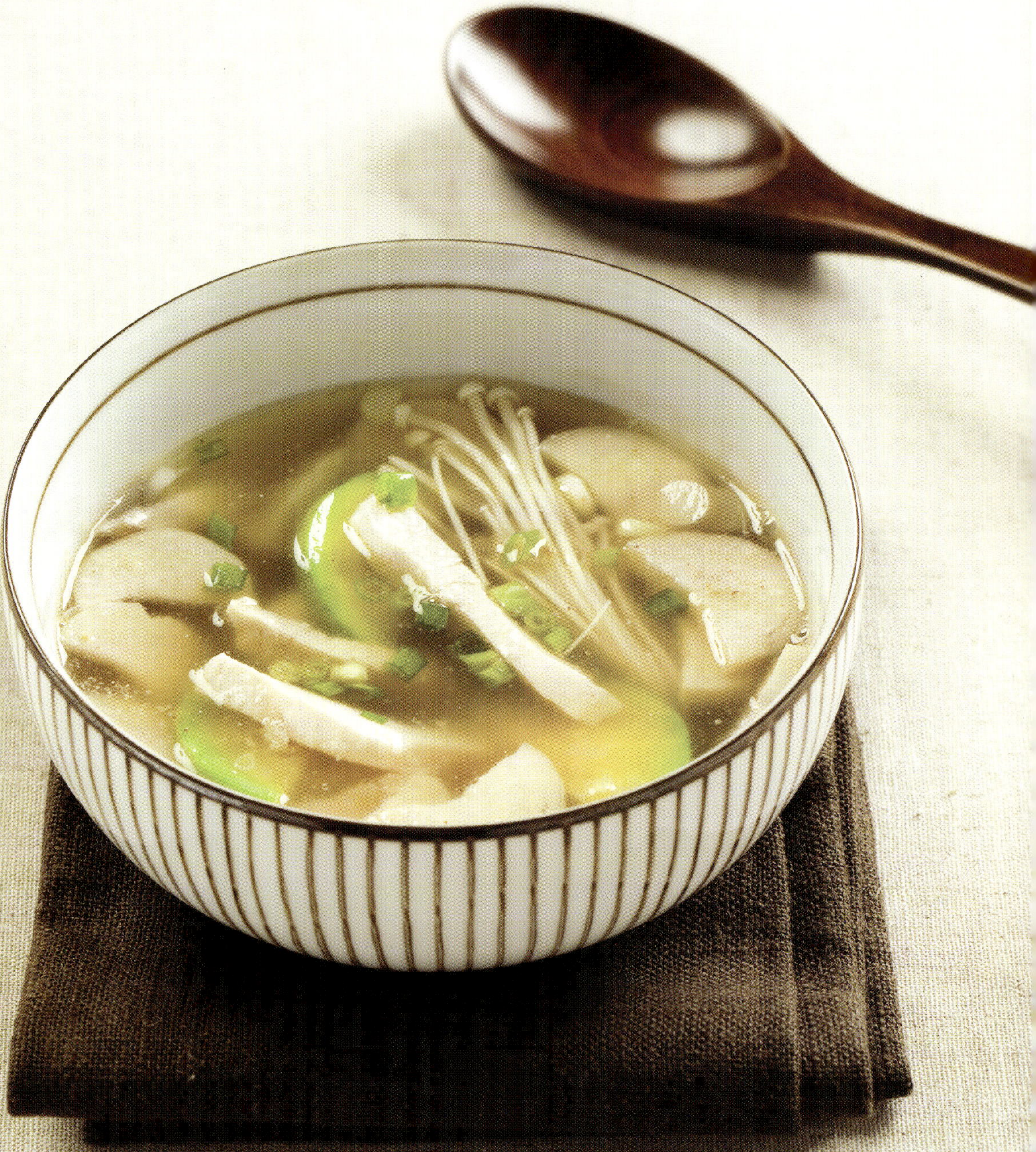

재 료

마늘맛 닭가슴살(50g),
새송이버섯(1/2개),
팽이버섯(1/4봉),
애호박(3cm 길이, 1토막),
송송 썬 쪽파
또는 대파(약간),
멸치육수(2와1/2컵)

국물양념

된장(1/2큰술),
다진 마늘(1작은술),
들깨가루(1큰술)

1. 마늘맛 닭가슴살은 가로로 편썰어 반 가른다.

2. 새송이버섯은 씻어 물기를 털고 반달썰기한다. 팽이버섯은 밑동을 잘라낸 후 씻어 물기를 털어 준비한다. 애호박은 반달 모양으로 썬다.

3. 냄비에 멸치육수를 넣고 끓기 시작하면 준비한 닭가슴살, 애호박을 넣고 끓이다가, 된장을 풀고 새송이버섯, 다진 마늘, 들깨가루, 파를 넣은 후 중간불에서 잠깐 끓인다.

4. 불을 끄기 직전에 팽이버섯을 넣는다.

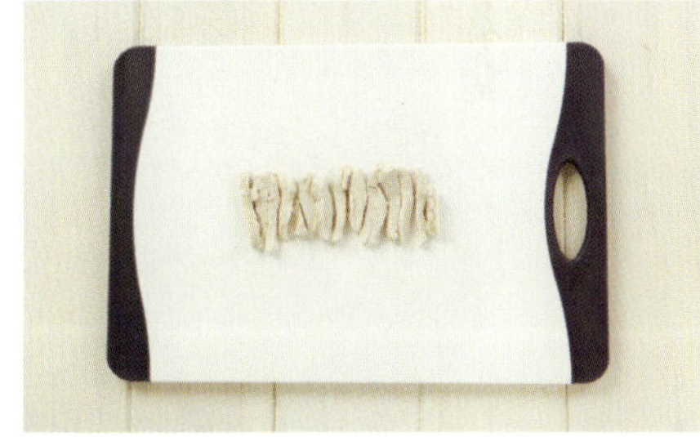

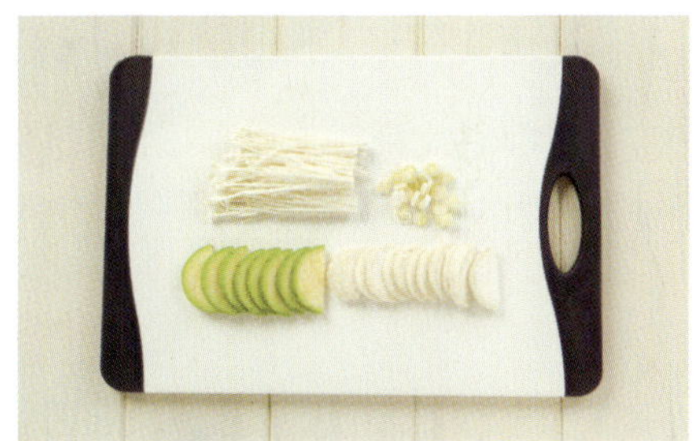

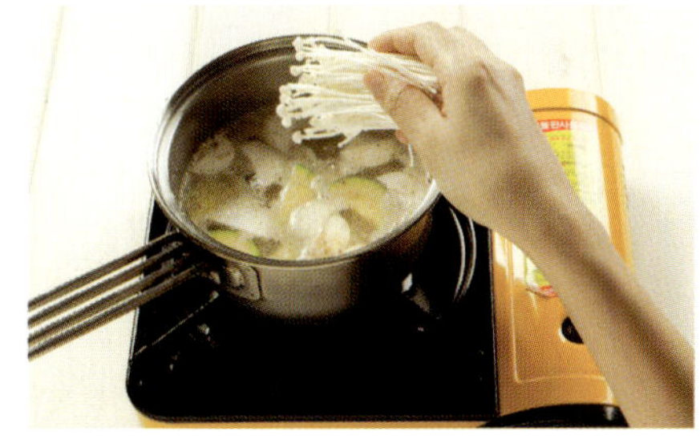

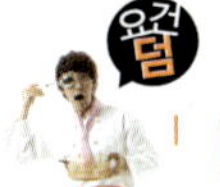

들깨가루 만들기

① 들깨를 씻어 체에 밭친 후, 물기를 제거한다.
② 팬에 들깨를 넣고 센 불에서 수분을 날린 후, 중간 불에서 달 달 볶는다.
③ 식힌 후 블렌더에 넣어 짧은 시간 안에 간다.
④ 밀폐용기에 넣어 냉동 보관한다.

74 KCAL 1인분 기준

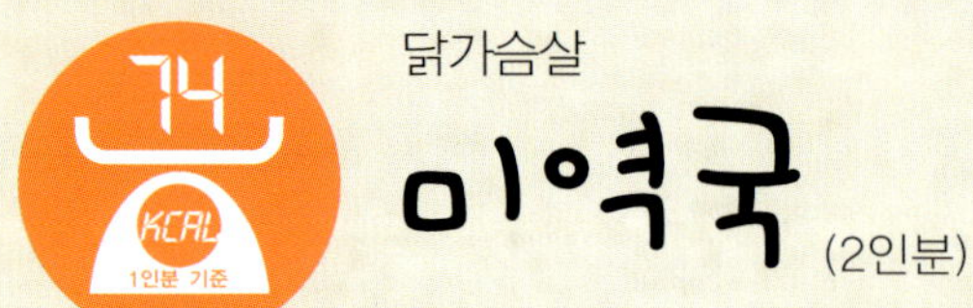

닭가슴살

미역국 (2인분)

운동 시간	운동 강도	소모 칼로리
15 min	5 METs	78 kcal

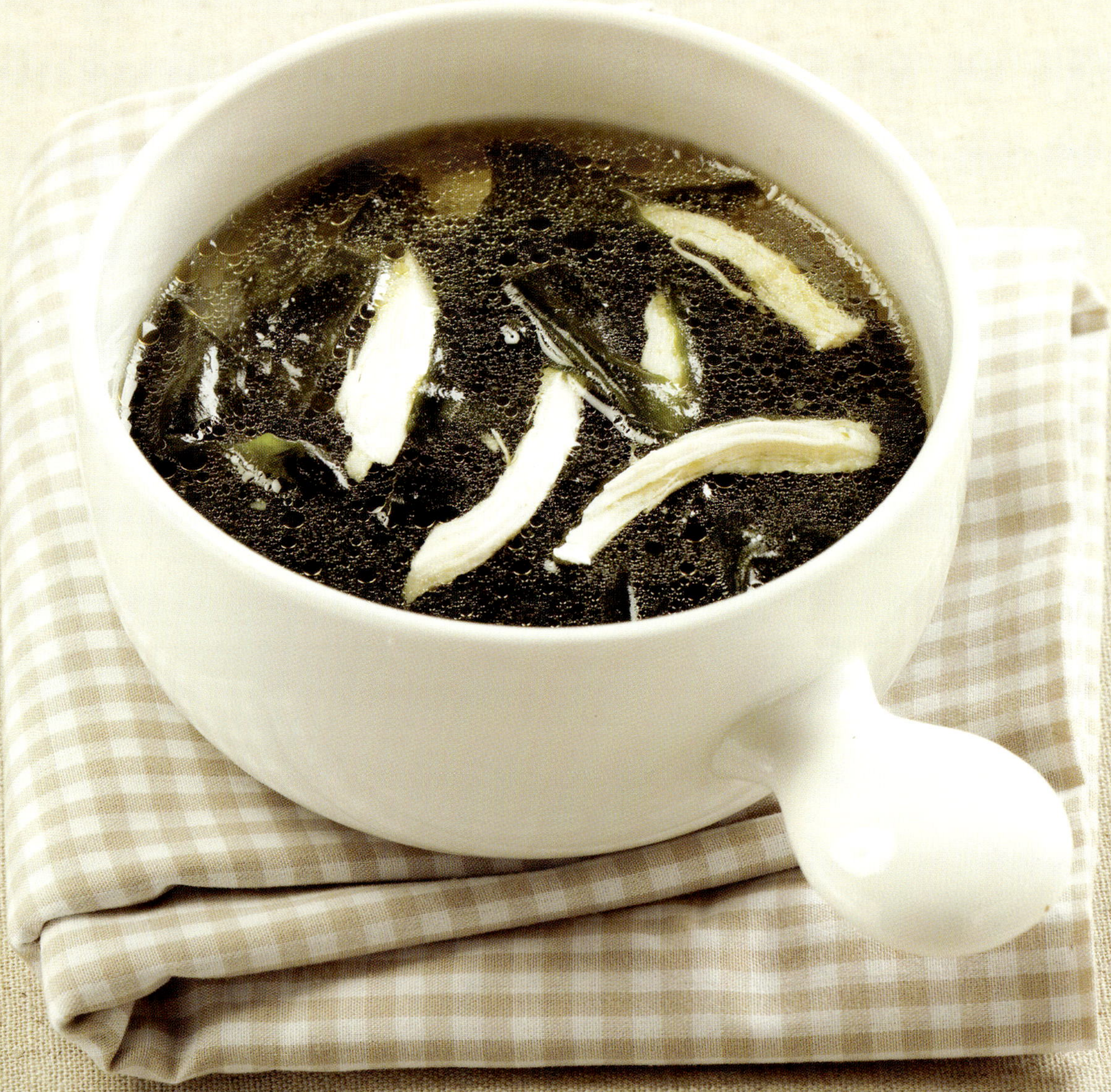

재　료

생닭가슴살(100g), 불린 미역(1컵),
물 또는 닭가슴살 삶은 육수(2와1/2컵),
국간장(1/2큰술), 다진 마늘(1작은술), 참기름(1/2작은술)

1. 냄비에 물을 붓고 닭가슴살을 삶아 건져 낸 후, 결방향대로 찢는다. 불린 미역은 바락바락 주물러 씻어 여러 번 헹군 후, 물기를 꼭 짜서 잘게 썬다.

2. 냄비에 참기름을 두르고 약한 불에서 마늘을 볶다가, 불린 미역과 물 2큰술을 넣고 달달 볶는다. 닭가슴살을 넣고 한 번 더 볶는다.

3. 닭가슴살을 삶아낸 육수(또는 물)를 붓고 바글바글 끓인다. 간장으로 간을 하여 한 번 더 끓인 후, 불을 끄고 그릇에 담는다.

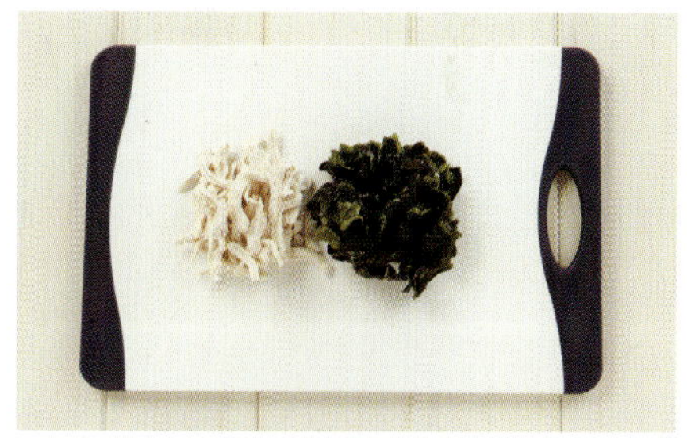

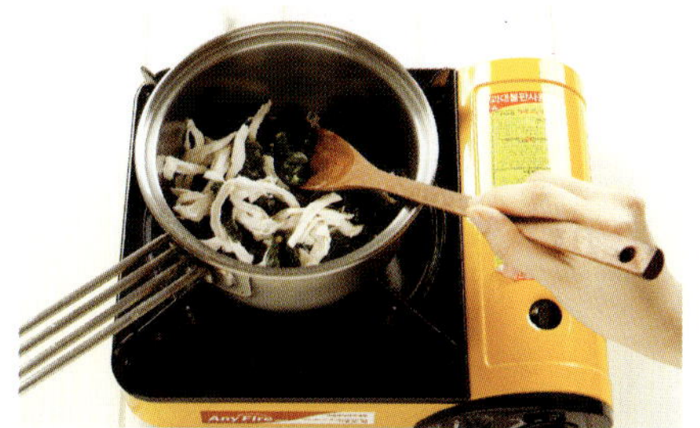

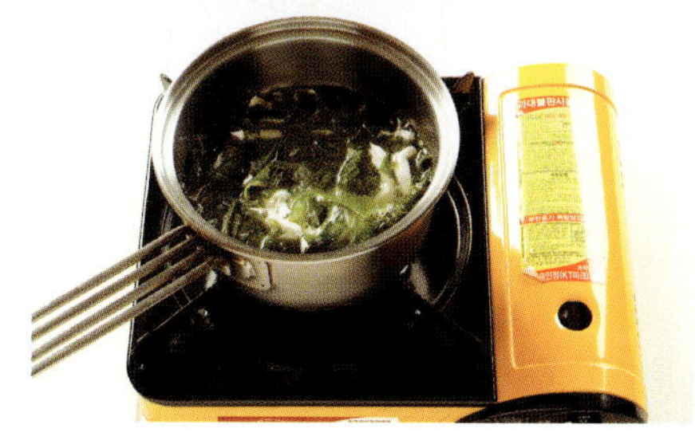

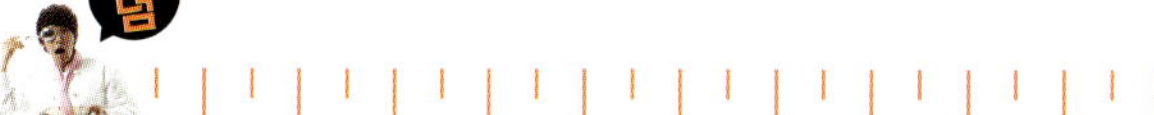

참기름의 칼로리가 걱정된다면 참기름에 볶지 말고 그냥 물이나 육수에 미역을 넣고 끓여도 좋다.

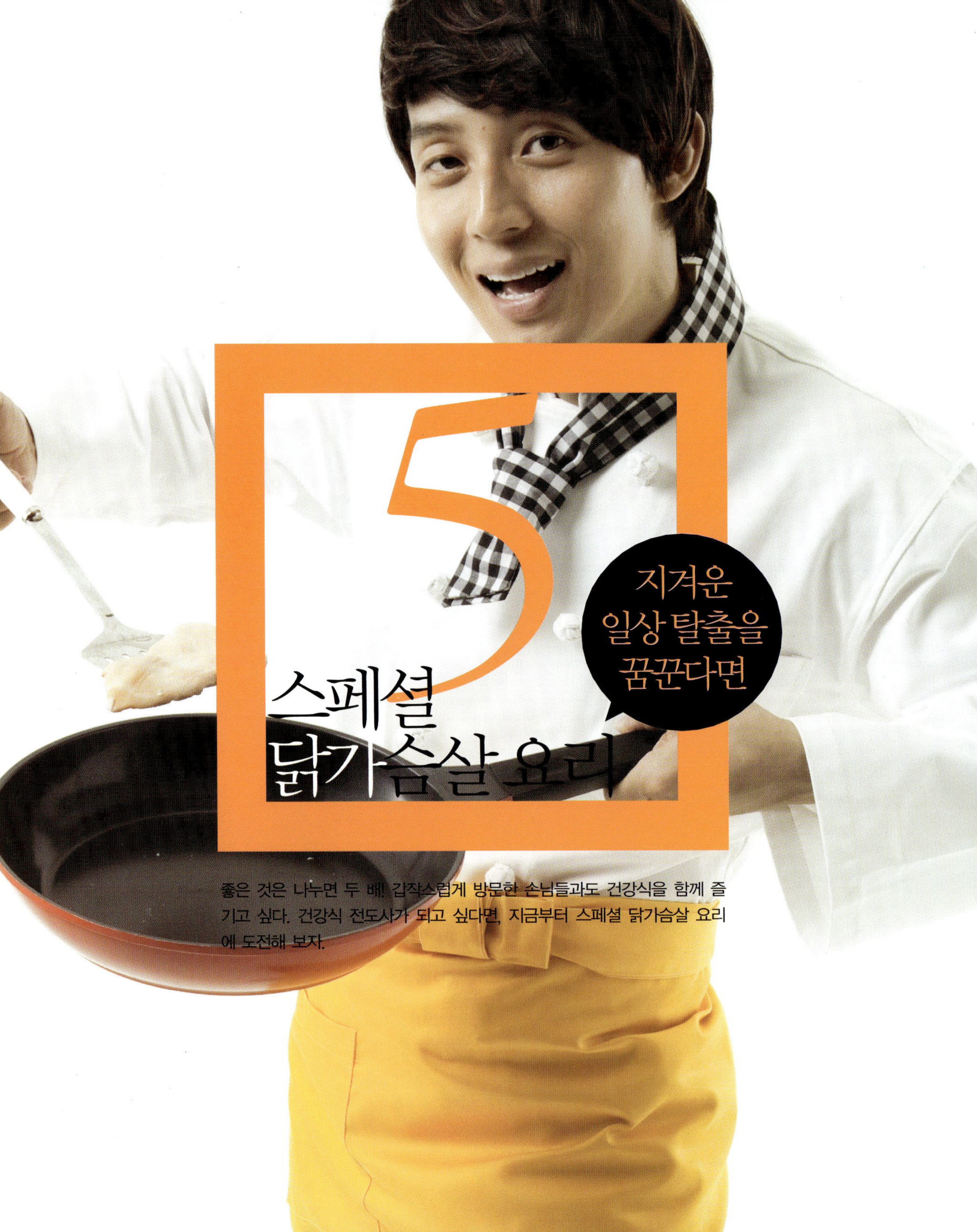

지겨운
일상 탈출을
꿈꾼다면

5

스페셜
닭가슴살 요리

좋은 것은 나누면 두 배. 갑작스럽게 방문한 손님들과도 건강식을 함께 즐
기고 싶다. 건강식 전도사가 되고 싶다면, 지금부터 스페셜 닭가슴살 요리
에 도전해 보자.

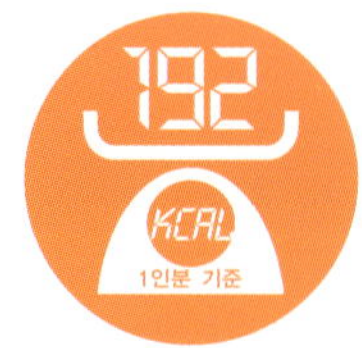

닭가슴살

무쌈말이 (2인분)

운동 시간	운동 강도	소모 칼로리
37 min	**5** METs	**194** kcal

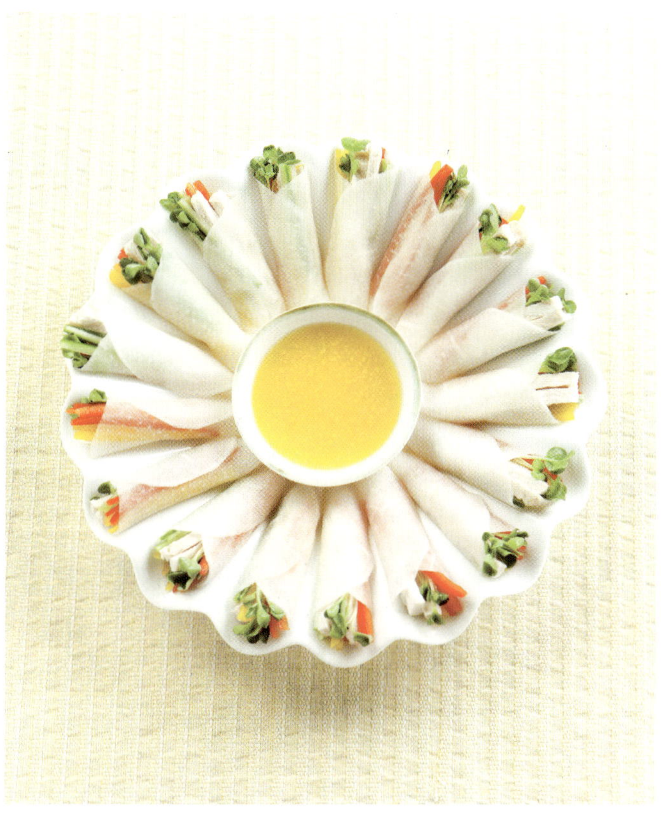

닭가슴살의 퍽퍽함이 싫을 때
아삭아삭한 채소를 곁들여
새콤달콤한 무쌈에 싸 보자.
꼭 다이어트 중이 아니어도,
건강식으로 가족이나 친구들과
함께해도 좋다.

 **재 료**
마늘맛 닭가슴살(200g),
빨강/노랑 파프리카(1개씩),
오이(5cm 길이, 2개),
무순(약간), 쌈무(20장)

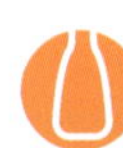 **소 스**
연겨자(1/2큰술)
레몬즙(1큰술),
식초(1큰술)
올리고당(1/2큰술)

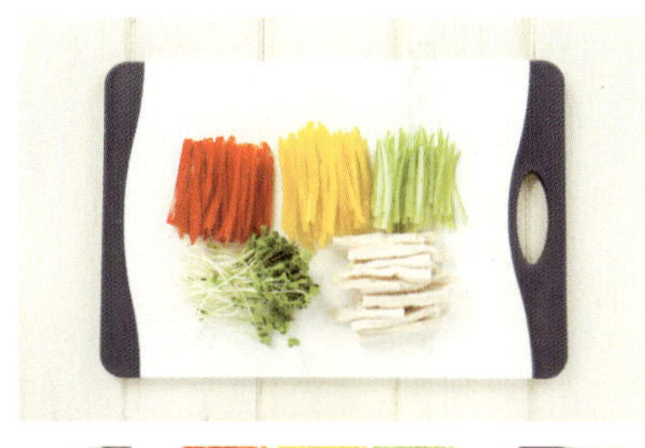

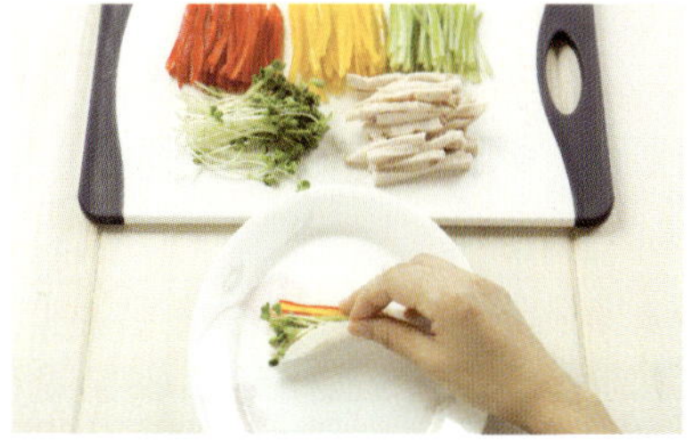

1. 마늘맛 닭가슴살은 길게 채썬다. 파프리카는 씨와 심을 제거한 후 채썰고 오이는 돌려깎아 채썬다. 무순은 흐르는 물에 살짝 씻어 물기를 털어 준비한다.

2. 분량의 재료를 섞어 겨자소스를 만든다. 무쌈 위에 준비한 닭가슴살, 파프리카, 오이, 무순을 가지런히 놓고 돌돌 말아 접시에 담고 소스와 곁들여 낸다.

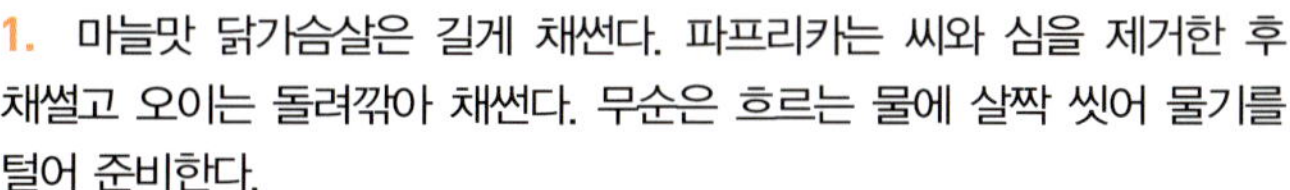

53

KCAL

1인분 기준

닭가슴살

달걀컵 (2인분)

운동 시간	운동 강도	소모 칼로리
11 min	5 METs	57 kcal

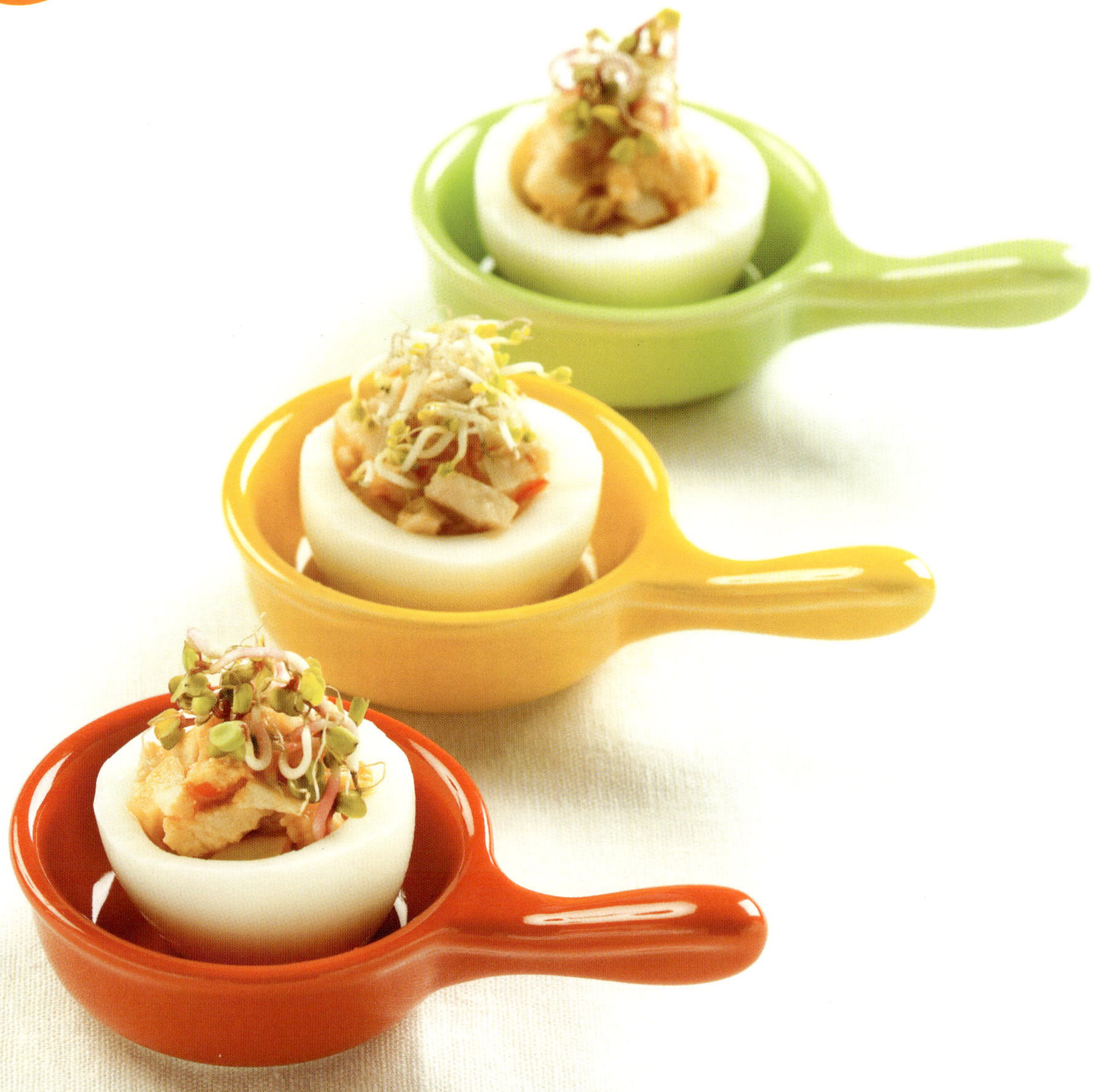

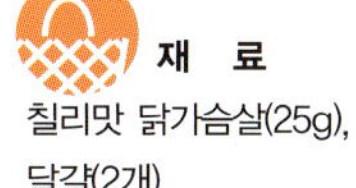

칠리맛 닭가슴살(25g),
달걀(2개),
새싹(20g)

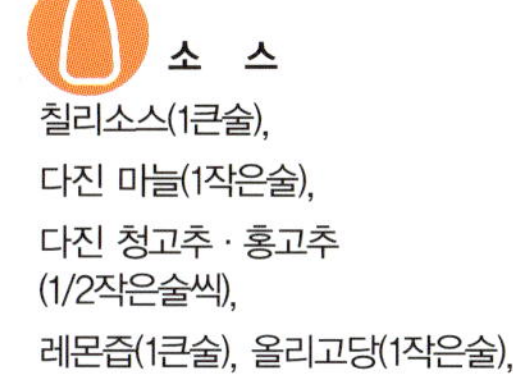

칠리소스(1큰술),
다진 마늘(1작은술),
다진 청고추 · 홍고추
(1/2작은술씩),
레몬즙(1큰술), 올리고당(1작은술),
소금(약간)

1. 칠리맛 닭가슴살은 사방 0.5cm 크기로 잘게 썬다. 새싹은 체에 밭쳐 흐르는 물에 씻은 후 물기를 뺀다.

2. 달걀은 삶아 껍질을 깐 후, 반으로 자르고 노른자를 뺀다.

3. 볼에 분량의 재료를 넣고 섞어 소스를 만든 후, 준비한 닭가슴살을 넣고 버무린다.

4. 준비한 삶은 달걀흰자의 오목한 부분에 닭가슴살을 넣고 새싹을 올려 접시에 담는다.

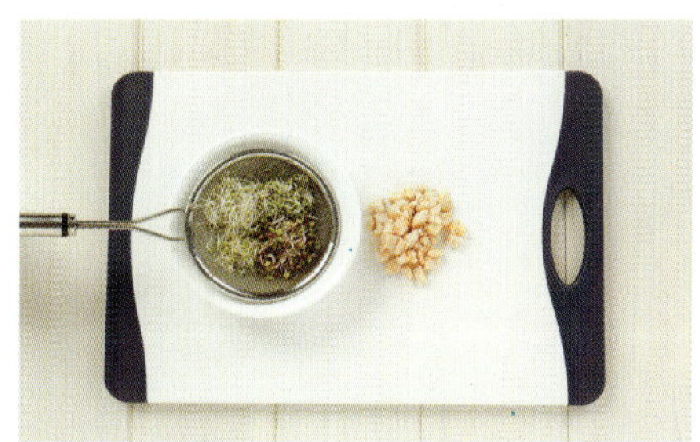
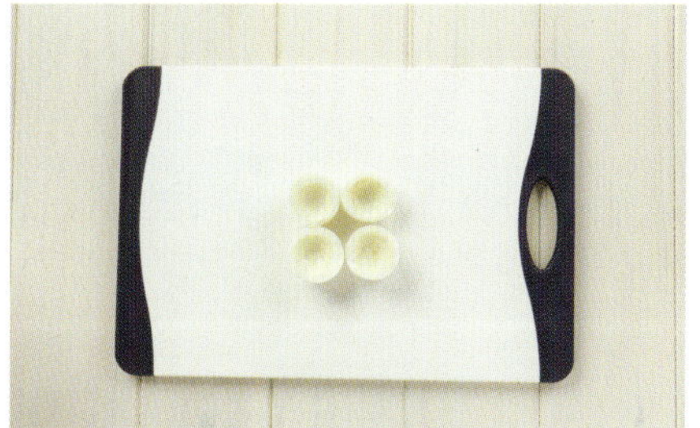
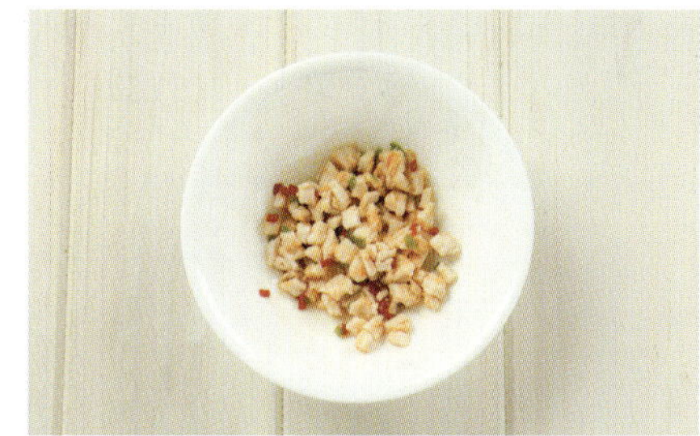
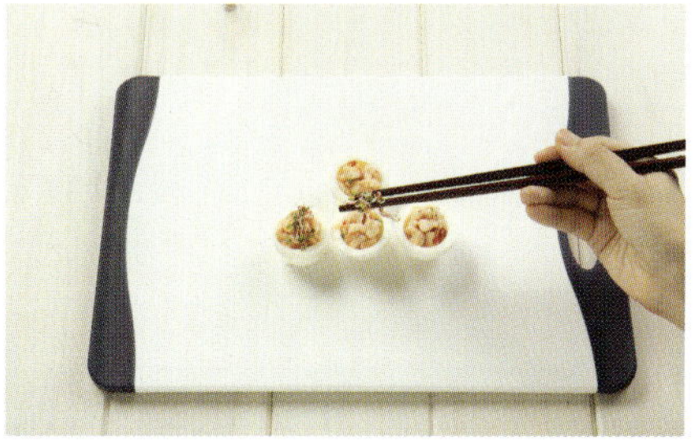

단백질이 풍부하고 지방 몇 칼로리는 낮아 다이어트 식품으로 각광 받는 달걀흰자! 닭가슴살과 함께 늘 다이어트 혹은 몸짱, 식스팩을 만드는 주역으로 꼽힐 정도로 달걀흰자는 훌륭한 다이어트 식품이다. 그러나 비타민과 무기질 등의 함량은 낮기 때문에 달걀흰자만으로 원 푸드 다이어트를 하는 것은 위험하며, 반드시 신선한 채소를 곁들여 먹어야 한다. 또한 요리하고 남은 달걀흰자가 있다면 거품기로 거품을 만들어 얼굴에 팩을 해 보자. 모공축소에 도움이 된다.

115 KCAL 1인분 기준

닭가슴살

양배추 말이 (2인분)

운동 시간	운동 강도	소모 칼로리
22 min	5 METs	115 kcal

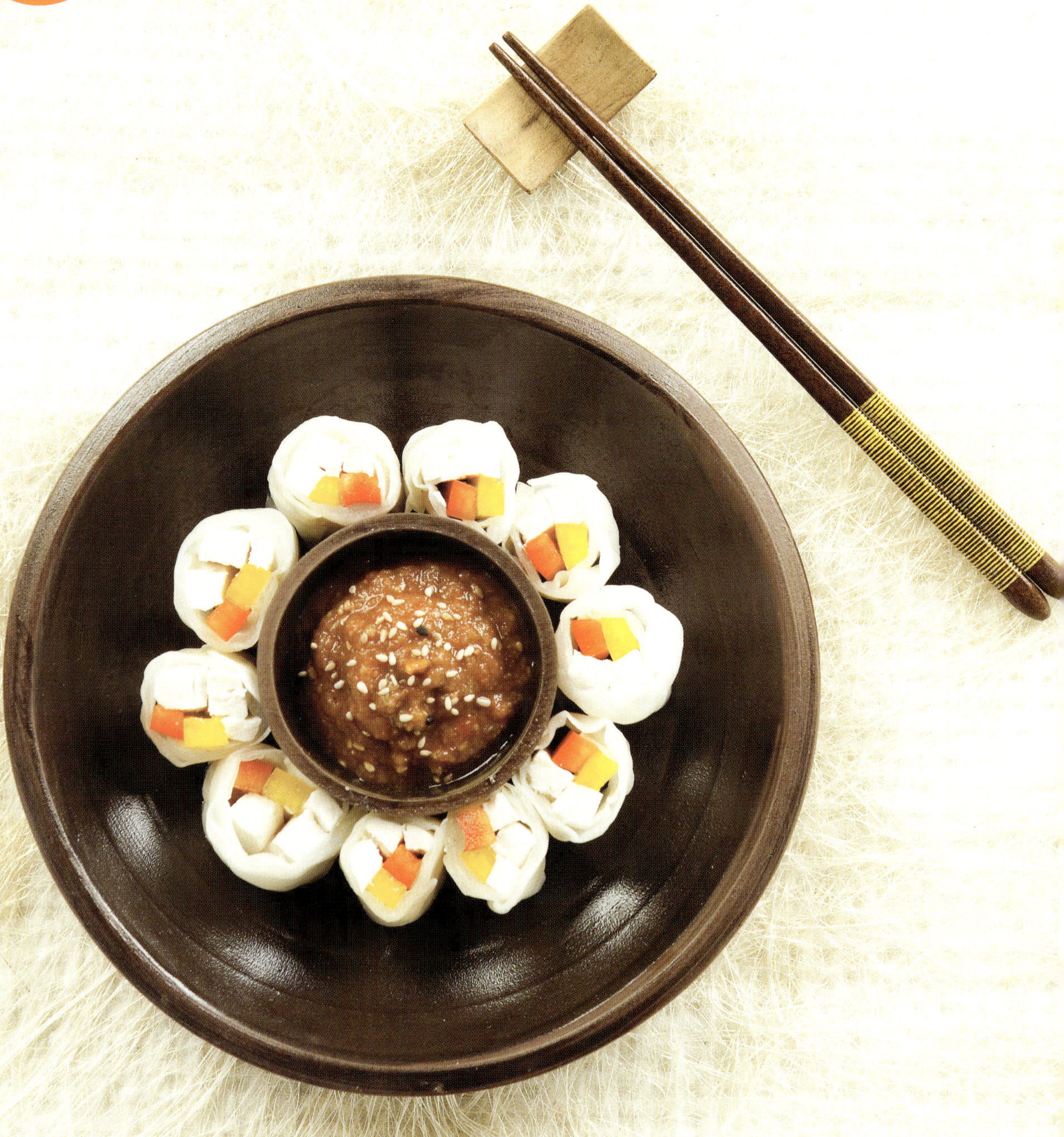

체중조절, 건강식에 빠지지 않는 채소, 양배추.
찐 양배추로 닭가슴살을 돌돌 말아 된장을 올리면,
포만감과 영양, 맛의 세 마리 토끼를 잡을 수 있다.

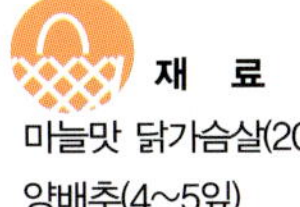

재　료
마늘맛 닭가슴살(200g),
양배추(4~5잎),
빨강·노랑 파프리카
(1/2개씩)

된장소스
된장(1큰술),
다진 마늘(1작은술),
다진 홍고추(1작은술),
다진 청고추(1작은술),
양파 간 것(1큰술),
참기름·깨소금(약간씩)

1. 양배추는 넓은 잎 쪽을 골라 심을 도려내고 찜통에 쪄 낸다.

2. 파프리카는 씨와 심을 제거하고 채썬다. 마늘맛 닭가슴살은
김밥용 단무지 굵기로 자른다.

3. 양배추를 바닥에 깔고 닭가슴살과 파프리카를 올려 돌돌
만다.

4. 완성된 양배추롤을 먹기 좋은 크기로 썰어 된장소스를 곁들
인다.

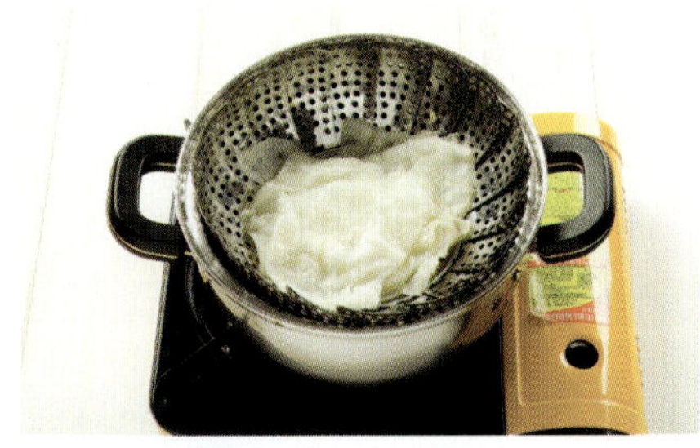

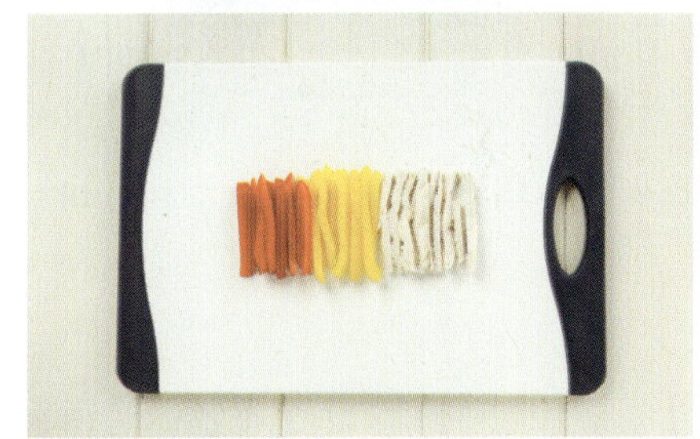

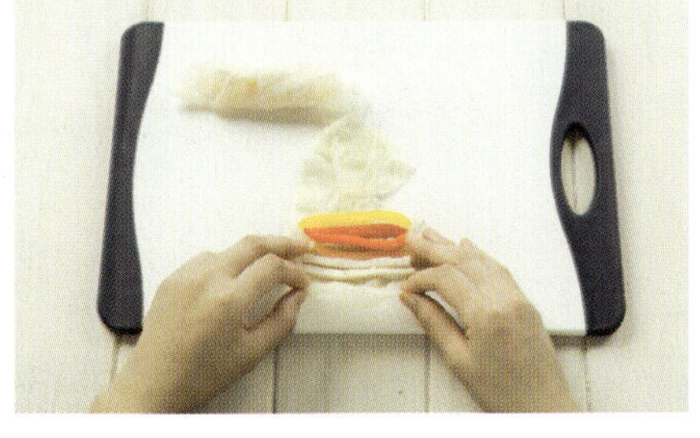

양배추는 칼로리는 낮고 비타민과 섬유질은 풍부하여 다
이어트 식품으로 제격이며, 변비예방과 피부미용에도 탁월한
효능이 있다. 또한 양배추에 들어 있는 트립토판이란 성분이 기
분을 즐겁게 해 주는 세로토닌의 분비를 돕기 때문에 다이어트
로 지치고 짜증난다면 양배추를 즐기는 것이 좋다. 단, 양배추
는 열에 약하기 때문에 되도록 조리하지 않고 날것으로 먹는 것
이 좋다.

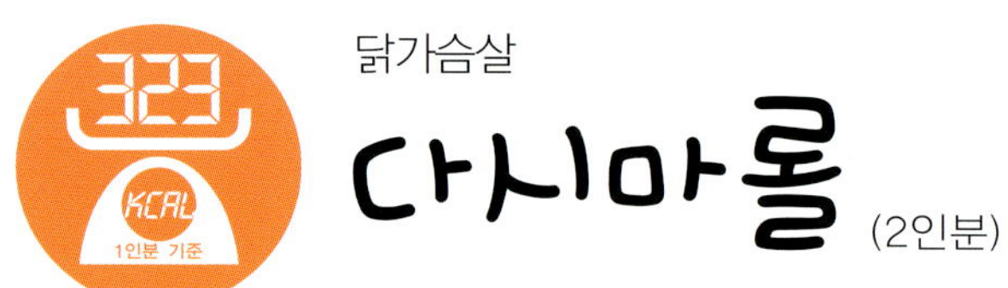

닭가슴살

다시마롤 (2인분)

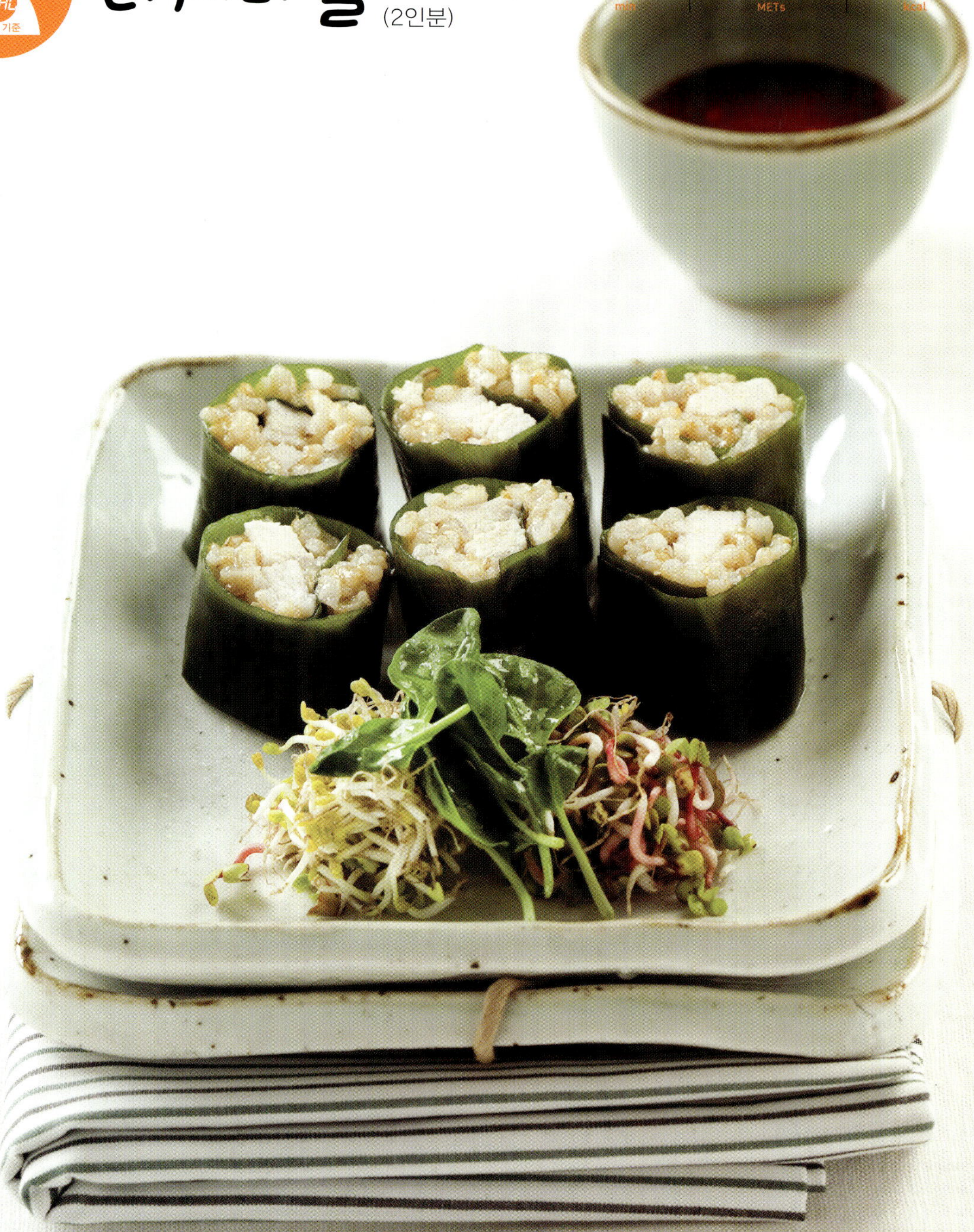

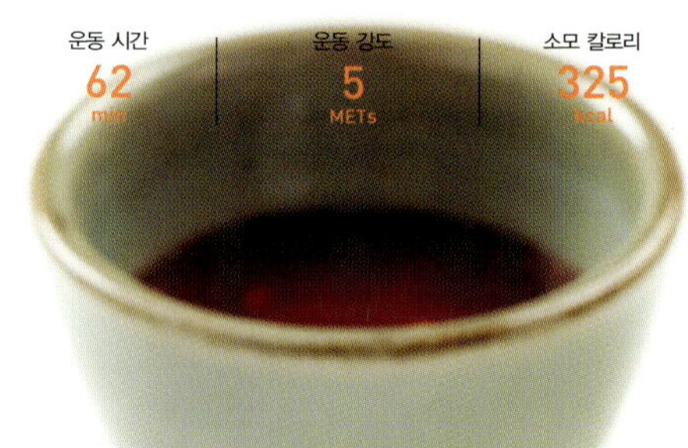

재 료

마늘맛 닭가슴살(100g),
염장다시마
(10×10cm 크기, 4장),
현미밥(2공기)

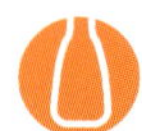

쌈 장

된장(1큰술),
고추장(1/2큰술),
참기름(1작은술),
깨소금(1작은술),
마늘(1작은술),
양파 간 것(1큰술),
올리고당(1/2큰술)

1. 닭가슴살은 잘게 찢거나 김밥용 단무지 크기로 잘라 준비한다.

2. 다시마는 찬물에 30분 정도 담가 소금기를 빼고, 찬물에 여러 번 헹군다.

3. 끓는 물에 다시마를 넣자마자 바로 꺼내 물기를 제거한다.

4. 분량의 재료를 넣어 쌈장을 만든다. 잘라서 준비해 둔 다시마에 현미밥과 준비한 닭가슴살을 차례로 얹고 돌돌 말아, 한입 크기로 썰어 쌈장을 곁들여 낸다.

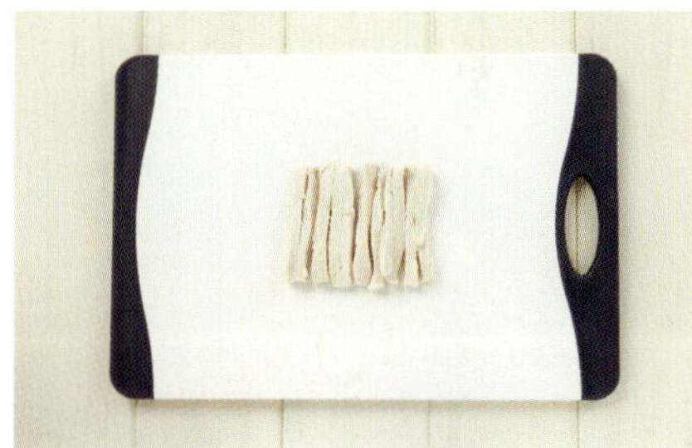

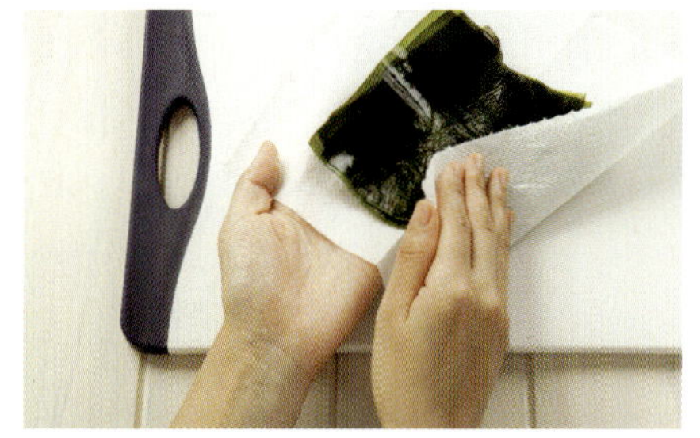

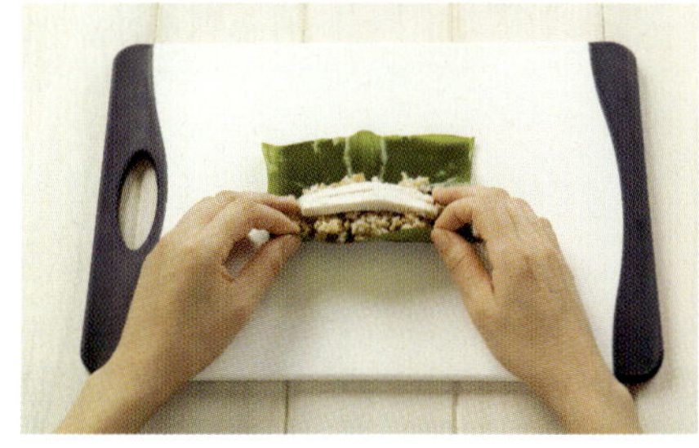

다시마는 저칼로리면서도 식이섬유가 풍부해 포만감을 줄 뿐 아니라 변비까지 예방하며, 다시마에 함유된 알긴산은 지방의 흡수를 방해해 다이어트에 도움을 준다. 다시마는 거무스름하고 통통한 것을 고르는 것이 좋다.

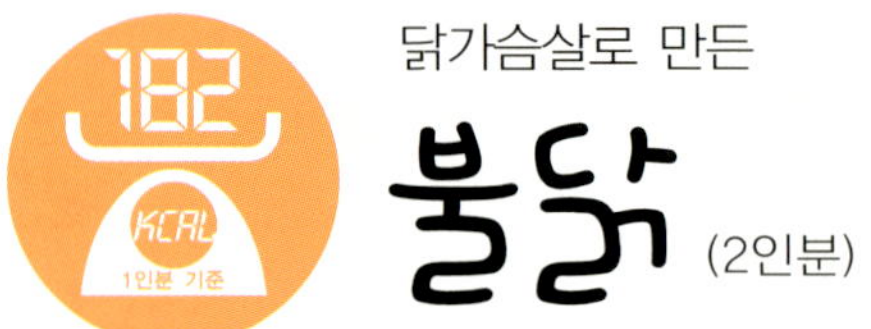

닭가슴살로 만든

불닭 (2인분)

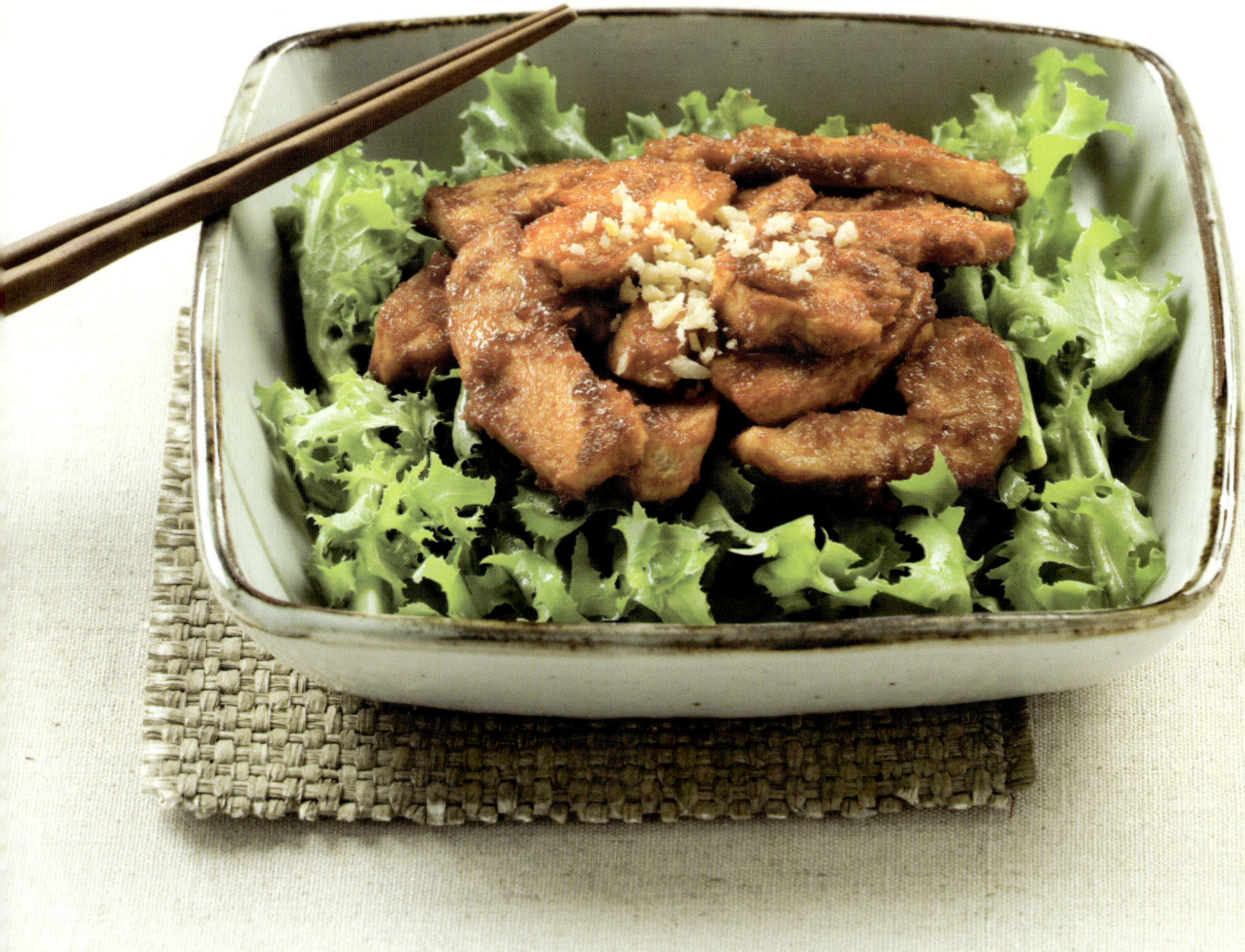

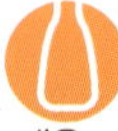

가끔은 정신이 바짝 나도록 매운 맛이 당길 때가 있다.
이때 닭가슴살로 만든 불닭은 어떨까?
고추는 100g당 19kcal의 저칼로리 식품으로,
고추의 매운맛을 내는 캡사이신은 기초대사율을 높여
다이어트에 도움을 준다.
너무 맵다면 현미누룽지탕을 곁들여 속을 달래자.

1. 칠리맛 닭가슴살은 한입 크기로 큼직하게 썬다.

2. 볼에 분량의 재료를 섞어 양념을 만든 후, 준비한 닭가슴살을 넣어 골고루 버무린다.

3. 달군 프라이팬에 올리브유를 두르고 양념해 둔 닭가슴살을 뒤집어 가며 굽는다. 다 구워지면 잣가루를 뿌려 접시에 담는다.

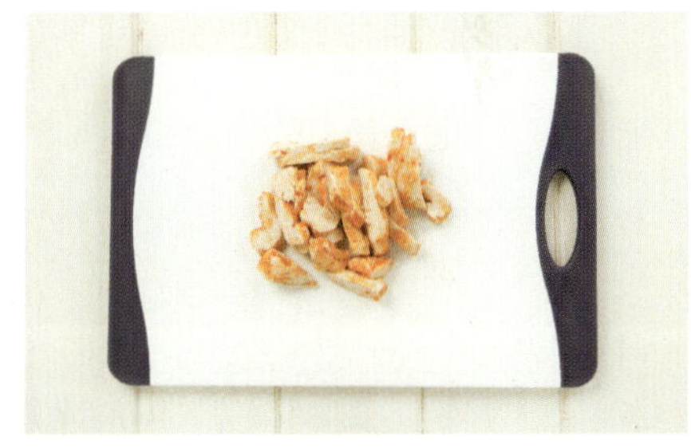

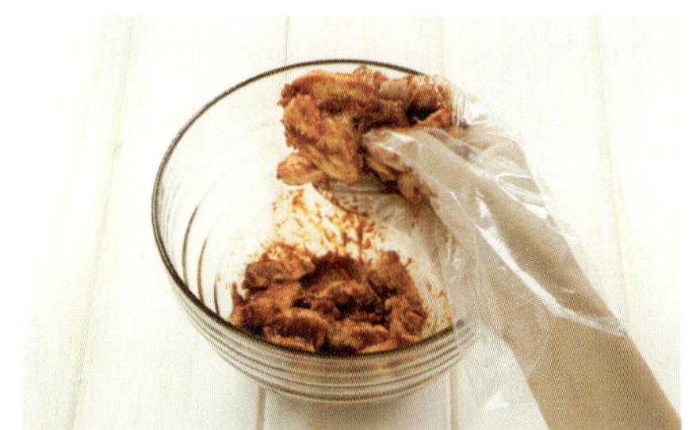

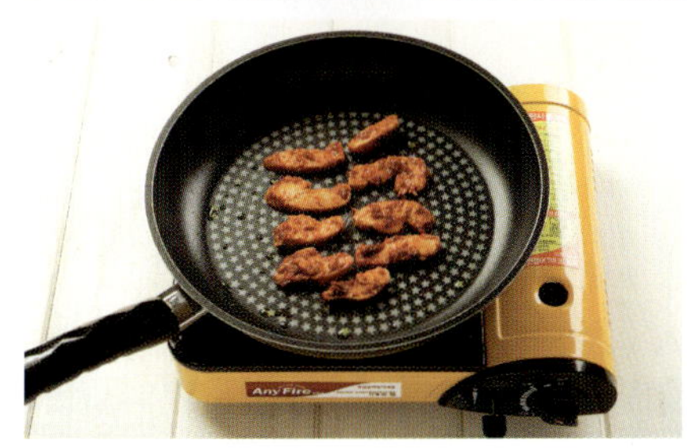

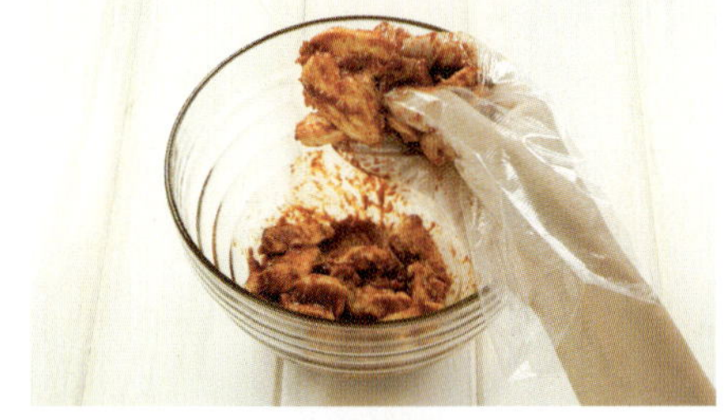

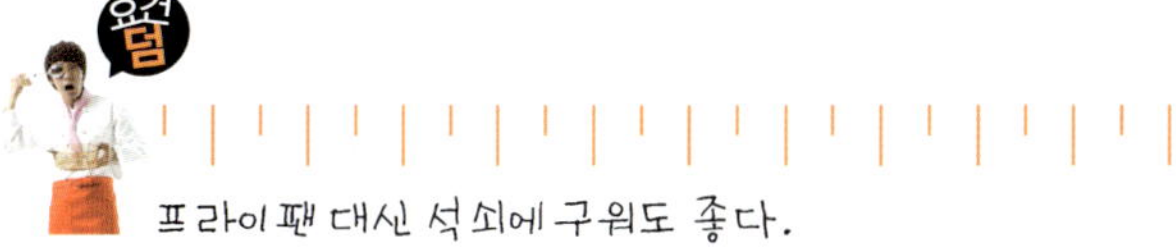

프라이 팬 대신 석쇠에 구워도 좋다.

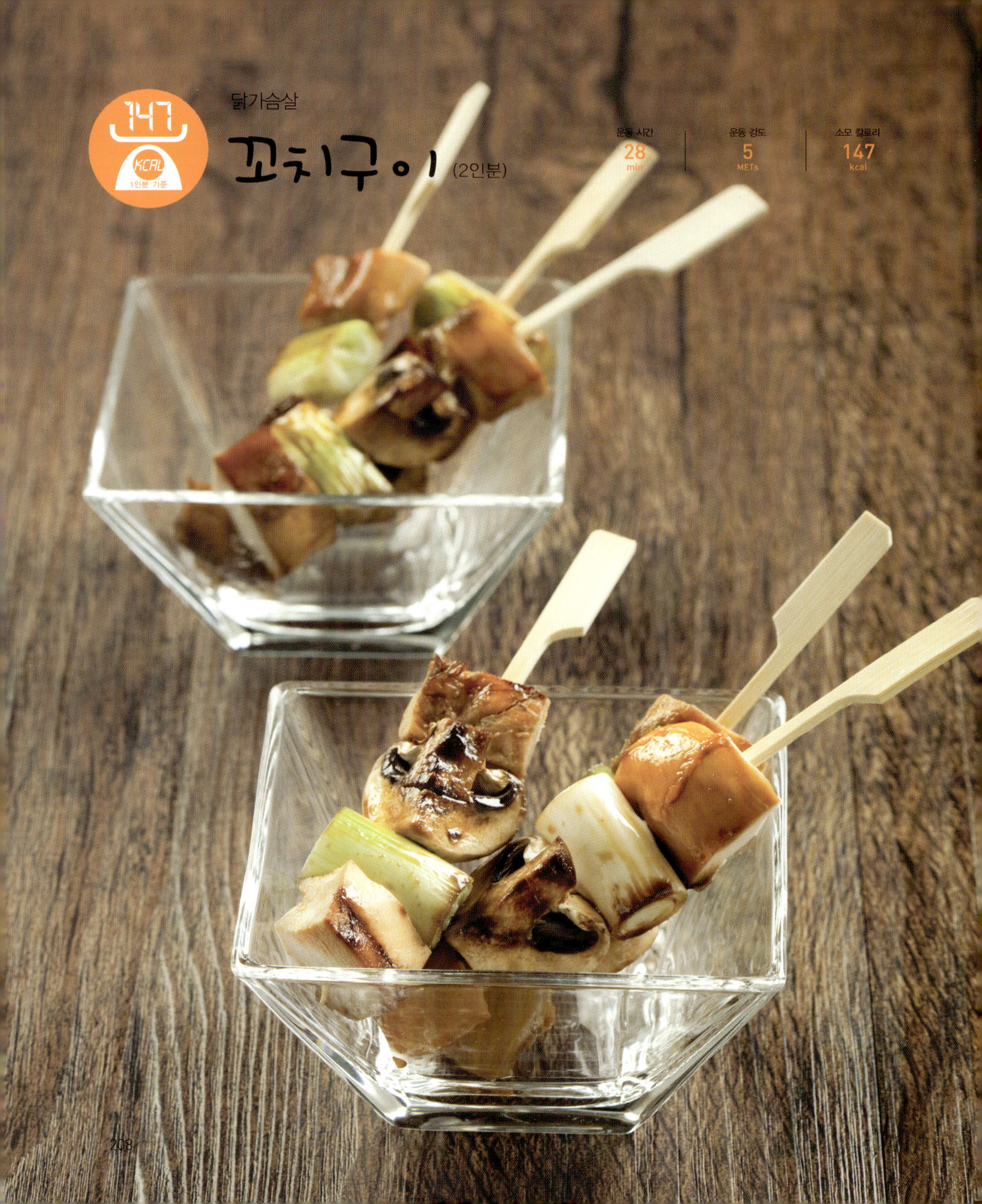

147 KCAL
1인분 기준
닭가슴살
꼬치구이 (2인분)
운동 시간
28 min
운동 강도
5 METs
소모 칼로리
147 kcal

닭가슴살, 양송이버섯, 대파를 꼬치에 꽂아
데리야끼 소스를 바른 다음 구우면,
쏙쏙 빼 먹는 재미가 그만인
닭가슴살 꼬치구이 완성!
양송이는 100g당 17kcal의 저칼로리 식품으로,
식이섬유와 비타민 D도 풍부하여
혈중의 콜레스트롤을 저하시키는 역할도 한다.

재　료

훈제맛 닭가슴살(200g),
양송이버섯(3개),
대파 흰 부분(2개)

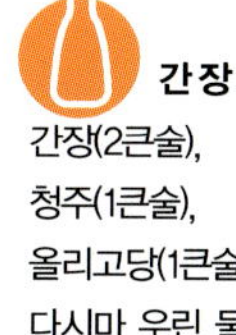

간장소스

간장(2큰술),
청주(1큰술),
올리고당(1큰술),
다시마 우린 물(1/3컵),
양파(1/8개),
대파(4cm 길이, 1개),
통마늘(1개),
통후추(약간)

1. 훈제맛 닭가슴살은 가로세로 2cm 크기로 깍둑썬다. 양송이버섯은 흐르는 물에 살짝 씻어 4등분한다. 대파는 2cm 길이로 썬다.

2. 준비한 소스재료를 냄비에 넣고 조린다.

3. 꼬치에 닭가슴살, 양송이버섯, 대파를 적당하게 꽂아 소스를 바른다. 석쇠나 팬에 소스를 중간중간 발라가며 앞뒤로 뒤집어 굽는다.

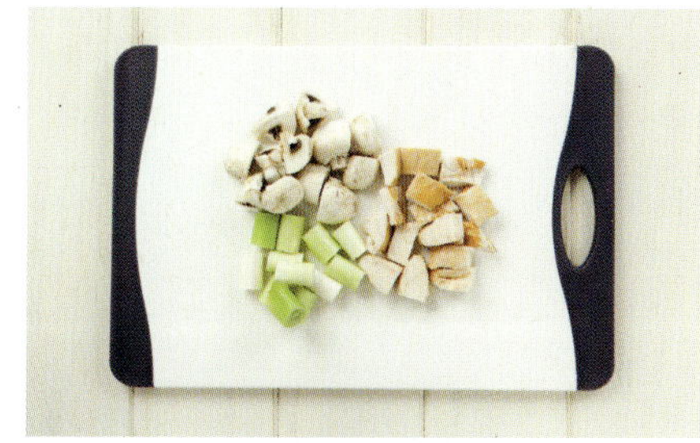

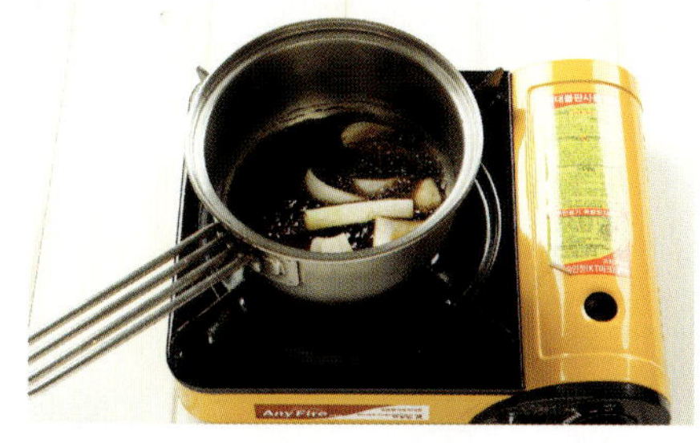

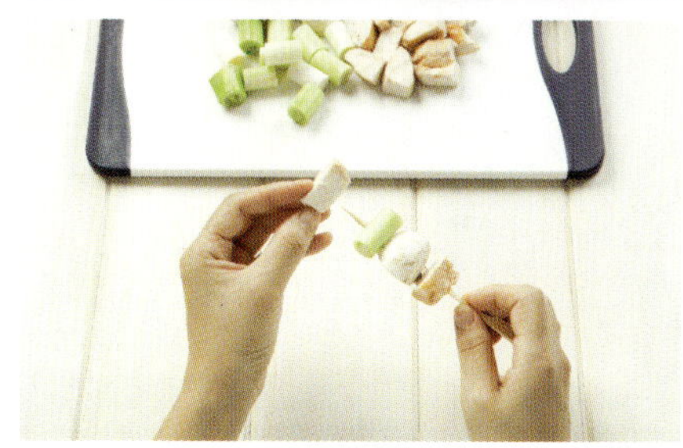

양송이버섯은 밑둥을 잘라내고 껍질을 칼로 살살 긁어내 손질한다. 보관 시에는 신문지나 키친타월에 싸서 습기를 제거하고 냉장고에 보관한다.

129 KCAL 1인분 기준

닭가슴살

만두 (2인분)

운동 시간	운동 강도	소모 칼로리
25 min	5 METs	131 kcal

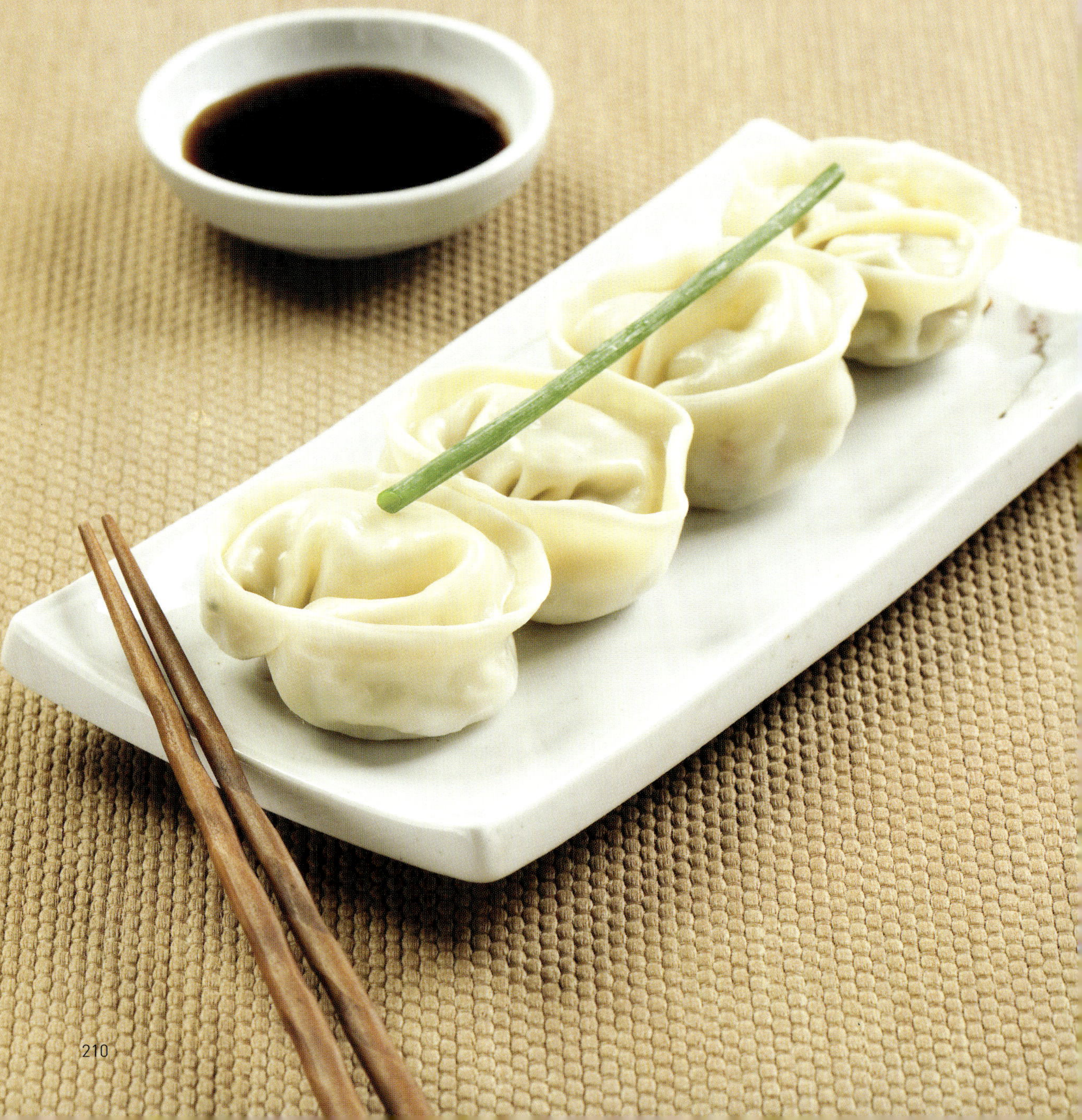

 **재 료**

마늘맛 닭가슴살(100g),
부추(10가닥), 양파(1/2개),
표고버섯(1개),
당근 얇게 어슷썬 것(3개),
만두피(10장), 달걀흰자(1개),
소금 · 후춧가루(약간씩)

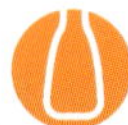 **간장소스**

간장(2큰술),
식초(1큰술),
레몬즙(1큰술),
올리고당(1작은술)

1. 마늘맛 닭가슴살은 잘게 다진다. 부추는 다듬은 후 씻어서 잘게 썰고, 양파와 당근도 잘게 다진다. 표고버섯은 밑동을 떼고 잘게 다진다.

2. 볼에 준비한 다진 닭가슴살, 부추, 양파, 당근, 표고버섯, 달걀흰자, 소금, 후춧가루를 넣고 치댄다.

3. 만두피에 준비한 만두소를 넣어 빚는다.

4. 찜통에 면보를 깔고 김이 오르면 만두를 넣어 쪄 낸다.

5. 만두가 익으면 접시에 담고 간장과 곁들여 낸다.

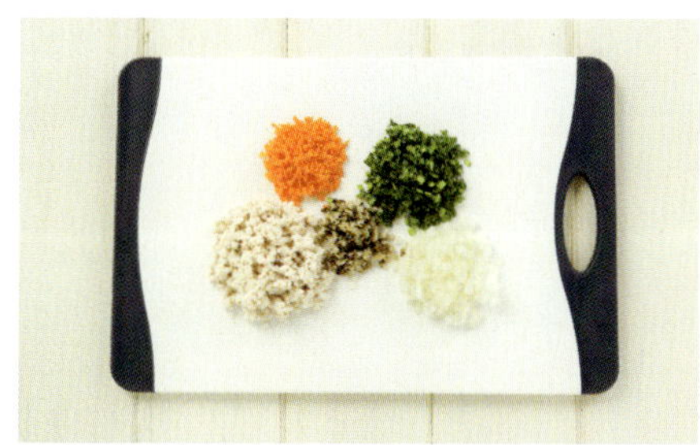
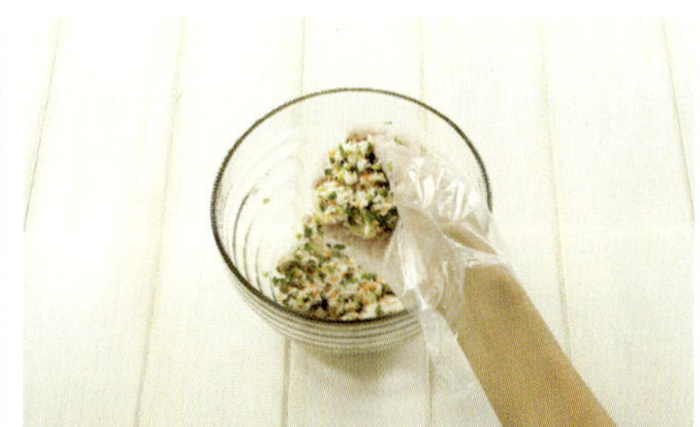
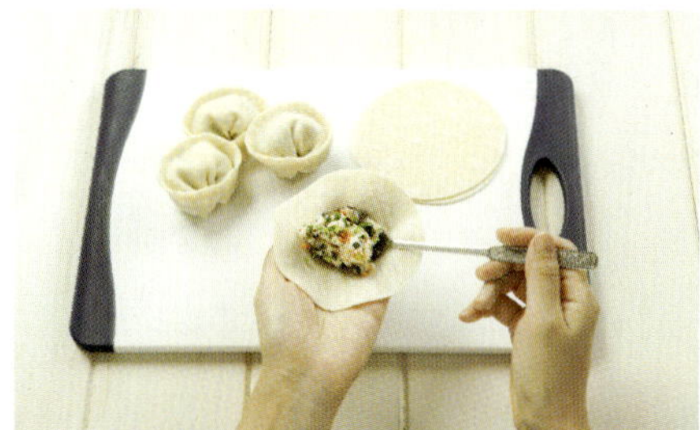
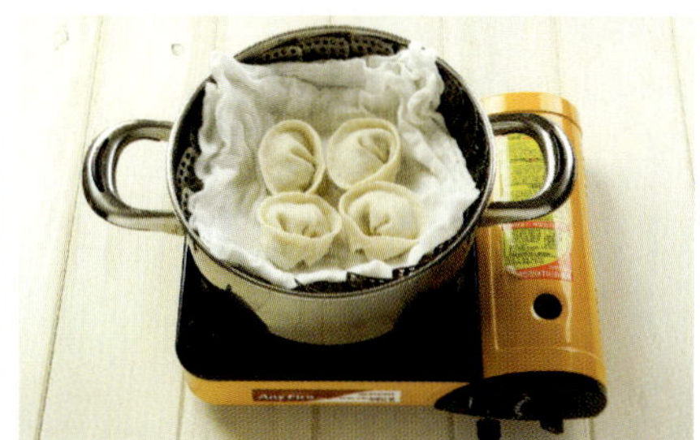

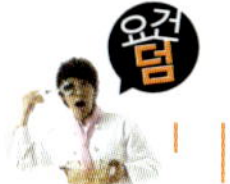

만두 보관법

만두를 한꺼번에 많이 만들었을 경우에는, 우선 큰 쟁반에 밀가루를 얇게 깔고 그 위에 만두를 붙지 않도록 촘촘하게 놓는다. 이 만두를 쟁반째로 냉동실에 넣어 얼린 후, 다시 꺼내 밀폐용기에 차곡차곡 넣고 그 위에 랩이나 비닐을 깐 후 켜켜이 쌓아 냉동 보관한다.

닭가슴살

보쌈 _(2인분)

운동 시간　　　운동 강도　　　소모 칼로리
34　　　　　5　　　　　178
min　　　　　METs　　　　kcal

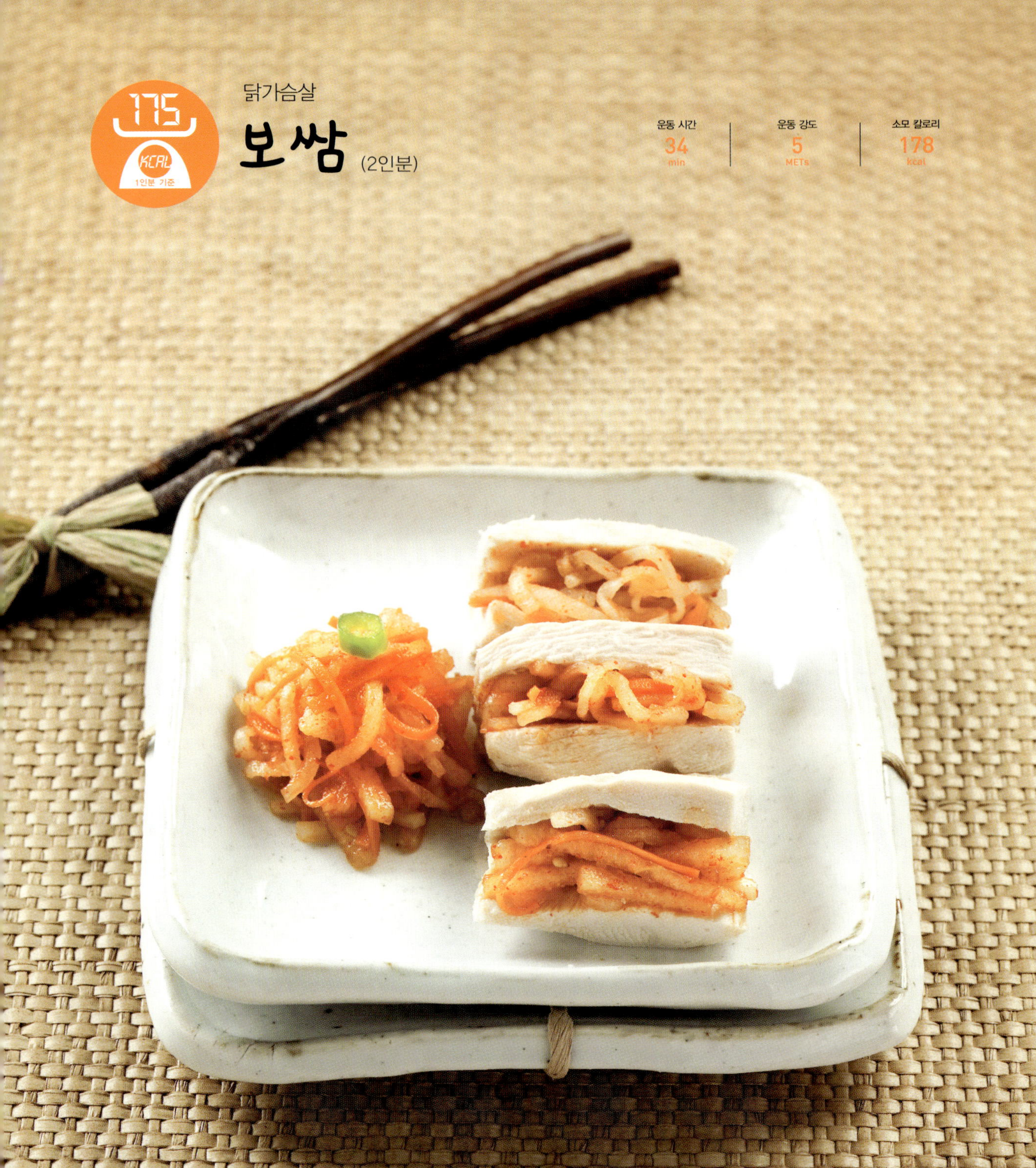

재 료

마늘맛 닭가슴살(200g),
무(3cm 길이, 1/2개),
당근 얇게 어슷썬 것(3개),
배(1/4개),
소금(약간)

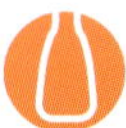

양 념

고춧가루(1/2큰술),
멸치액젓(1/2큰술),
진간장(1/2작은술),
다진 마늘(1/2작은술),
올리고당(1큰술),
참기름 · 통깨(약간씩)

1. 무, 당근은 채썬 후 소금을 약간 뿌려 절였다가, 물이 생기면 꼭 짠다. 배는 무 길이에 맞춰 채썬다.

2. 마늘맛 닭가슴살은 한입 크기로 자른 후, 끝이 끊어지지 않게 가운데를 가른다.

3. 볼에 양념장 재료를 넣어 섞고 준비한 무, 당근, 배를 넣어 버무린다.

4. 갈라놓은 닭가슴살 사이로 양념한 무채를 끼워 접시에 담는다.

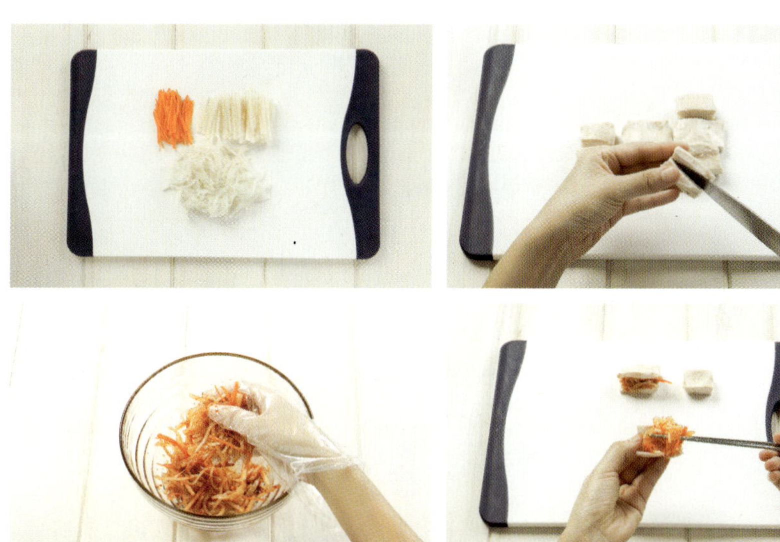

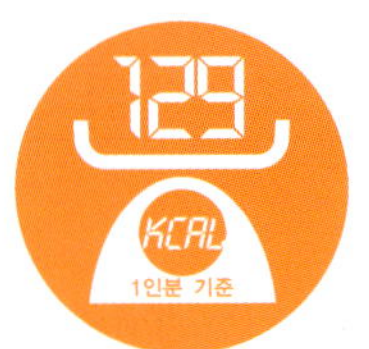

닭가슴살

잡채 (2인분)

운동 시간	운동 강도	소모 칼로리
25 min	**5** METs	**131** kcal

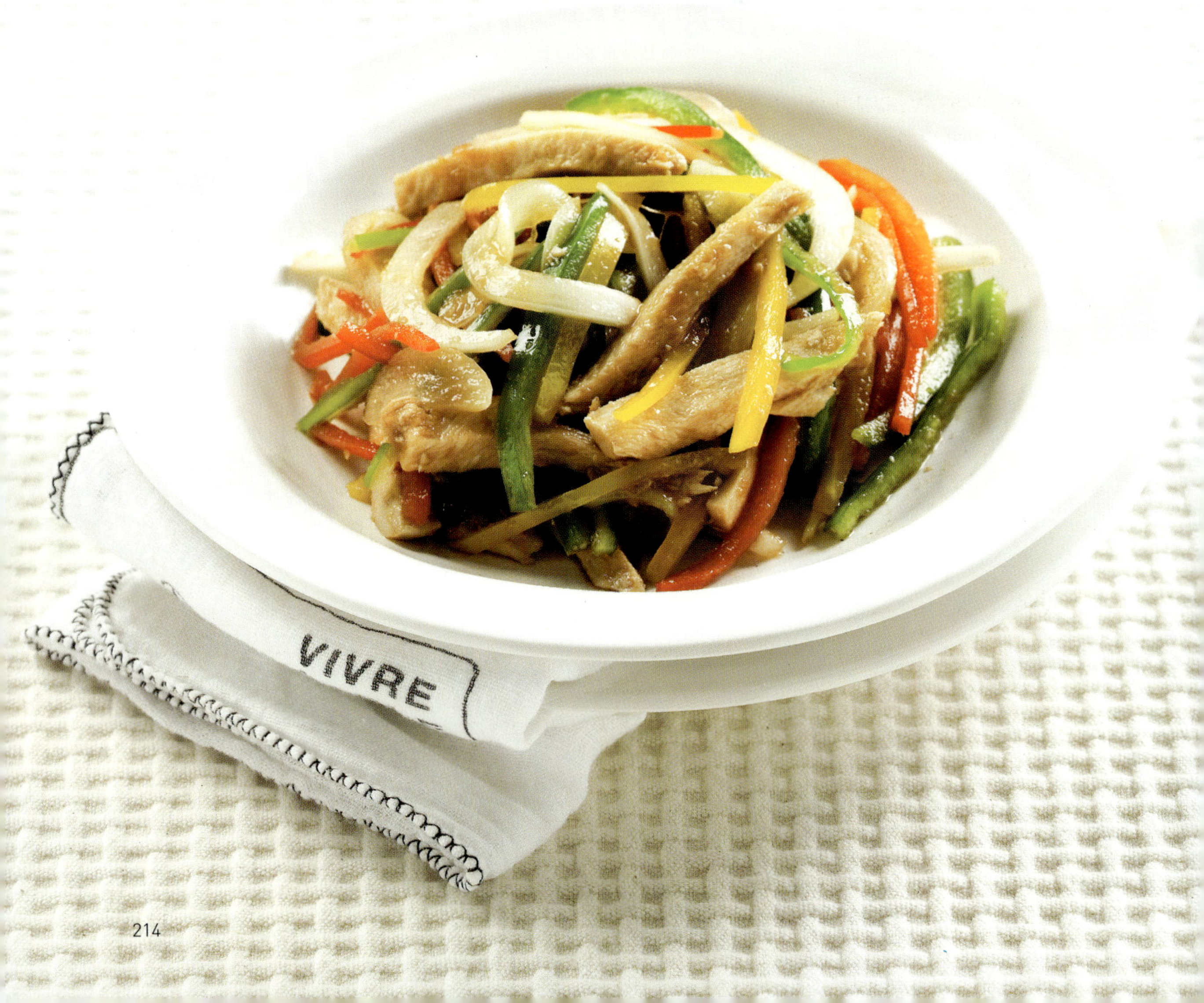

재 료

마늘맛 닭가슴살(100g),
청피망(1개),
빨강·노랑 파프리카(1개씩),
양파(1/4개),
올리브유(1/2큰술)

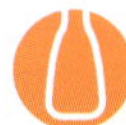

양 념

다진 마늘(1/2작은술),
굴소스(1큰술),
진간장(1작은술),
참기름(1/2작은술),
소금·후춧가루(약간씩)

1. 마늘맛 닭가슴살은 길게 채썬다.

2. 청피망, 빨강 파프리카, 노랑 파프리카는 씻어 물기를 털고 씨와 심을 제거한 후 길게 채썬다. 양파도 길게 채썬다.

3. 달군 팬에 올리브유를 두르고 양파, 피망, 파프리카, 닭가슴살을 넣고 볶다가 굴소스, 진간장, 마늘을 넣고 다시 볶는다. 불을 끄기 전에 참기름을 넣어 볶고, 소금과 후춧가루로 간을 맞춘다.

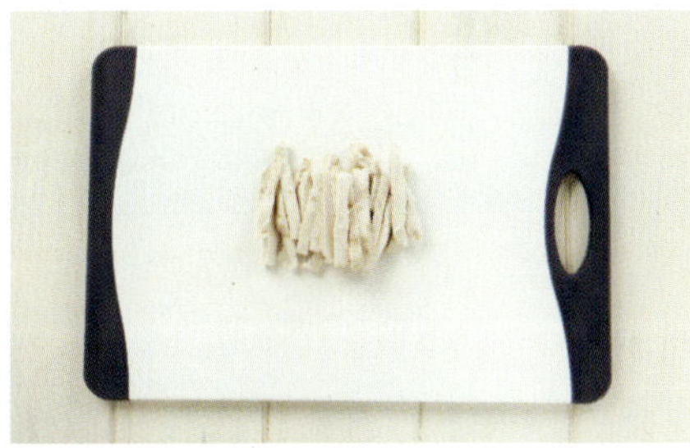

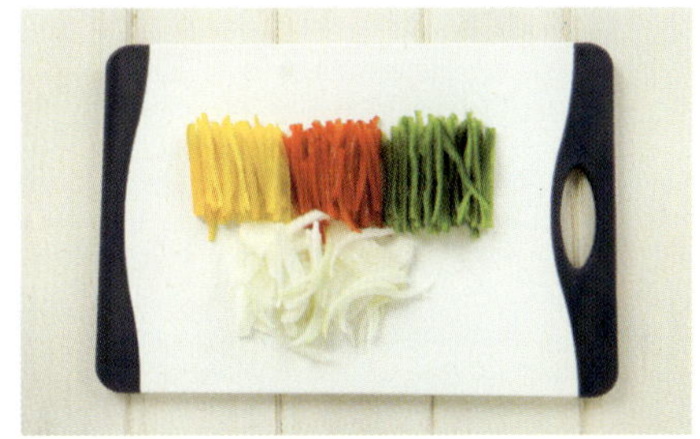

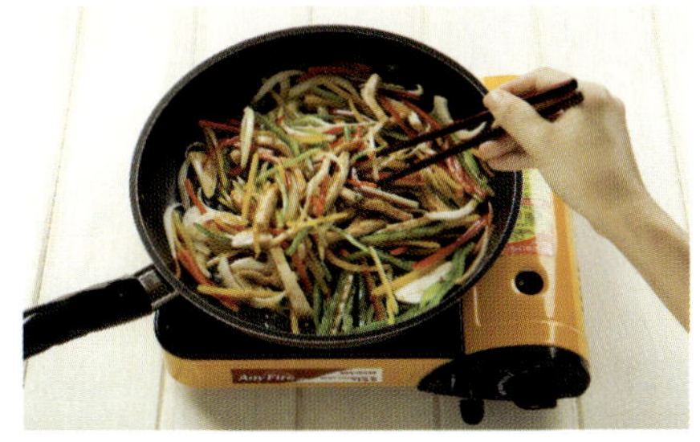

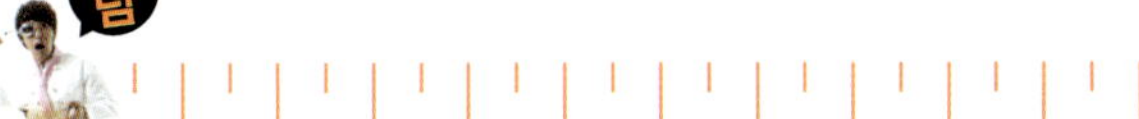

기름에 볶는 것이 마음에 걸린다면 저수분 조리법을 이용하여 잡채를 만들어 보자. 재료에 양념을 미리 한 다음, 통삼중이나 통 오중 팬에 재료를 한꺼번에 다 넣은 채 뚜껑을 닫고 약한 불에서 조리한다. 저칼로리 음식은 재료 못지않게 조리법도 중요하다는 사실 잊지 말자.

240 KCAL 1인분 기준

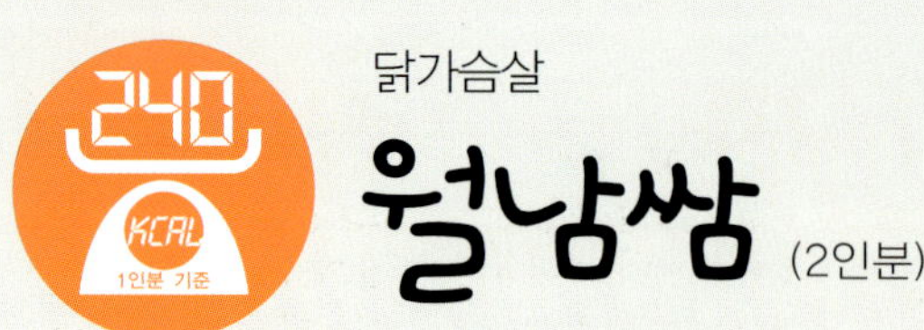

닭가슴살

월남쌈 (2인분)

운동 시간	운동 강도	소모 칼로리
46 min	5 METs	241 kcal

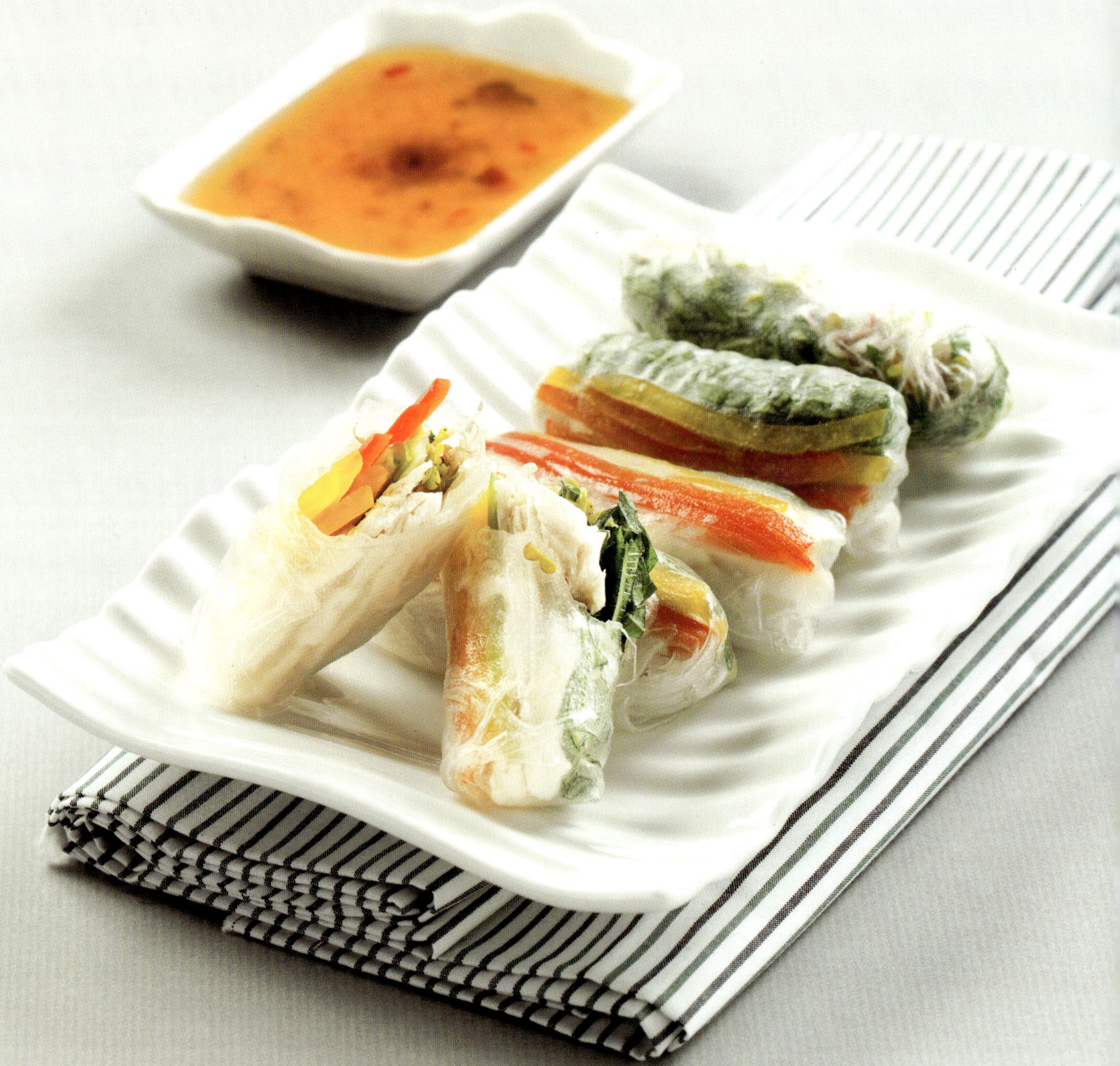

웰빙열풍과 함께 대중화된 베트남 음식 월남쌈!
육류, 곡류, 채소까지 영양소를 골고루 섭취할 수 있는
월남쌈에는 피시소스와 땅콩소스를 곁들이지만,
땅콩소스는 칼로리가 높기 때문에 다이어트 중에는
피하는 것이 좋다. 지금부터 소개할 닭가슴살 월남쌈은
자극적이지 않으면서 담백한 맛이 특징이다.

재 료

마늘맛 닭가슴살(200g),
빨강/노랑 파프리카(1개씩),
오이(5cm 길이, 2개),
깻잎(5장),
새싹(약간),
라이스페이퍼(12장)

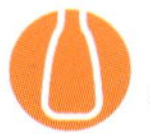

소 스

피시소스(3큰술),
물(2큰술),
다진 청고추·홍고추(1큰술씩),
식초(2큰술),
레몬즙(1큰술),
올리고당(2큰술)

1. 마늘맛 닭가슴살은 결대로 잘게 찢고, 새싹은 체에 밭쳐 흐르는 물에 씻은 후 물기를 뺀다.

2. 파프리카는 씨와 심을 제거해 채썰고, 오이는 돌려깎아 채썬다. 깻잎은 한 장 한 장 깨끗이 씻어 물기를 털고 돌돌 말아 채썬다.

3. 분량의 재료를 잘 섞어 소스를 만든다. 라이스페이퍼를 따뜻한 물에 3~4초간 담갔다 건져 접시에 깔고, 닭가슴살, 파프리카, 오이, 깻잎, 새싹을 가지런히 넣고 돌돌 말아 접시에 담아 소스와 곁들여 낸다.

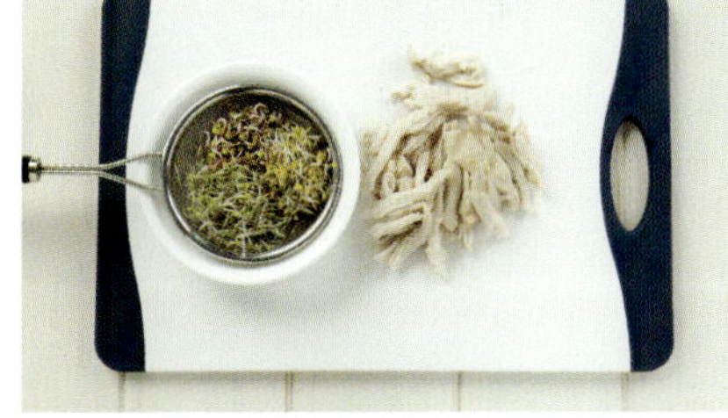

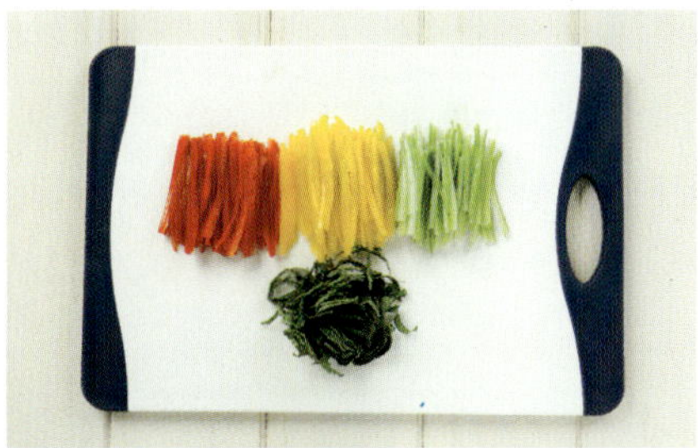

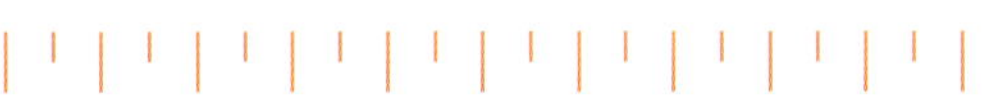

라이스페이퍼는 말 그대로 곱게 빻은 쌀가루를 물에 넣고 걸쭉하게 끓여낸 후 쌀물을 종이처럼 얇게 펴 햇볕에 말린 것이다. 이때 대나무판에 말리기 때문에 대나무판의 격자무늬가 그대로 드러난다. 라이스페이퍼는 잘 상하지 않아 장기보관이 가능한 점이 장점이다.

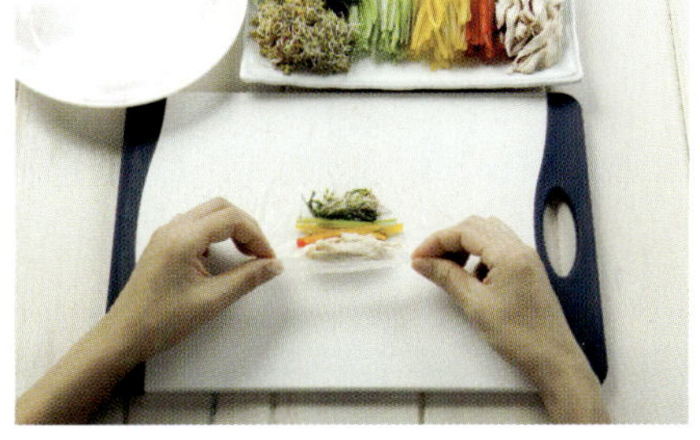

요리는 큰 접시에 닭가슴살과 채소를 가지런히 놓고, 라이스페이퍼와 따뜻한 물을 따로 내어 먹는 사람이 직접 싸 먹도록 준비해도 좋다.

86
KCAL
1인분 기준

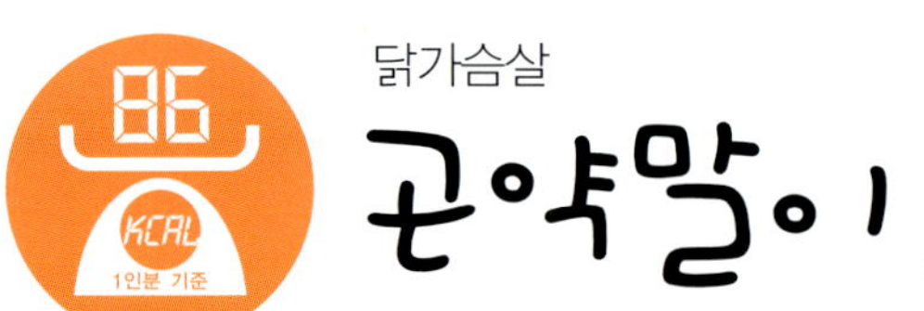

닭가슴살

곤약말이 (2인분)

운동 시간	운동 강도	소모 칼로리
17 min	5 METs	89 kcal

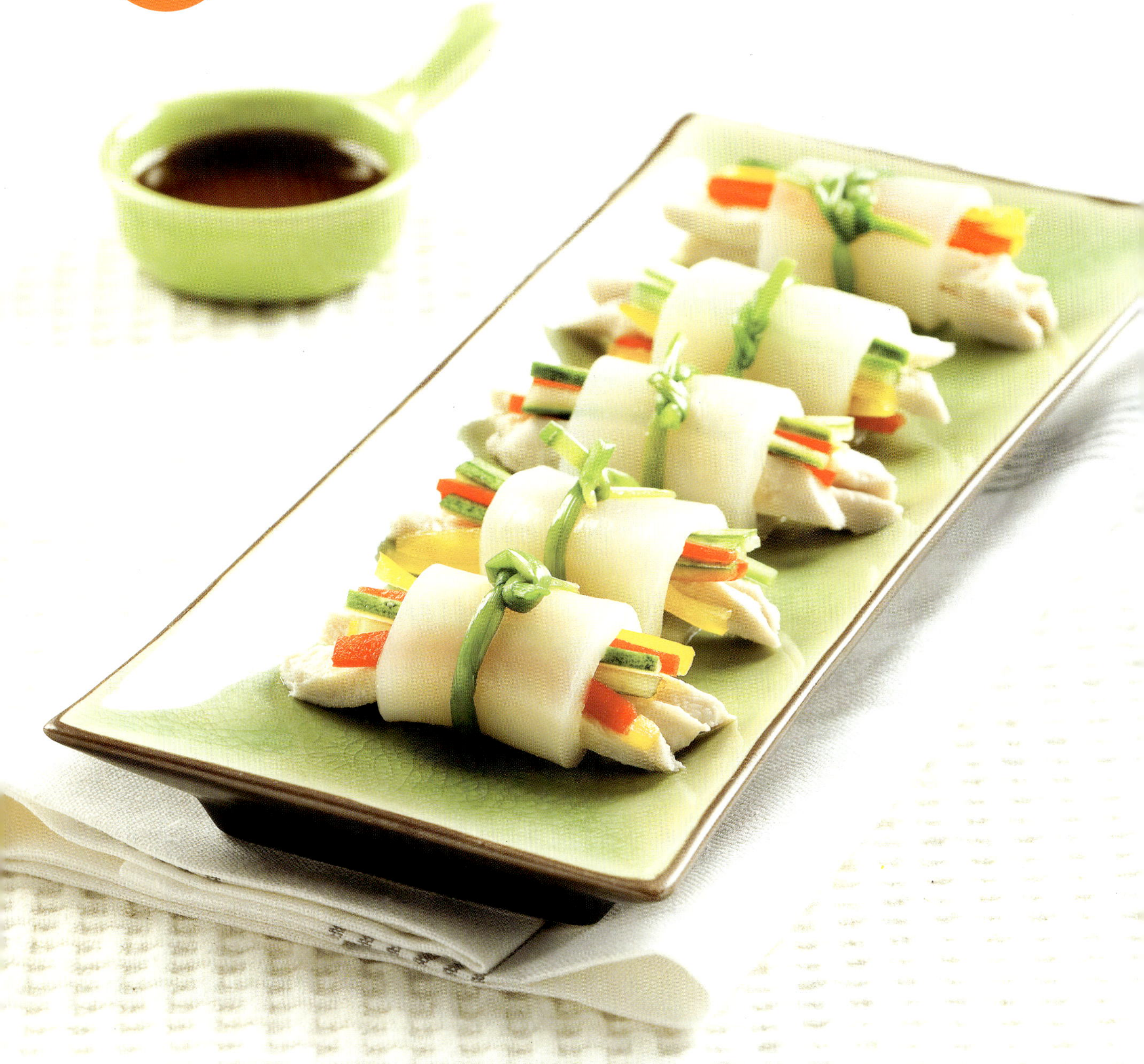

포만감을 주면서도 저칼로리인,
다이어트식 대표주자 곤약을 얇게 썰어
각종 야채와 닭가슴살을 넣고 돌돌 말아
곤약말이를 만들어 보자.
곤약의 포만감에 닭가슴살의 단백질,
채소의 비타민과 무기질이 더해져
영양적으로도 훌륭한 요리를 맛볼 수 있다.

재 료

마늘맛 닭가슴살(100g),
곤약(1/4개),
오이(5cm 길이, 1개),
빨강/노랑 파프리카
(1/4개씩),
미나리(5줄기)

초 간 장

간장(1/2큰술),
식초(1큰술),
올리고당(1작은술),
마늘즙(1작은술)

1. 마늘맛 닭가슴살은 5cm 길이로 결대로 찢어 준비한다. 곤약은 끓는 물에 데친 후 건져 내 물기를 제거하고, 가로방향으로 얇게 저민다.

2. 오이는 소금으로 문질러 씻은 후, 5cm 길이로 자르고 돌려 깎아 채썬다. 파프리카는 씨와 심을 제거하고 5cm 길이로 채썬다. 미나리는 잎을 떼어내고 살짝 데쳐 준비한다.

3. 준비한 곤약에 닭가슴살과 파프리카, 오이를 얹어 돌돌 만 후, 데친 미나리로 묶는다.

4. 분량의 재료를 섞어 초간장을 만든 후, 접시에 곤약말이를 담고 초간장을 끼얹거나 곁들여 낸다.

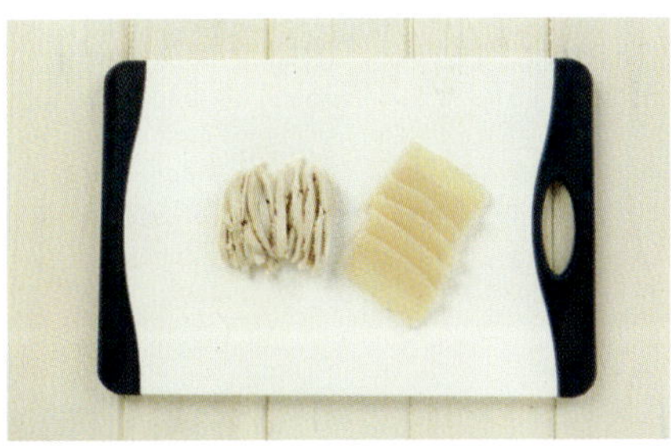

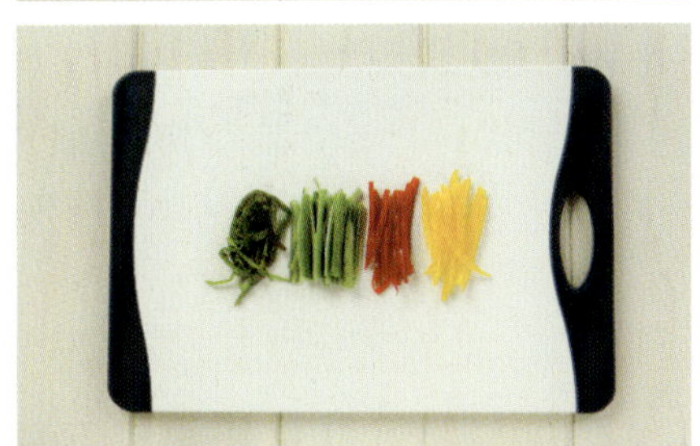

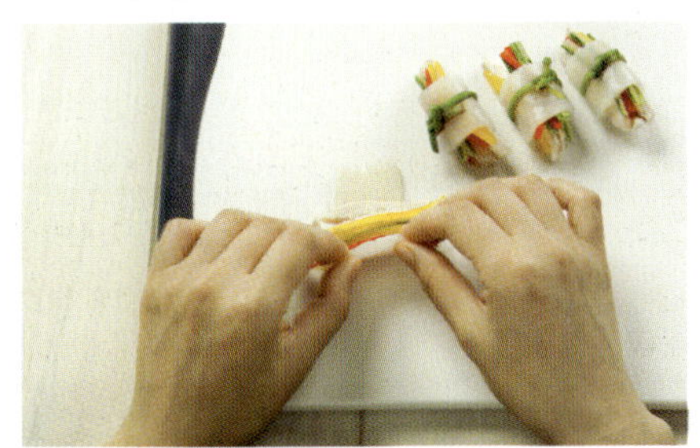

닭가슴살

오픈김밥 (2인분)

운동 시간	운동 강도	소모 칼로리
67 min	**5** METs	**351** kcal

 **재 료**

훈제맛 닭가슴살(100g),
밥(2공기),
김밥용 김(3~4장),
오이(5cm 길이, 2개),
당근 어슷 썬 것(3개),
빨강/노랑 파프리카
(1/2개씩)

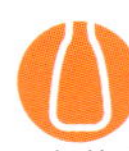 **간장소스**

간장(2큰술),
식초(1큰술),
레몬즙(1큰술),
올리고당(1작은술),
연겨자(약간)

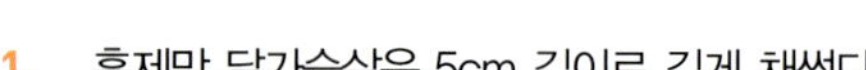

1. 훈제맛 닭가슴살은 5cm 길이로 길게 채썬다.

2. 오이는 소금으로 문질러 씻은 후, 돌려깎아 5cm 길이로 채썬다. 파프리카는 씨와 심을 제거한 후 5cm 길이로 채썰고, 당근도 채썬다.

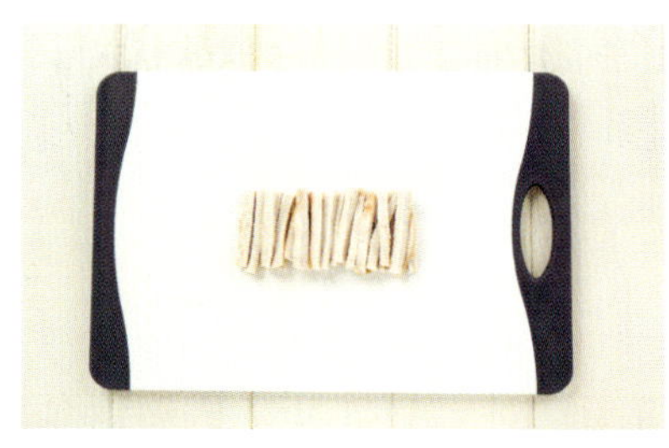

3. 김밥용 김은 4등분하여 준비하고, 분량의 재료를 섞어 간장소스를 만든다.

4. 큰 접시에 준비한 재료를 담고 밥과 소스를 곁들여 낸다.

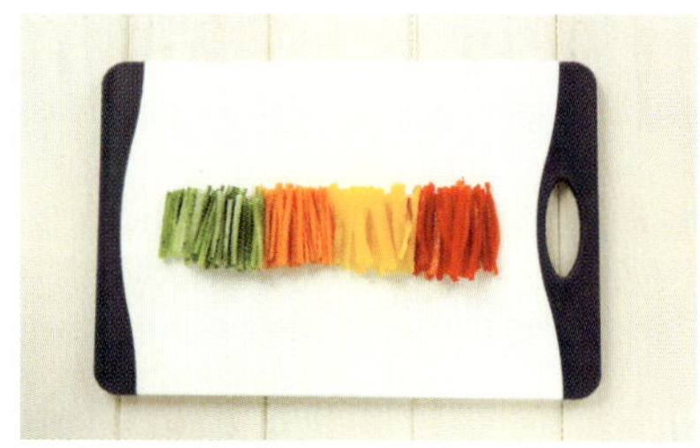

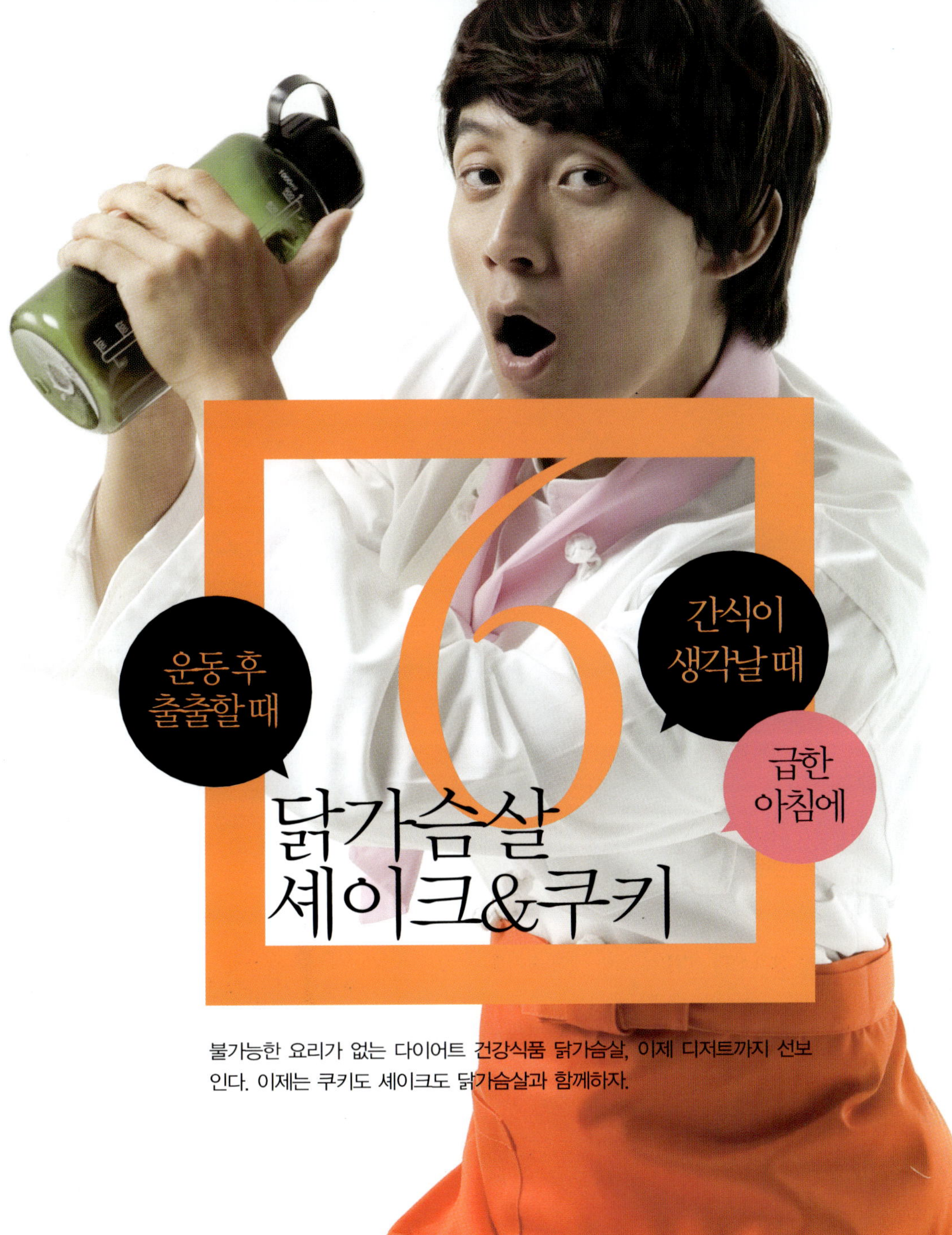

불가능한 요리가 없는 다이어트 건강식품 닭가슴살, 이제 디저트까지 선보인다. 이제는 쿠키도 셰이크도 닭가슴살과 함께하자.

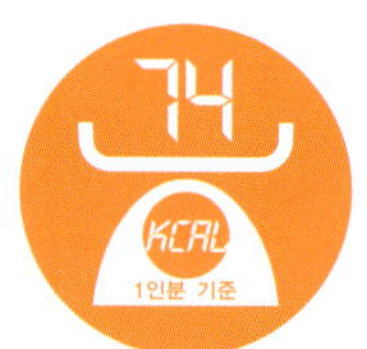

닭가슴살

카나페 (1인분)

운동 시간	운동 강도	소모 칼로리
15 min	**5** METs	**78** kcal

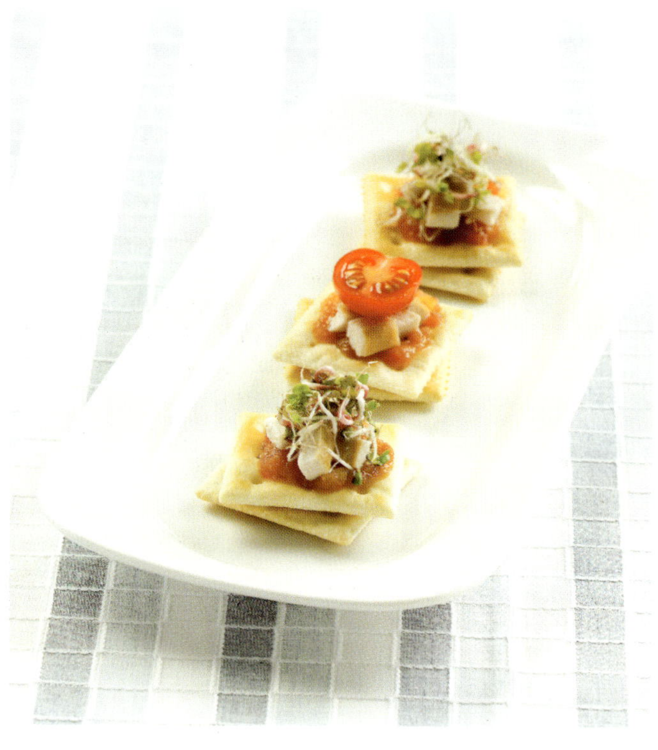

입이 심심할 때에는 군것질 대신
닭가슴살을 얹은 카나페를 선택하자.
지방 함량이 거의 없는 솔트크래커 위에
닭가슴살과 방울토마토나 새싹 등을 얹으면,
단백질을 보충한 스페셜한 간식이다.

재 료

훈제맛 닭가슴살(50g), 솔트크래커(6개),
방울토마토(3개, 또는 새싹 약간), 토마토소스

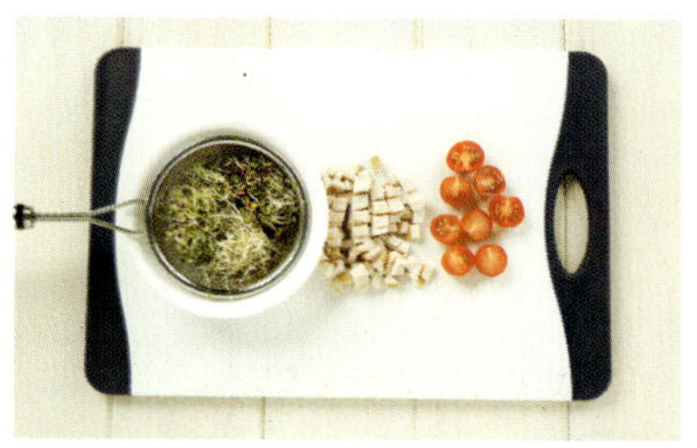

1. 훈제맛 닭가슴살은 잘게 썬다. 방울토마토는 씻어 물기를 제거하고 반으로 자른다.

2. 솔트크래커 위에 토마토소스를 바르고 닭가슴살과 방울토마토(또는 새싹)를 차례로 올린다.

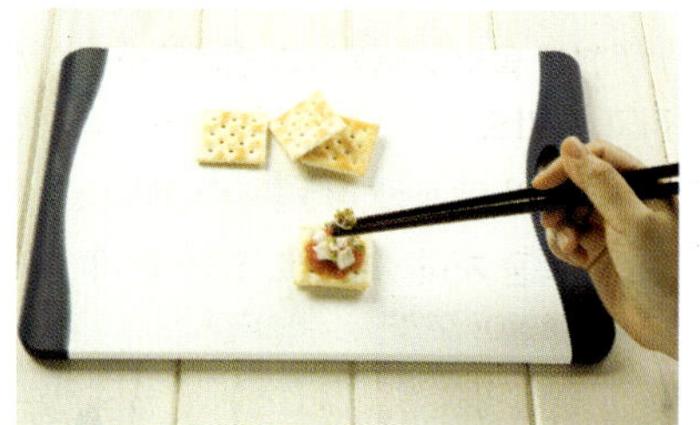

토마토소스 만들기

재료 : 토마토(1/2개), 다진 양파(2큰술), 다진 마늘(1/2작은술), 케첩(1큰술), 핫소스(1작은술), 올리고당(1작은술), 소금·후춧가루(약간씩)

① 토마토는 끓는 물에 살짝 넣었다 건진 후, 껍질을 벗겨 잘게 다진다.
② 냄비에 준비한 토마토와 나머지 재료를 넣고 살짝 끓인다.

닭가슴살 슬림쿠키 (20개)

운동 시간	운동 강도	소모 칼로리
8 min	**5** METs	**42** kcal

군것질이 생각날 때에는 닭가슴살과
최소한의 재료로 쿠키를 만들어 보자.
버터나 설탕, 달걀 등을 넣지 않고
닭가슴살과 채소를 넣어 만든 다이어트 쿠키!
바삭하고 쫄깃한 식감이 그만이다.

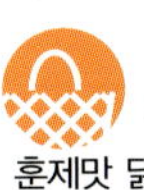

재 료

훈제맛 닭가슴살(100g), 다진 당근(1큰술),
다진 브로콜리(1큰술), 다진 양파(1큰술), 박력분(150g),
베이킹파우더(1/3티스푼), 올리브유(3큰술),
소금(평평하게 1티스푼)

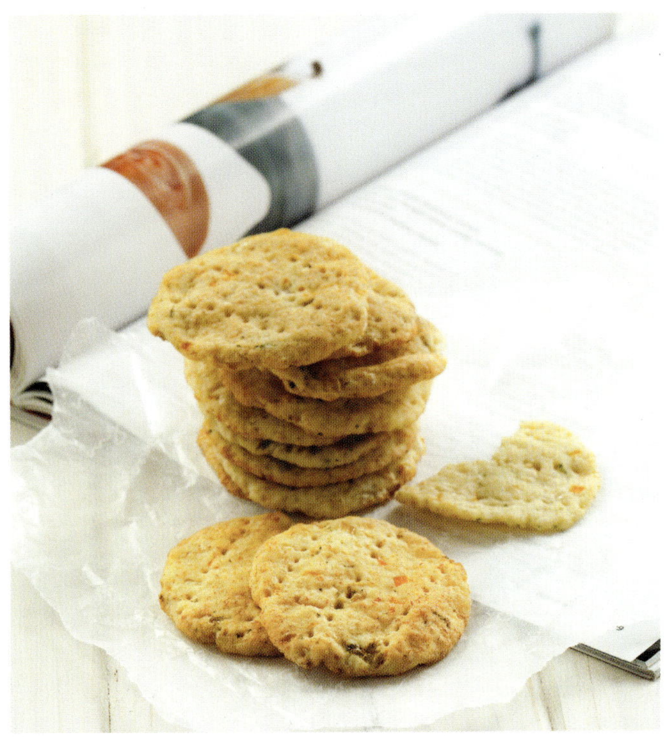

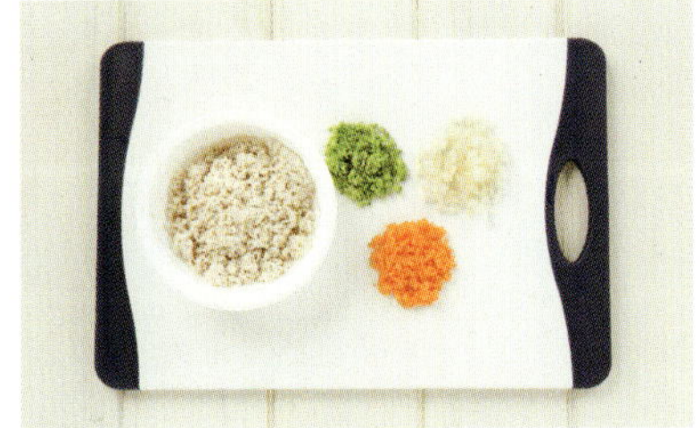

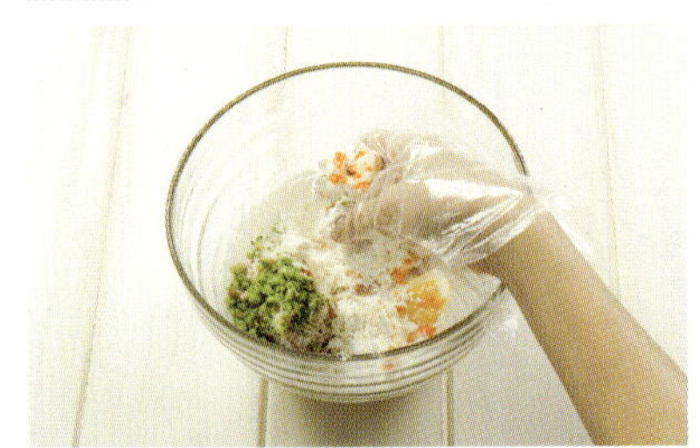

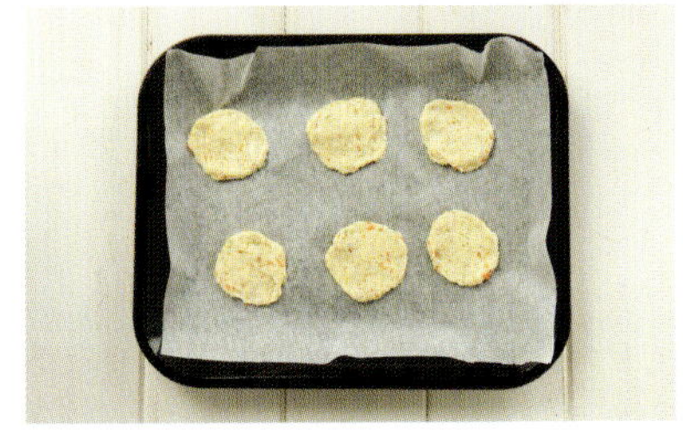

1. 훈제맛 닭가슴살은 믹서에 간다. 당근, 브로콜리, 양파는 다져서 준비한다.

2. 볼에 올리브유를 넣고 밀가루와 베이킹파우더, 소금을 체에 쳐서 내리고, 닭가슴살 간 것, 다진 채소를 넣고 반죽한다.

3. 반죽이 다 되면 비닐봉지에 넣어 냉장고에 한 시간쯤 보관한다.

4. 반죽을 꺼내어 손으로 얇게 편 후, 동그랗게 모양을 만들거나 밀대로 얇게 밀어 모양틀로 찍어낸다.

5. 오븐을 예열하고 180℃에서 15~20분간 구워내 식힌다.

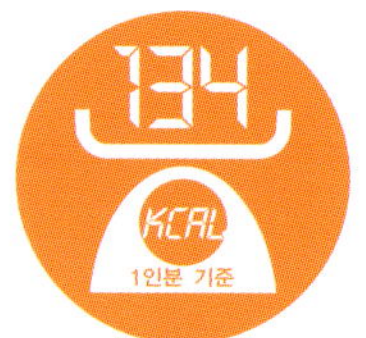

닭가슴살

오렌지세이크

(1인분)

운동 시간	운동 강도	소모 칼로리
26 min	**5** METs	**136** kcal

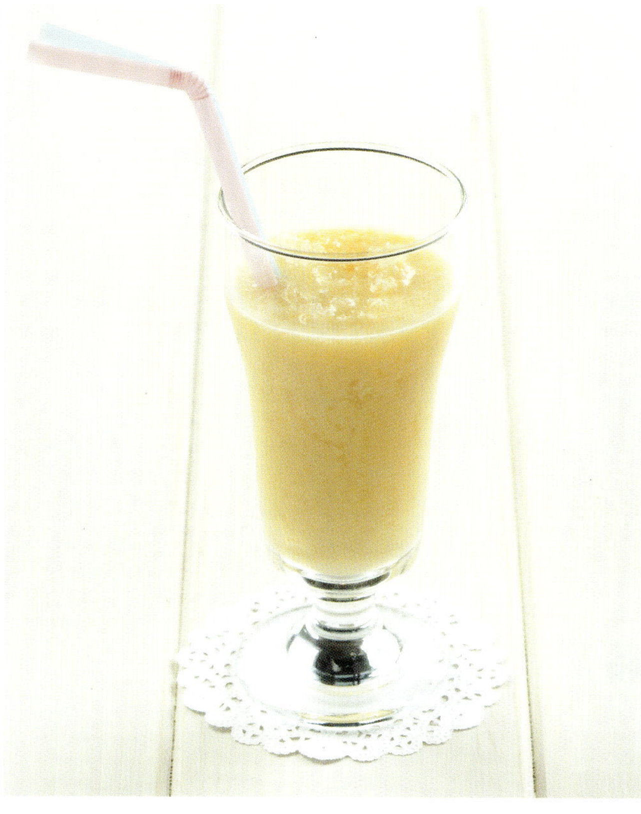

운동 후 심한 공복감이 든다면
닭가슴살 오렌지셰이크 한잔 어떨까?
닭가슴살의 팁팁함을
오렌지주스가 덜어 준다.

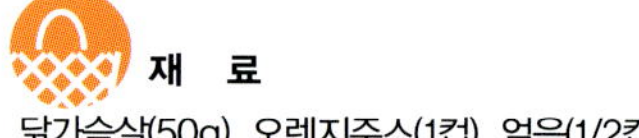

재 료
닭가슴살(50g), 오렌지주스(1컵), 얼음(1/2컵)

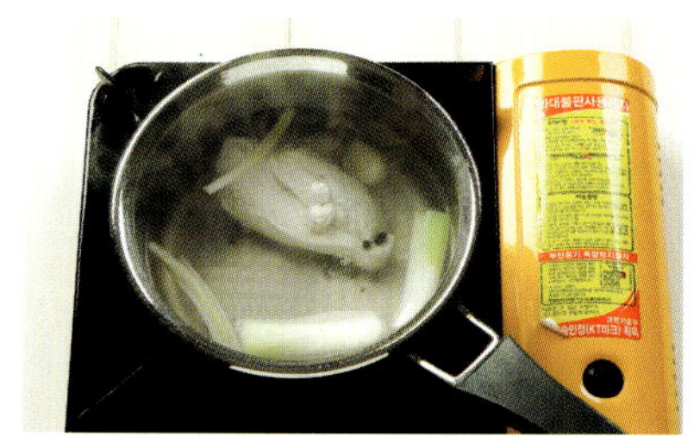

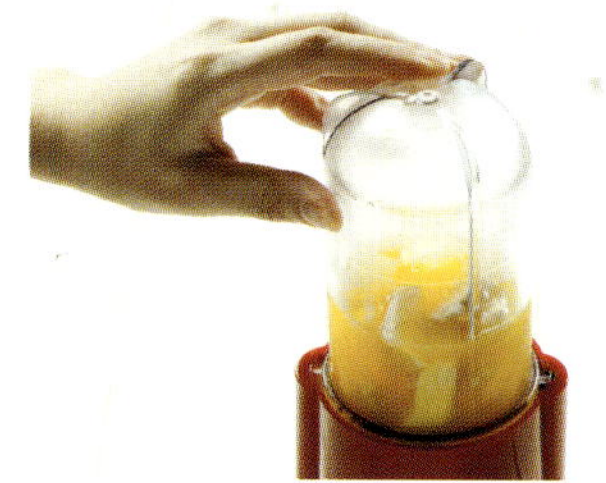

1. 닭가슴살은 우유에 30분 정도 담가 비린내를 제거하고, 물에 씻어 끓는 물에 삶은 후 건져서 식힌다.

2. 믹서나 도깨비방망이를 이용하여 닭가슴살, 오렌지주스, 얼음을 넣고 간다.

닭가슴살

바나나셰이크

(1인분)

운동 시간	운동 강도	소모 칼로리
29 min	**5** METs	**152** kcal

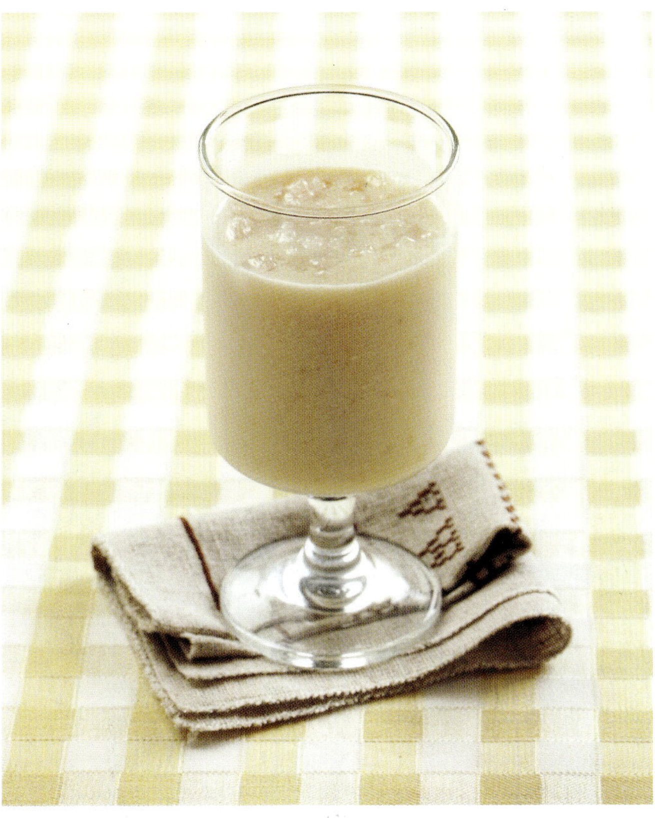

바쁜 아침, 식사할 시간이 없다면
식사대용으로 충분한
닭가슴살 바나나셰이크는 어떨까?
다이어트의 철칙! 아침을 꼭 먹자!

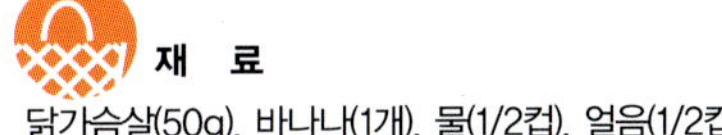
재　료
닭가슴살(50g), 바나나(1개), 물(1/2컵), 얼음(1/2컵)

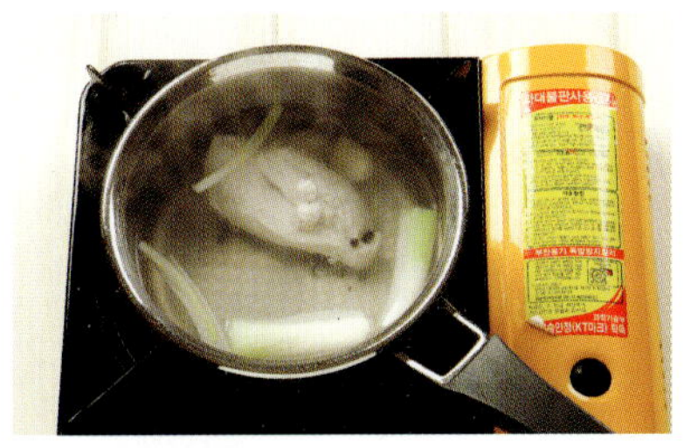

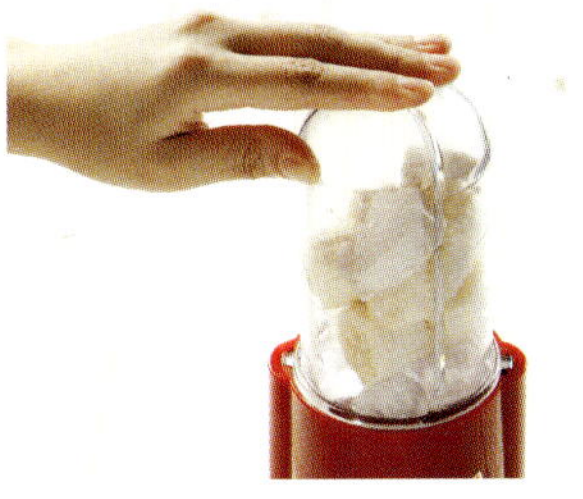

1.　닭가슴살은 우유에 30분 정도 담가 비린내를 제거하고, 물에 씻어 끓는 물에 삶은 후 건져서 식힌다.

2.　바나나는 껍질을 제거하고 3토막 낸다.

3.　믹서나 도깨비방망이 등을 이용하여 닭가슴살, 바나나, 물, 얼음을 넣고 간다.

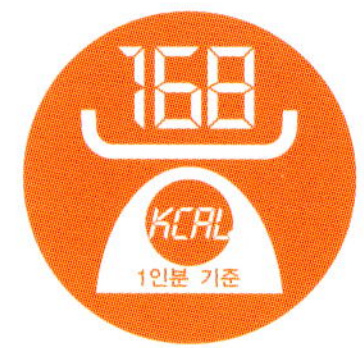

닭가슴살

두유셰이크

(1인분)

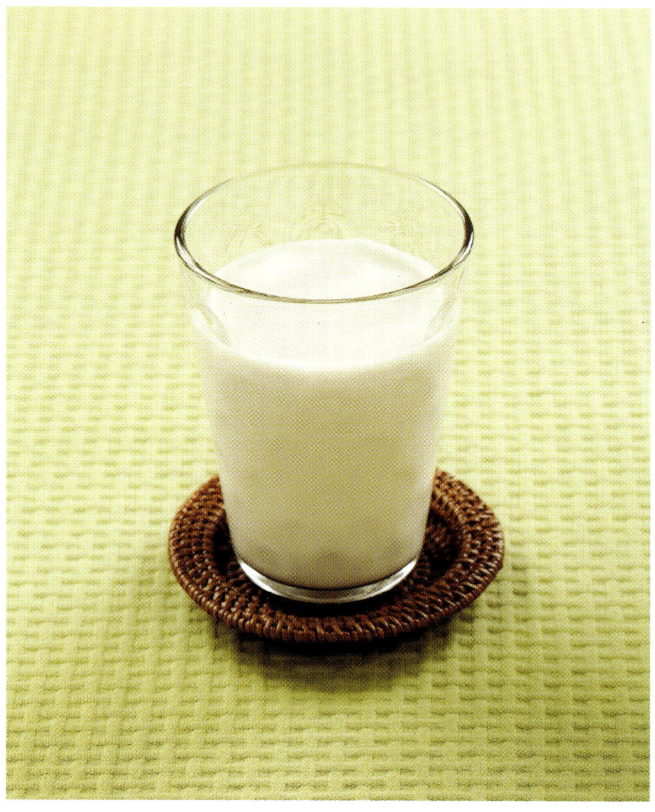

두유에는 면역력을 높여 주는
불포화지방산과,
체질의 산성화를 막는 데 도움을 주는
알칼리성분이 많이 함유되어 있다.
건강을 위한 닭가슴살 두유셰이크로
단백질도 건강도 충전하자.

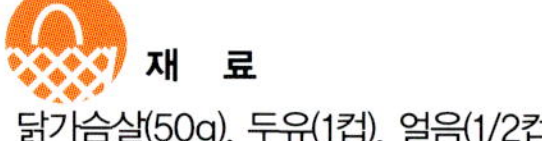

재　료
닭가슴살(50g), 두유(1컵), 얼음(1/2컵)

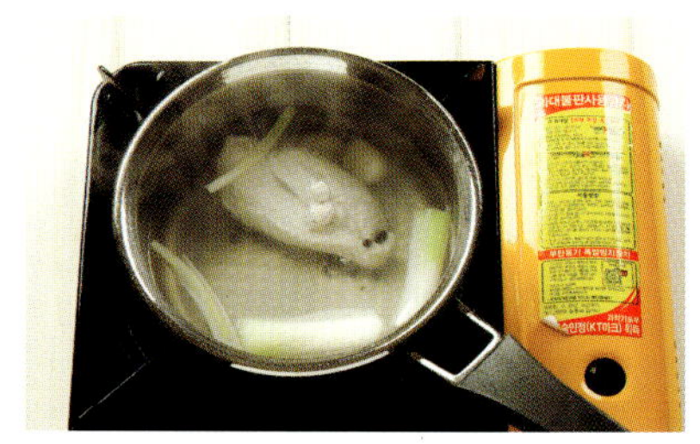

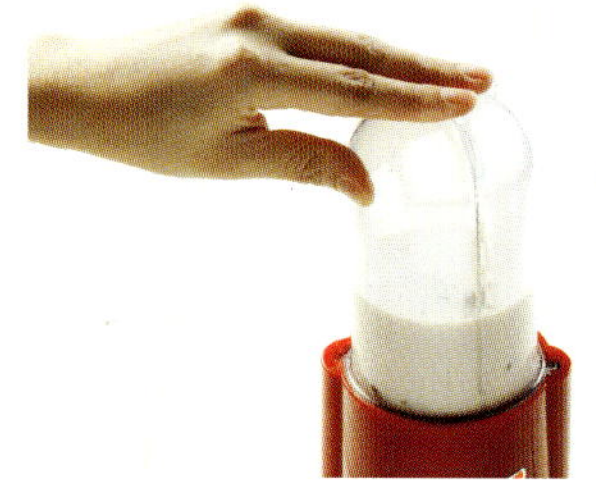

1. 닭가슴살은 우유에 30분 정도 담가 비린내를 제거하고, 물에 씻어 끓는 물에 삶은 후 건져서 식힌다.

2. 믹서나 도깨비방망이를 이용하여 닭가슴살, 두유, 얼음을 넣고 간다.

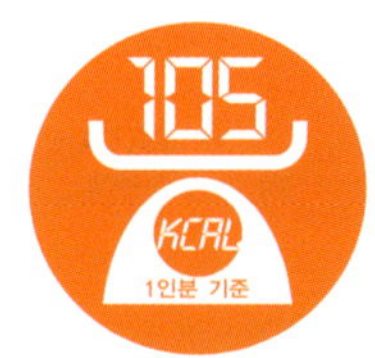

닭가슴살

자몽셰이크

(1인분)

운동 시간	운동 강도	소모 칼로리
20 min	**5** METs	**105** kcal

다이어트 식단의 단골손님 자몽은
신맛과 쓸쓸한 맛의 저칼로리 과일로
그 쓸쓸한 맛은 지방 연소작용을 한다.
식이섬유도 풍부한 자몽과
단백질덩어리 닭가슴살을 함께
섭취할 수 있는 닭가슴살
자몽셰이크를 소개한다.

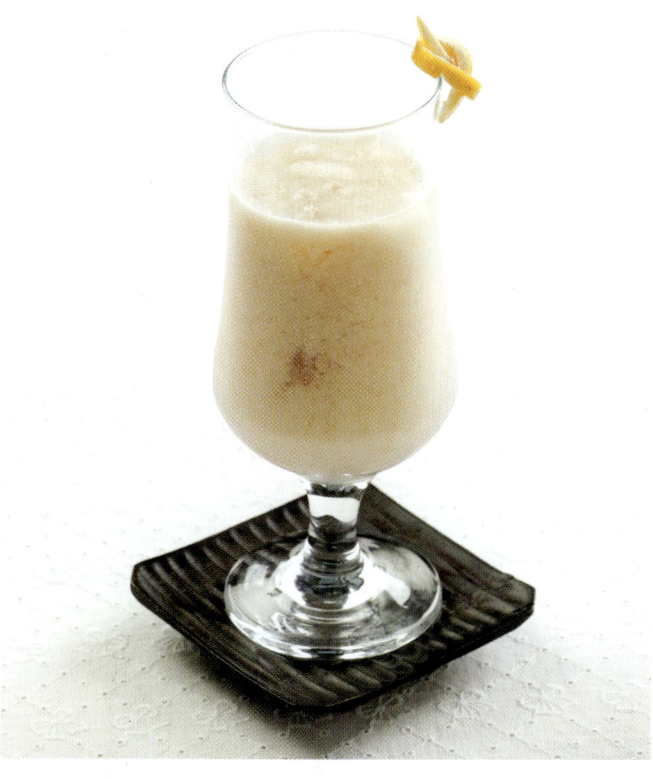

재 료
닭가슴살(50g), 자몽(1/2개), 생수(1/2컵), 얼음(1/2컵)

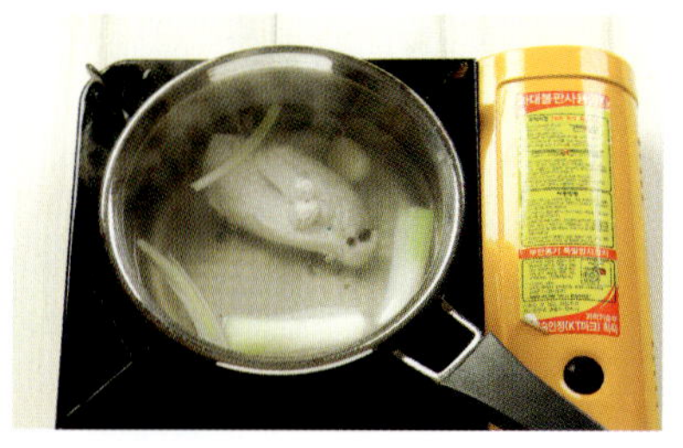

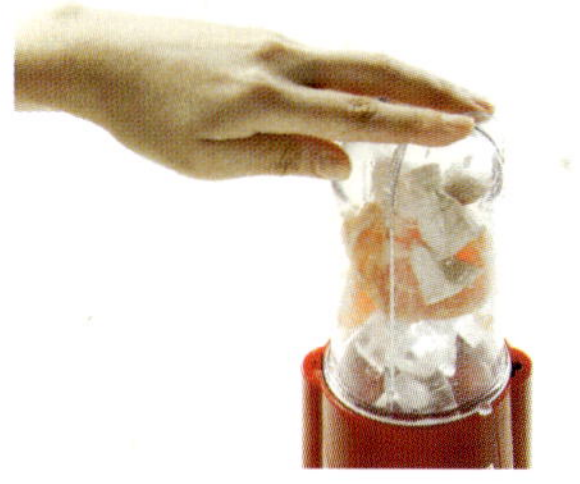

1. 닭가슴살은 우유에 30분 정도 담가 비린내를 제거하고, 물에 씻어 끓는 물에 삶은 후 건져서 식힌다.

2. 자몽은 씻어 손으로 껍질을 제거하고 하나씩 찢어 놓는다.

3. 믹서나 도깨비방망이를 이용하여 닭가슴살, 자몽, 생수, 얼음을 넣고 간다.

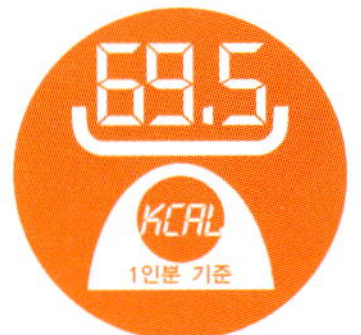

닭가슴살

토마토셀러리 셰이크

(1인분)

운동 시간	운동 강도	소모 칼로리
14 min	**5** METs	**73** kcal

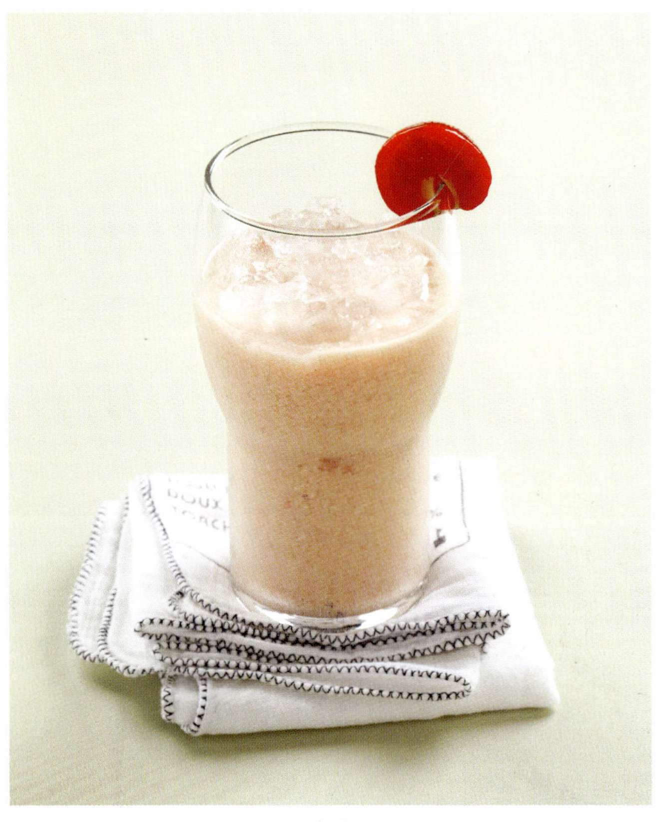

닭가슴살과 토마토는
아주 잘 어울리는 한 쌍의 커플.
거기에 셀러리의 향까지 더한
토마토셀러리세이크는 그야말로 건강음료!
운동 후 한 잔 마셔 보자.

재 료

닭가슴살(50g), 토마토(1/2개), 셀러리(10cm 길이, 1개), 생수(1/2컵), 얼음(1/2컵)

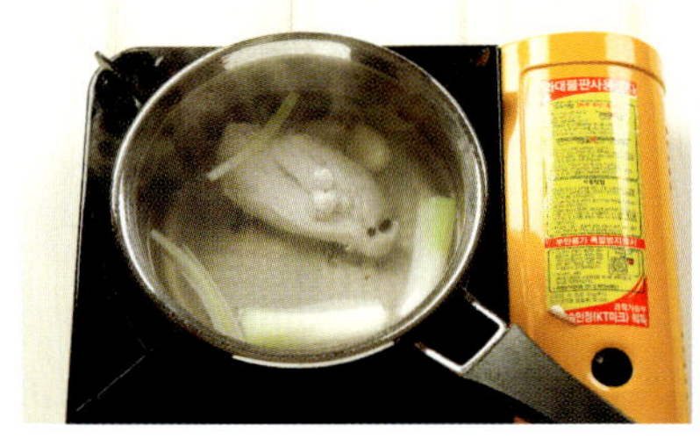

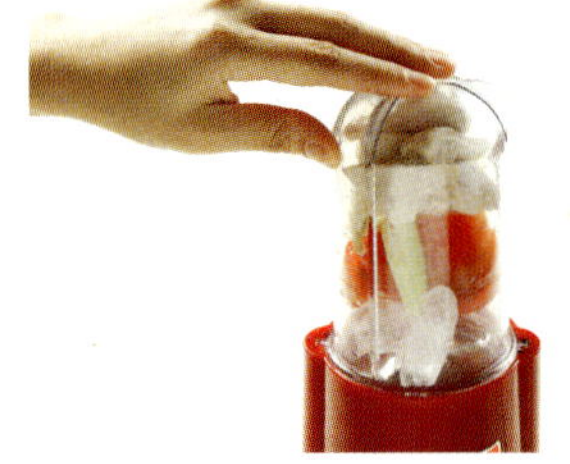

1. 닭가슴살은 우유에 30분 정도 담가 비린내를 제거하고, 물에 씻어 끓는 물에 삶은 후 건져서 식힌다.

2. 토마토는 씻어 꼭지를 제거한 후 큼직하게 자르고, 셀러리는 씻어 껍질의 질긴 부분을 제거한 후 어슷하게 자른다.

3. 믹서나 도깨비방망이를 이용하여 닭가슴살, 토마토, 셀러리, 물, 얼음을 간다.